SOCIÉTÉ FRANÇAISE DE SECOURS AUX BLESSÉS MILITAIRES

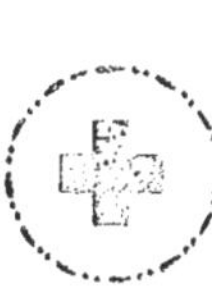

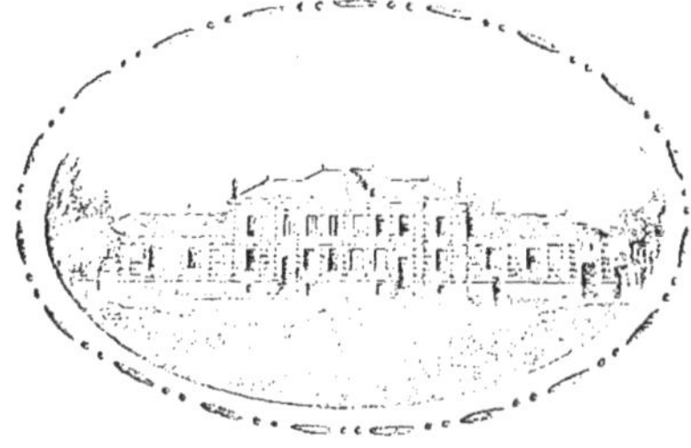

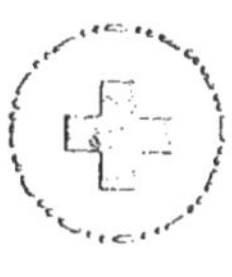

TRAITEMENTS ET APPAREILLAGES
AU CENTRE DE FRACTURES DE GUERRE

12e RÉGION

A L'HOPITAL AUXILIAIRE N° 5

DE LA CROIX-ROUGE DE COGNAC

PAR LES MÉDECINS-MAJORS

Francisque LE MOINE (de Brive)
MÉDECIN CHEF DU CENTRE
CHEF D'ÉQUIPE CHIRURGICALE
[illegible]
[illegible]

Charles VIGNERAS
MÉDECIN ADJOINT
DU CENTRE
AIDE CHIRURGIEN

PARIS
VIGOT FRÈRES, ÉDITEURS
23, RUE DE L'ÉCOLE-DE-MÉDECINE

1919

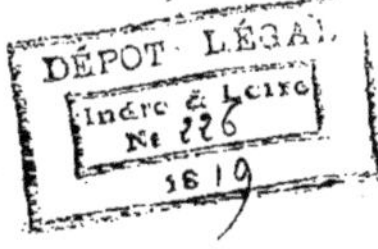

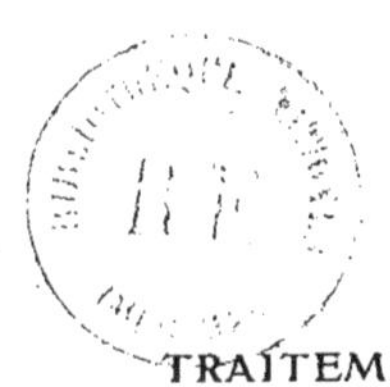

TRAITEMENTS ET APPAREILLAGES

AU CENTRE DE FRACTURES DE GUERRE

A L'HOPITAL AUXILIAIRE No 5

DE LA CROIX-ROUGE DE COGNAC

SOCIÉTÉ FRANÇAISE DE SECOURS AUX BLESSÉS MILITAIRES

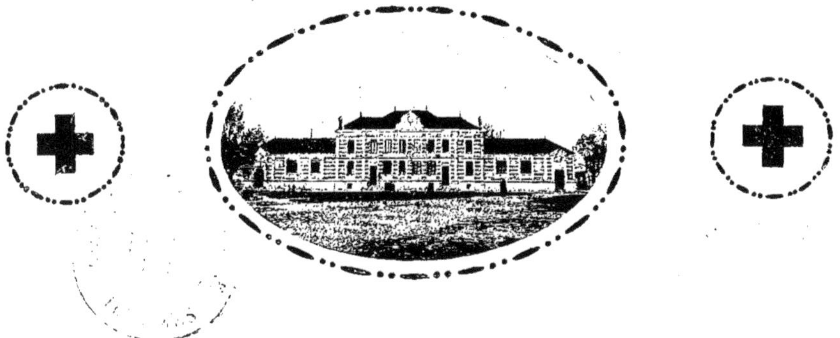

TRAITEMENTS ET APPAREILLAGES

AU CENTRE DE FRACTURES DE GUERRE

12e RÉGION

A L'HOPITAL AUXILIAIRE N° 5

DE LA CROIX-ROUGE DE COGNAC

PAR LES MÉDECINS-MAJORS

Francisque LE MOINE (de Brive)

MÉDECIN CHEF DU CENTRE
CHEF D'ÉQUIPE CHIRURGICALE
ANCIEN INTERNE EN CHIRURGIE DES HOPITAUX DE PARIS
ET DE L'HOPITAL MARITIME DE BERCK-SUR-MER

Charles VIGNERAS

MÉDECIN ADJOINT
DU CENTRE
AIDE-CHIRURGIEN

PARIS
VIGOT FRÈRES, ÉDITEURS
23, RUE DE L'ÉCOLE-DE-MÉDECINE

1919

PRÉFACE

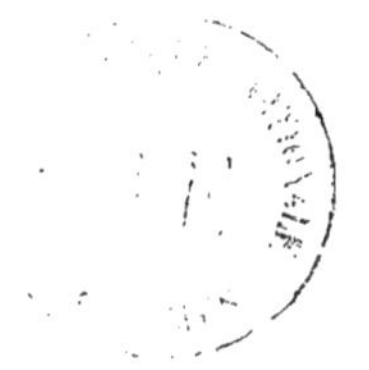

Notre séjour de près d'une année, à la tête du Centre de Fractures de Guerre de Cognac, nous a permis de nous intéresser tout spécialement, pendant ce temps, à l'étude de celles-ci.

Recevant chaque jour des fractures, soit du front, soit de l'intérieur, nous avons dû, en présence de ces nombreux cas, chercher pour chacun d'eux, le meilleur traitement et le meilleur appareillage.

Ce sont ces méthodes, que nous exposons ici. Nous espérons que dans des cas semblables, elles pourront être utiles à nos confrères des services généraux, où les fracturés, bien que rares, peuvent demander néanmoins, un appareillage spécial et délicat.

Nous n'envisagerons que les fractures compliquées par blessures de guerre, *les fractures fermées hospitalisées au Centre étant exceptionnelles. En revanche, nous consacrerons encore au cours de ce travail, un long chapitre à l'étude de leurs séquelles.*

De même que le Professeur Broca, dans son livre de la Collection horizon, sur les séquelles ostéo-articulaires des plaies de guerre, nous avons considéré « que les schémas radiographiques honnêtes, étaient aussi véri-

diques que des similis ». Avec les excellentes plaques de notre radiographe du Centre de Fractures, Monsieur Boraud, nous avons pu diriger nos consciencieux dessinateurs, Messieurs Tirman et Valès. C'est grâce à ces dessins radiographiques et aussi à des planches chirurgicales, dont nous remercions ces deux dévoués collaborateurs, qu'il nous a été permis de donner la sincérité et la vie au texte de cet ouvrage.

Cognac, 2 Février 1919.

INTRODUCTION

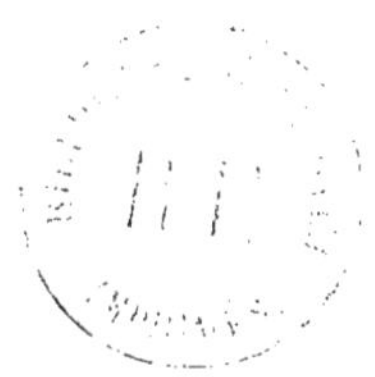

Le but complet à atteindre, dans le traitement des fractures par blessures de guerre, est, qu'à la fin de la cure, le membre fracturé soit *cicatrisé* et *consolidé*, et qu'il ait récupéré à côté de sa *puissance* et de sa *mobilité*, sa *forme normale*.

∴

C'est pourquoi, étant donné tous ces problèmes à résoudre, la complexité des traitements à opposer aux différentes fractures, est considérable.

Il faut immédiatement, et d'une façon précise, opposer dans *cette infinité de cas*, un traitement opératoire et orthopédique spécial.

Sans *radiographie* pour chaque cas, ou sans *radioscopie* faites à différentes époques, il est impossible d'obtenir la connaissance exacte et toujours présente de ces lésions. C'est à l'aide de celle-ci, que l'on pourra immédiatement choisir *tel ou tel procédé opératoire*, puis telle ou telle méthode d'appareillage et de temps en temps, contrôler si le résultat obtenu répond toujours au désidératum thérapeutique.

Dans le *fracas par balle en séton*, il faudra ordinairement l'abstention armée primitive. Parfois un drainage déclive pour l'évacuation de la bouillie osseuse sera nécessaire, mais rarement une esquillectomie de complément.

Dans la *grosse fracture par E. O.*, il est indispensable au contraire de pratiquer immédiatement l'ablation primitive de l'E. O. et de toutes les esquilles libres.

Mais, dans tous ces cas de fractures, par blessures de guerre, après l'intervention opératoire, la question primordiale dont dépend la santé du blessé et la conservation du membre, est le *bon procédé du drainage de la lésion osseuse.*

La préoccupation constante du chirurgien du Centre de Fractures, est d'assurer et de maintenir constamment le drainage le plus complet. Or, celui-ci doit toujours être fait de la façon *la plus « déclive »*. Il doit être pratiqué sur un point du membre où l'abord chirurgical est classique et sûr. Il doit être aussi au contact immédiat même du foyer de fracture. Que le blessé se lève,

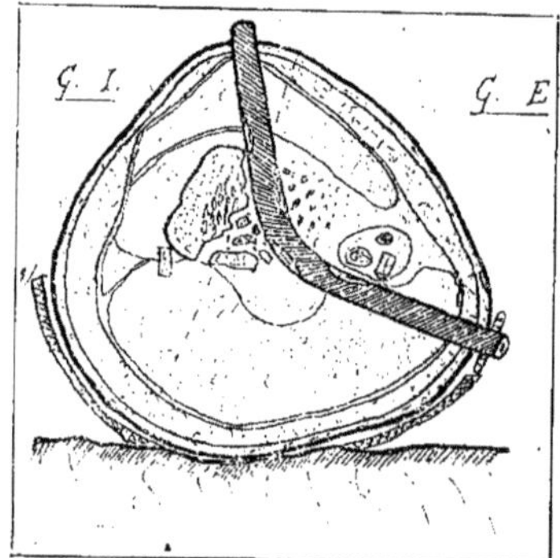

Fig. A.
Fracture de l'humérus.

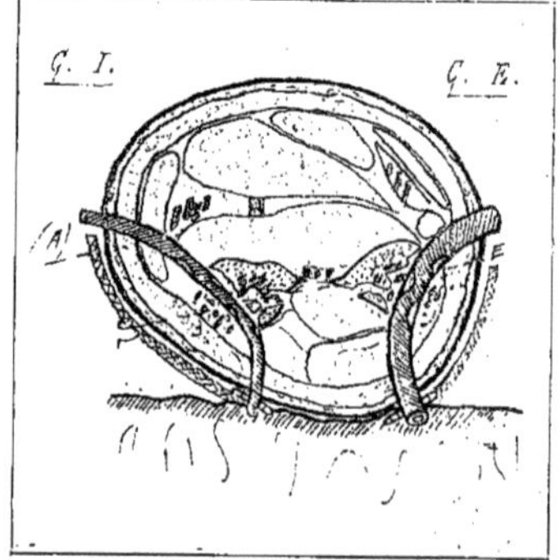

Fig. B.
Fracture des 2 os de l'avant-bras

reste au lit, ce drainage doit permettre le *goutte à goutte* constant des sécrétions septiques. De cette façon, on évitera l'inoculation infectieuse des tissus attenants, ou même celle des segments voisins du membre. *Ce drainage au* « goutte à goutte » *sera toujours le meilleur antithermique et analgésique du blessé.*

Grâce à lui, le membre reste sec, condition favorable à la consolidation. Dès que celui-ci ne fonctionne plus, le malade souffre, le membre grossit, et il est fréquent de voir la courbe thermique du blessé monter à 40 et au-dessus. Si, au contraire, par suite du drainage régulier, l'assèchement des tissus est constamment assuré l'on est surpris de voir ces blessés atteints de fractures considérables, présenter un visage de santé et un membre d'aspect et de volume normaux. Leur appétit et leur alimentation sont régulières. Leur sommeil est paisible et chez ceux dont la fracture siège au membre supérieur, et pour lesquels la marche n'est pas contre-indiquée, l'on est surpris de voir combien ces blessés, porteurs de grosses lésions, ne présentent pour ainsi dire, aucune espèce de symptôme apparemment inquiétant.

Il faut, d'ailleurs, dire que le drainage n'est pas inutile à l'*ostéogénèse*. Le contact prolongé d'un tube de caoutchouc et d'un peu de gaze sur l'os, paraît bien activer la prolifération périostique, c'est l'avis d'ailleurs de M. Leriche après Ollier et Poncet.

∴

Pour entretenir d'une façon constante et complète ce drainage déclive, il faudra souvent s'ingénier pour trouver *la position du membre qui assure celui-ci ;*

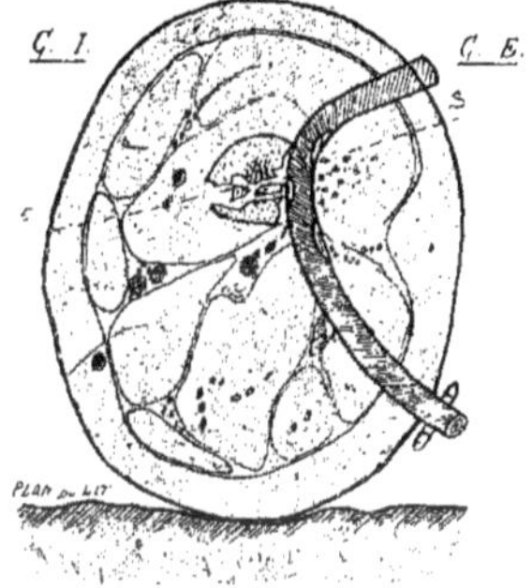

Fig. C.
Fracture de cuisse.

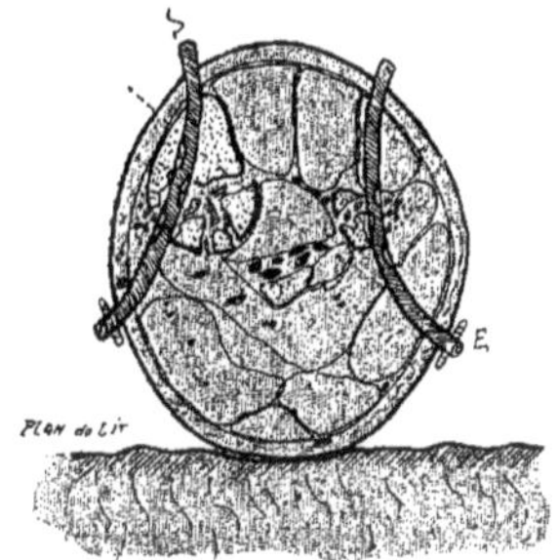

Fig. D.
Fracture des 2 os de la jambe.

C'est ainsi que dans une *fracture de cuisse*, si l'on appareille dans l'extension horizontale, souvent la déclivité ne sera pas suffisante et l'on verra survenir secondairement, une réaction de la région du genou. Ce sera là le triomphe de l'appareil de Blake, avec son extension en suspension.

Dans une fracture des deux os de l'avant-bras, ce sera dans l'immobilisation en supination, que la face dorsale osseuse et chirurgicale deviendra déclive. Au contraire, mettez l'avant-bras en pronation et en demi-supination et vous aurez une intrication des plans péri et inter-osseux, qui en même temps qu'elle nuira au plus grave degré, aux suites orthopédiques, permettra la stagnation et l'inoculation des autres tissus de l'avant-bras.

Aussi, dans le traitement de toutes ces fractures compliquées devons-nous toujours avoir présent à l'esprit, d'assurer avec un soin jaloux, *le drainage au*

« *goutte à goutte* », sans négliger d'ailleurs la *meilleure position orthopédique.*

∴

C'est pourquoi, sitôt l'intervention chirurgicale nécessaire pratiquée, faudra-t-il *appareiller* de suite le membre, pour assurer définitivement et pour longtemps ce drainage et l'immobilisation dans cette position de choix.

C'est ainsi que dans la *fracture articulaire ou juxta-articulaire avec pénétration articulaire*, suivie de résection étendue, il faudra obtenir une ankylose solide et orthopédique.

L'on devra immobiliser complètement les articles voisins, placer le membre dans la position usuelle la plus courante, tout en tenant compte de la situation sociale du sujet.

Dans la *fracture diaphysaire*, nous devrons surtout veiller à la coaptation exacte et dans l'axe. Le chevauchement entraînerait à des raccourcissements ou à des déviations. C'est grâce à cette bonne réduction que le cal poussera bien axé. Il n'entraînera pas de paralysie par compression. Par ce temps capital du traitement, il n'y aura pas d'esquille libre interposée entre les fragments, ce qui pourrait être une cause tardive de synostose ou de fistule osseuse interminable.

Enfin, il faut ce contact osseux « bout à bout », pour qu'il n'y ait pas de retard de consolidation consécutif ; ni d'interposition musculaire, source de pseudarthrose. Dans les cas où il y a une destruction osseuse étendue, l'on pourra prévoir de très loin cette dernière séquelle et parer à son développement, en tassant ou en ayant recours à une certaine coaptation automatique.

∴

Dans cette immobilisation diaphysaire, il faut encore s'efforcer autant qu'on le peut, de *conserver les mouvements articulaires voisins*. Si, en présence d'une *fracture articulaire*, tous les chirurgiens ne peuvent encore imiter l'exemple de monsieur Wilhems, si, partisan de la mobilisation immédiate de la fracture articulaire, il y a grand intérêt à conserver au cours du traitement de la *fracture diaphysaire*, la mobilité étendue des articulations voisines. C'est le triomphe des appareils de marche. Au cours d'une fracture ainsi appareillée et où la coaptation amène bien le contact osseux, les légers mouvements entretiennent l'irritation ostéo-génétique de l'os, le bon état trophique des muscles et la mobilité de tout le membre. C'est là, pour les fractures diaphysaires, le traitement préventif le plus puissant contre le retard de consolidation et de la création de la pseudarthrose.

*
* *

Un adjuvant, qui nous semble encore indispensable, pour entretenir une marche progressive vers la guérison au cours des fractures, est la *cure héliothérapique*. Tous les fracturés de bras, étant donné leur appareil portatif, peuvent facilement s'y exposer d'une façon continuelle. Bien des fois, nous avons observé l'influence très heureuse de ces expositions au soleil, pour la cicatrisation hâtive et définitive de lésions qui semblaient devoir traîner. Tant qu'aux blessés du membre inférieur, ce traitement est encore très applicable pour ceux qui sont munis d'appareils de marche. Notre confiance est si grande, en ce moyen physique naturel, que pour ceux qui sont appareillés dans les salles, à l'aide d'appareils plâtrés armés, nous avons fait construire des lits supports en série. Transportés sur ceux-ci, ces blessés peuvent sous les galeries extérieures, faire une cure solaire assidue, rappelant celle des coxalgiques, au milieu des dunes de Berck.

*
* *

Malgré l'usage de ces différentes méthodes si variées et leurs bons résultats habituels, il y a encore une série de cas, où le membre après un long traitement *suppure*, reste *désossé* ou *paralysé*. D'autres fois, il reste *sans force* ou *enraidi*.

En effet, *la fistule osseuse*, *la pseudarthrose*, *la paralysie*, *l'atrophie musculaire*, *l'ankylose*, sont les séquelles que l'on voit, hélas, persister à la longue, au cours de certains types de fractures et qui forment pour ainsi dire, les *séquelles du Centre de Fractures*.

De l'existence de ces lésions, résulte que le Centre de Fractures contient encore *trois autres Sous-centres bien particuliers*. Les paralysies périphériques en réalité, relèvent du *Centre neurologique*, les pseudarthroses ou les déviations, du *Centre orthopédique* et les suppurations chroniques, de ces anciens *Centres de fistules* osseuses, qui furent naguère dans ce but spécialement organisés.

Aussi, doit-on comprendre le Centre de Fractures, comme un centre à la fois *chirurgical et orthopédique*, mais aussi comme un adjuvant direct de ces *autres centres spéciaux*.

Il existe de ces *lésions primitives :* Section d'un radial, section d'un sciatique, large désossement d'un os qui rendront inévitables des paralysies pour lesquelles il faudra fatalement tenter d'un côté, la libération et la suture nerveuse, de l'autre l'ostéo-synthèse ou la greffe osseuse. Mais aussi, combien de paralysies et de pseudarthroses *secondaires*, évitera-t-on au Centre de Fractures! Ici, l'on coaptera et immobilisera bien, pour prévenir *secondairement* soit l'étouffement du nerf par un cal exubérant soit le retard de consolidation et la pseudarthrose en facilitant le plus possible le bout à bout osseux et son irritation. *L'on peut dire que le Centre de Fractures travaille dans le même but que les Centres neurologiques et orthopédiques.*

Quant à la fistule osseuse, c'est en la *prévoyant* dès le premier jour, qu'on l'évitera le plus sûrement. Par une intervention complète et logique, par un drainage au goutte à goutte, par un examen radiographique répété, l'on pourra chaque jour marcher à coup sûr et pratiquer à temps, s'il y a lieu, l'intervention de choix pour l'éviter.

∴

Et, quand la cicatrisation totale sera obtenue, d'abord celle des tissus mous, et enfin celle de l'os, en un mot, pour employer l'expression médico-légale : *quand la fracture sera consolidée*, il n'y aura plus que la *nature seule* qui sera nécessaire pour obtenir le résultat fonctionnel le plus complet et de nouveau la « fonction recréera l'organe ».

TRAITEMENTS ET APPAREILLAGES AU CENTRE DE FRACTURES DE GUERRE DE LA XIIe RÉGION

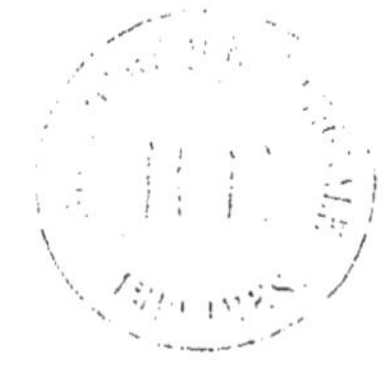

CHAPITRE I

ORGANISATION DU CENTRE SES MÉTHODES

Le Centre de Fractures de la XIIe Région est installé à Cognac.

L'*Hôpital* est organisé dans l'*importante école laïque de Cagouillet.* Ce bâtiment public comprend une grande cour centrale, tout autour de laquelle se juxtaposent une vingtaine de classes indépendantes.

Ces nombreuses salles séparées, ont permis de spécialiser chacune d'elles pour le traitement d'une fracture différente des membres. Dans celles-ci, il a fallu encore organiser quatre salles spéciales de traitement au Carrel, une de chirurgie générale aseptique, une de chirurgie générale septique et deux salles pour la cure des ostéites.

Tout le tour de l'hôpital, au devant de chacune des salles, il existe des galeries légèrement surélevées au-dessus du sol, très utiles pour le traitement héliothérapique soit général, soit local de ces blessés.

Toutes ces salles ne diffèrent les unes des autres que par une contenance d'une place ou deux de plus. Ces salles d'école moderne ont été encore améliorées pour devenir des salles de blessés. Le parquet ciré est recouvert de larges passages de linoléum aux couleurs claires. Les murs ont reçu une couche de ripolin blanc. Les plafonds sont élevés et dans chaque salle l'on compte cinq grandes fenêtres et une porte. L'atmosphère de ces salles est donc excellent et l'éclairage diurne ou électrique permet d'y faire les pansements les plus minutieux.

Le couchage des blessés est très perfectionné. Les fracturés de bras couchent dans des lits métalliques du Service de Santé. Les gros fracturés de cuisse appareillés suivant la méthode de Blake reposent sur des lits mécaniques à élévation. Ceux qui ont un grand appareil plâtré type Berck sont allongés sur des lits supports. La fabrication légère de ceux-ci permet, de même que dans la ville des tuberculeux osseux, de les exposer la journée entière au devant des galeries ou sous des tentes spéciales. Cette installation très confortable donne l'impression d'une grande maison de santé privée, munie des meilleurs perfectionnements. Elle témoigne de la générosité du Comité de la Croix-Rouge de Cognac.

*
* *

Le traitement chirurgical et orthopédique des blessés a été confié, par le Directeur du Service de Santé de la XIIe Région *à une équipe chirurgicale complète.*

Deux ou trois matinées par semaine, celle-ci opère ; trois autres jours de la semaine, elle fait des appareillages. Le dernier jour, les chirurgiens font la visite générale.

Le *Chirurgien*, qui est en même temps Médecin-Chef de l'hôpital, est assisté dans toutes les interventions, par le Médecin-Adjoint son aide-chirurgien.

L'équipe comprend encore son *anesthésiste*, pharmacien auxiliaire, qui prend encore spécialement une très grande part à l'*appareillage des fracturés.*

L'hôpital possède en outre, *un radiographe*, qui est à la tête, comme nous le verrons, d'une installation très importante et très perfectionnée.

Un étudiant en médecine, prête également assistance aux opérations et à l'appareillage. Il tient très au courant les observations et assure la surveillance et la garde des gros blessés. C'est un véritable et excellent interne pour l'hôpital.

Il y a enfin, *un Pharmacien*, qui s'occupe uniquement du traitement médicamenteux des blessés ; c'est lui qui prépare toutes les solutions hypodermiques et les différentes préparations chimiques nécessaires pour

LE CENTRE DE FRACTURES DE COGNAC

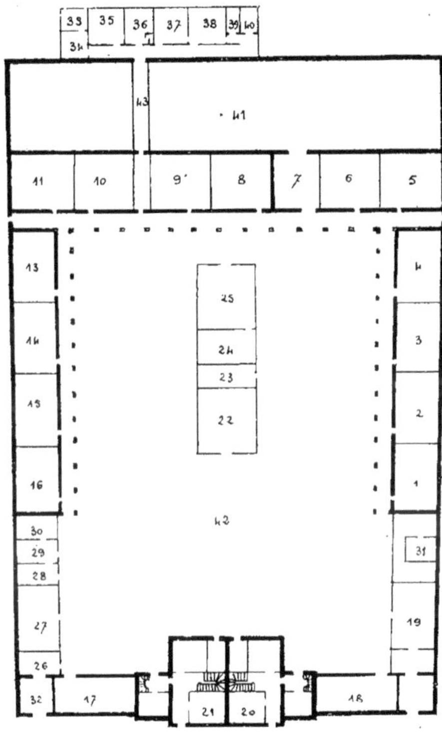

FIG. 1.

Légende

1. Carrel (fracture membres supérieurs).
2. Carrel (fracture membres inférieurs).
3. Bras.
4. Cuisses et Bassins.
5. Cuisine.
6. Cuisses et Bassins.
7. Sous-Officiers.
8. Chirurgie générale septique.
9. Jambes.
10. Jambes et pieds.
11. Garnison et Tchèques.
12. Alcove.
13. Jambes.
14. Avant-bras.
15. Carrel.
16. Ostéites et Triage.
17. Chirurgie générale aseptique.
18. Bras et Avant-bras.
19. Plaies parties molles et ostéites.
20. Bureaux.
21. Officiers blessés.
22. Réfectoire des Infirmiers.
23. Vestiaire des Infirmières.
24. Magasin de la cuisine.
25. Réfectoire des Officiers.
26. Tisanerie.
27. Lingerie.
28. Pharmacie.
29 et 30. Salle de garde.
31. Bains-Douches.
32. Amphithéâtre.
33. Cabinet de l'Infirmière.
34. Salle de pansements et opérations septiques.
35. Salle d'opération aseptique.
36. Stérilisation.
37. Salle d'opération sous contrôle.
38. Radiographie.
39. Chambre noire.
40. Bibliothèque.
41. Jardin. 42. Cour.
43. Couloir.

les différents appareils d'extension. Il veille au ravitaillement régulier et très important de tous les matériaux du Centre de Fractures.

La *stérilisation*, qui se fait dans une salle spéciale, est surveillée par une *Dame Infirmière*, et faite par *un des Infirmiers* de l'équipe chirurgicale, assisté d'un *caporal annamite*.

L'autre infirmier de l'équipe, s'occupe en partie à la salle d'opérations, et en outre au service de radiographie, pour le développement des clichés.

*
* *

L'hôpital, comprend *trois salles d'opérations* : Une salle d'opérations *aseptiques*, une salle d'opérations *septiques*, et une salle d'interventions *sous écran radioscopique*.

La salle d'opérations aseptiques, est vaste, claire, bien chauffée et munie d'une table à bascule de Guyot.

La salle d'opérations septiques est plus petite et sert en même temps, de salle de pansements. La salle de stérilisation est entre ces deux salles.

La salle d'opérations avec installation radioscopique communique avec la salle de radiographie proprement dite. Elle est munie de lumière verte pour permettre facilement les interventions sous écran, par la filtration à travers trois couches de papier Virida (2 jaunes et 1 verte). L'éclairage intensif par lumière blanche se fait à l'aide d'une balladeuse ou d'un miroir de Clar dirigé sur le champ opératoire.

*
* *

L'*installation radiographique* est particulièrement luxueuse. Elle résulte d'un don privé, et au point de vue radioscopique et radiographique elle est des plus complètes.

Au cours de 1917, elle fut perfectionnée. A cette époque, l'on évacuait encore à l'arrière des blessés portant leur projectile. Cette installation organisée sous la direction de M. le Médecin Major Derocque, Médecin-Chef, permet de pratiquer l'extraction la plus minutieuse des projectiles actuellement elle sert surtout à la réduction des fractures et à la mobilisation articulaire sous écran. Le nombre d'examens radioscopiques et de plaques impressionnées est également considérable chaque jour.

La salle pour opérations sous rayons est munie d'une table *radiolo-*

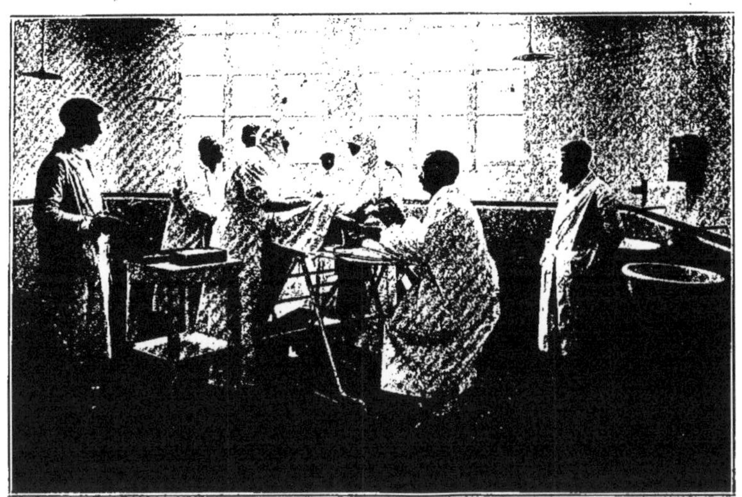

Fig. 2.
Salle d'opération radiologique pour extraction des projectiles et réduction des différentes fractures.

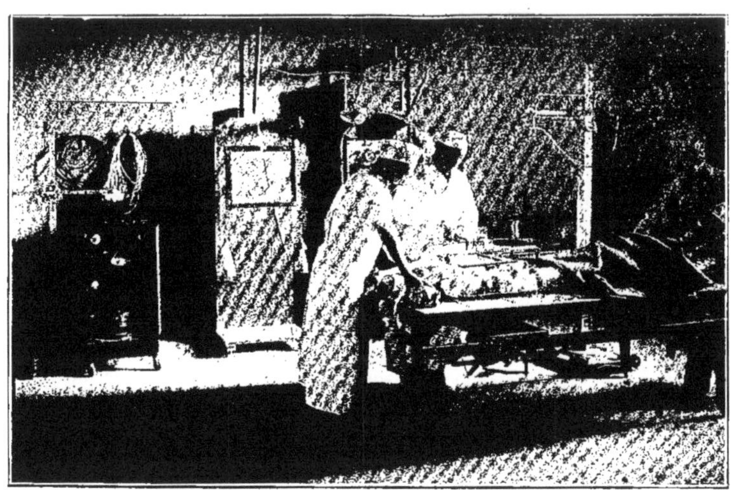

Fig. 3.
Vérification et mise au point d'une réduction.

gique opératoire spéciale type Belot et d'un *électro-vibreur de Bergonié*. D'ailleurs, tout le service radiologique est en relations directes avec le pavillon opératoire. L'un et l'autre sont réunis à l'aide d'un couloir en chicane qui accommode à l'obscurité.

Depuis que l'hôpital est devenu Centre Spécial de Fractures de la XIIe Région, il a été encore doté par le Comité d'un *chariot transportable Ledoux-Lebar*, qui permet de prendre des radiographies des membres fracturés aux lits mêmes des blessés. C'est là un adjuvant très précieux pour le traitement le plus complet de ces graves lésions.

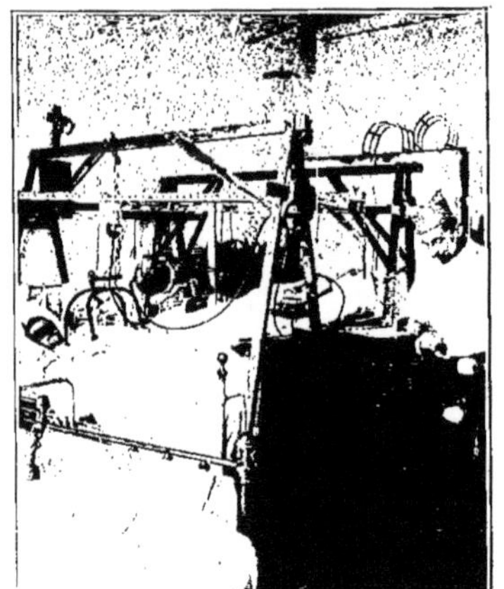

Fig. 4.
Meuble roulant de Ledoux-Lebar pour radioscopies et radiographies aux lits des grosses fractures du membre inférieur.

Enfin, le Service radiologique comprend un *laboratoire* où l'on développe immédiatement les radiographies et les photographies demandées par les Médecins.

***

Dans une autre partie de l'hôpital, auprès de la *Pharmacie* et de la *salle de garde*, existe *un autre local*, où l'on *confectionne* et où l'on *prépare les différents appareils de traitement orthopédique*. Là, constamment dirigés, soit par les chirurgiens, soit par le pharmacien auxiliaire anesthésiste, très intéressé lui-même par cette construction d'appareils, un menuisier et un serrurier préparent soit les attelles de bois, comme celles de Blake, de van de Velde ou de Beckel, soit les appareils métalliques, comme les feuilllards les plus variés, pour les plâtres armés.

Ces plâtres sont également très divers, les uns sont moulés et fermés ou fenêtrés, comme les appareils de Berck, les autres sont armés de feuillards extensibles ou non extensibles. Nous nous servons pour l'appareillage des différentes fractures du bras, d'un double *suspenseur axillaire* à poulie que nous avons fait confectionner nous-même.

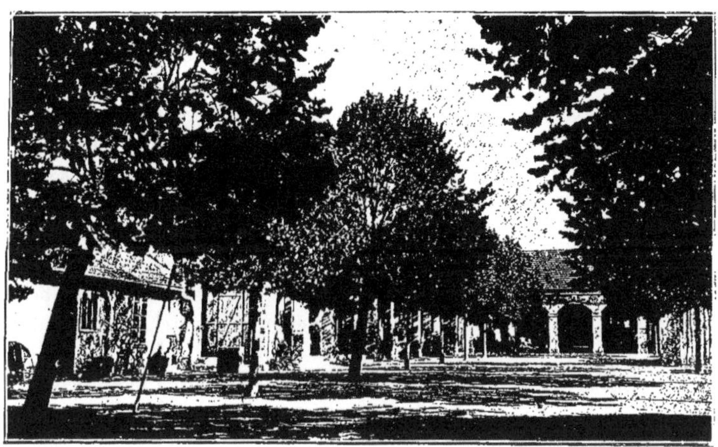

Fig. 5.
Atelier du Centre.

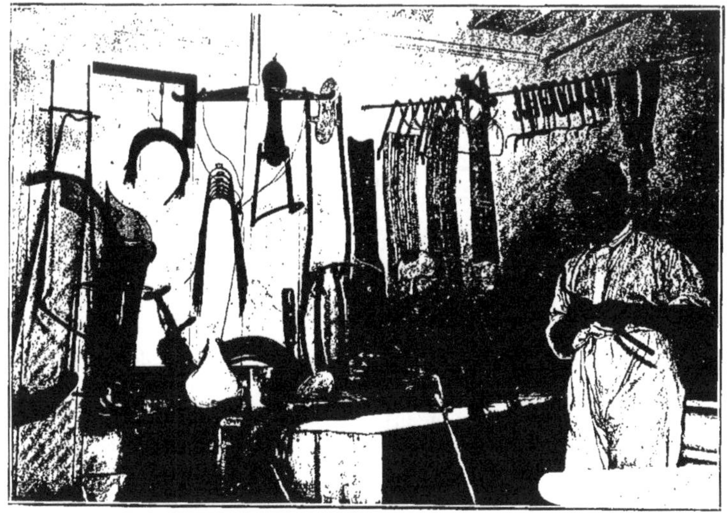

Fig. 6.
Les attelles, gouttières, et feuillards en séries.

Quand il s'agit d'immobiliser le bassin, ainsi que tout le membre inférieur, l'on a recours au *grand pelvi-support de Berck*. Grâce à l'amabilité du capitaine major Meuble, chirurgien de l'Hôpital américain de Talence de Bordeaux, nous avons pu nous outiller mieux encore. Nous avons fait construire au Centre une table orthopédique américaine selon le type du Professeur Howley. Celle-ci, par sa perfection, nous permet de construire les appareils les plus variés et les plus précis pour toutes les lésions osseuses du membre inférieur. A l'aide de plâtre et de feuillards, l'on fait également beaucoup d'appareils de marche, des types Reclus et Delbet ou des appareils d'extension portatifs pour amputés.

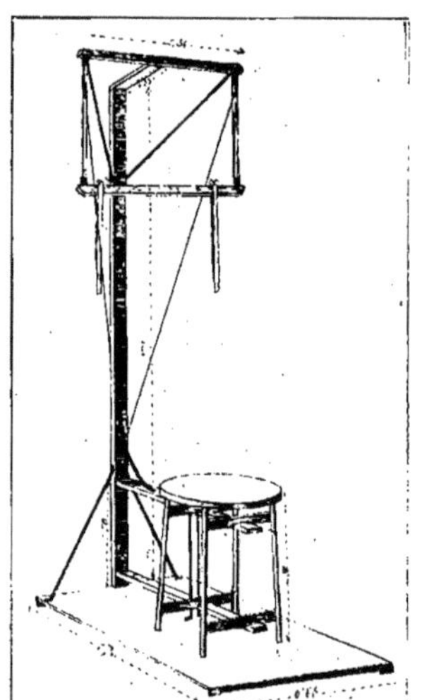

FIG. 7.
Double suspenseur axillaire permettant l'appareillage facile des lésions osseuses du membre supérieur.

Seuls, les appareils de Delbet, pour fractures de cuisses et certaines attelles, comme celles de Thomas, ou les appareils de Santa Maria, sont fournis par des maisons spéciales.

C'est encore à l'atelier de l'hôpital que l'on exécute toute l'installation nécessaire pour le lavage au Carrel, classique ici pour le traitement de plaies récentes infectées, pour celui des ostéites réopérées et parfois des sutures faites secondairement.

* * *

Sitôt l'intervention et l'appareillage terminés, les *suites opératoires et orthopédiques*, sont surveillées et conduites *par des Dames Infirmières de la Croix-Rouge*, secondées par des *Infirmiers français et annamites*. Grâce à leur dévouement, ces gros blessés s'acheminent plus ou moins rapidement vers la guérison.

Ces fracturés sont *anesthésiés* dans le cas d'intervention rapide au *somnoforme*, à l'aide du *masque de Camus*. Assez rarement; ils sont opérés à l'*anesthésie locale* avec la solution de Reclus. La plupart du temps, on a recours à l'anesthésie générale par l'*éther administré à l'aide du masque d'Ombredanne*.

En principe, on a recours à des pansements rares au cours des fractures *par balle*. Elles deviennent, en effet, de plus en plus comparables à des fractures fermées. L'emplâtre de Vigo sur chaque orifice nous a paru excellent.

Dans le cas de fractures *par E. O.*, avec grande plaie et infection marquée, on applique méthodiquement des mèches imbibées de *liqueur de Mencière*, au contact des fragments osseux. Quand les tissus sont grisâtres et épaissis, on a recours au *lavage continu à l'aide de tubes de Carrel*. En présence d'œdème, l'on pratique *l'élévation du membre avec pansement*

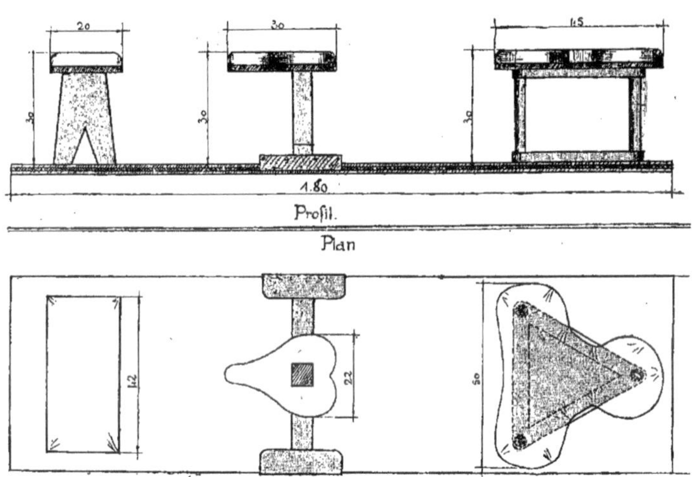

Fig. 8.
Pelvi-support de Berck pour confection des appareils plâtrés, pour les lésions osseuses du membre inférieur.

résolutif à l'eau alcoolisée. En cas d'infection pyocyanique, on saupoudre la plaie *d'acide borique ou on lave au cyanure au* 1/1000. Si les plaies sont rouges avec lésions de dermite, l'on fait des pansements *au sérum de Leclainche et Vallée*. S'il survient une poussée érysipélateuse (cas assez fréquent après *isolement*, l'on fait des *applications de teinture d'iode avec pansements humides*. Chez 4 blessés atteints de graves fractures du bras une poussée érysipélateuse bruyante fut suivie de cicatrisation définitive. L'érysipèle de ceux-ci avait été curateur.

Enfin, dans les cas de cicatrisation lente, l'*onguent styrax* et dans les cas d'épidermisation impossible, la *solution de nitrate d'argent*, les bandelettes imbriquées d'*emplâtre de Vigo* et surtout l'*héliothérapie*, sont pour nous les procédés les plus certains et les plus courants. S'il s'agit de dermite opiniâtre, la *pommade au Vioforme* nous a donné de très bons résultats.

Quand aux plaies infectées, avec pus odorant, rien n'y vaut à notre avis les lavages et les pansements à l'aide d'éther sulfurique.

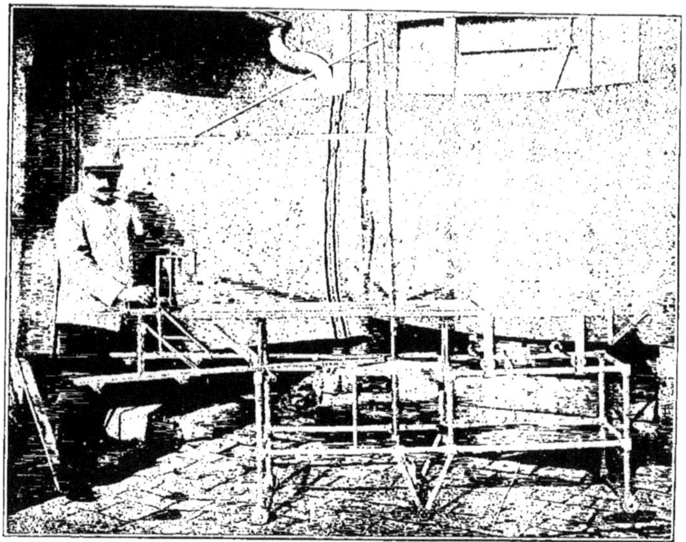

FIG. 9. — TABLE ORTHOPÉDIQUE DU PROFESSEUR ROWLEY (Hôpital américain de Châteauroux). Dans *cette première position*, cette table orthopédique très perfectionnée permet de fixer horizontalement le blessé sur un plan résistant continu et de l'anesthésier très aisément.

Il est encore des cas, comme au cours des fractures du fémur soustrochantériennes, où l'on constate chez ces gros blessés du subdélire, des phénomènes de schoc et souvent encore la production d'escarres. Il s'agit là de véritables phénomènes généraux, mettant en danger la vie de ces gros blessés.

L'on s'efforcera de supprimer, chez eux, le contact prolongé du décubitus acutus, et l'on pansera ces différentes plaies à l'*aide de poudre de Reclus ou de quinquina*. L'on remontera l'état général à l'aide de *piqûres de strychnine*, de *sparléine* et d'*huile camphrée*. Ce sont également ces blessés, qui présentent des diarrhées septiques incoercibles. La *potion quotidienne de ratanhia*, mieux encore que l'*élixir parégorique*, jointe à un régime diététique, en viendront ordinairement à bout, chez ces gros blessés de la hanche. L'on pourra encore, chez eux, par suite de l'infection étendue de la région fessière, voir survenir des hémorragies secondaires de la fessière ou de l'ischiatique, à l'occasion d'un simple pansement ou du passage

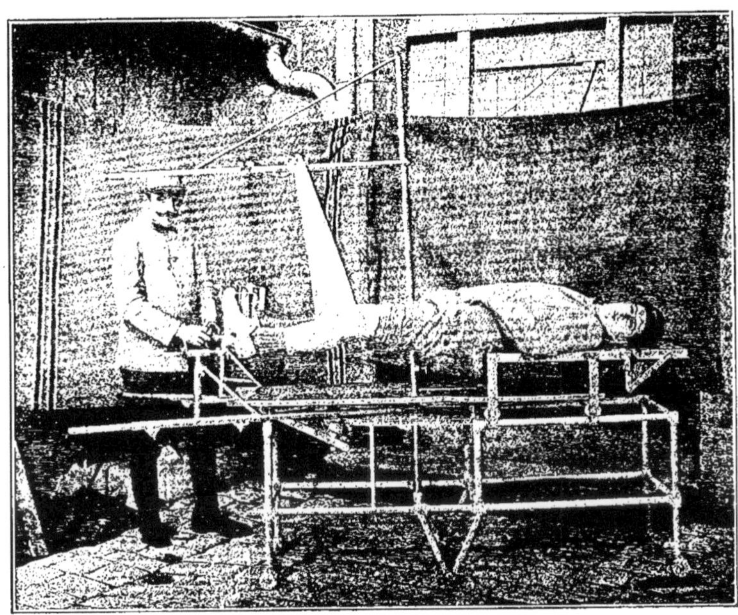

FIG. 9 *bis*. — TABLE ORTHOPÉDIQUE DU PROFESSEUR ROWLEY (Hôpital américain de Châteauroux). Dans *un deuxième temps* après un déclanchement de la table, l'opéré n'est plus soutenu que par les pieds, les cuisses, le siège (en selle) et toute la partie supérieure du corps. Il est dès lors très facile de l'appareiller en mettant le membre inférieur dans l'extension et l'abduction désirées.

d'un drain. Chez ces gros blessés, il ne faut pas penser pratiquer une ligature méthodique de ces vaisseaux. L'opération est délicate et les blessés sont trop peu résistants. Il vaudra mieux laisser *une ou deux pinces à demeure* pendant quarante-huit heures et l'on verra l'hémostase parfaitement assurée.

En un mot, le Centre de Fractures est un *gros hôpital*, où il faut de la part du *Chirurgien* de l'observation et de la clairvoyance, autant que de l'énergie et du calme. Il faut, de même de la part des *infirmières*, des soins assidus de tous instants. C'est ainsi que, malgré ces très grosses blessures, l'on pourra éviter bien des complications qui pourraient entraîner une issue fatale et bien des interventions mutilatrices, qui transformeraient parfois ce Centre de Fractures, en un Centre d'amputés.

Dans le Centre de Fractures, la *multiplicité des appareils en usage est considérable.*

Aussi, dans cet ouvrage, notre but n'est-il nullement de faire un travail didactique. Nous ne relaterons uniquement que des appareils « *vécus par nous* » *et appliqués en série de multiples fois.* Tous ces appareils ont fait leur preuve et leurs bons résultats ont été démontrés par de *nombreuses plaques radiographiques* et la meilleure récupération fonctionnelle.

Quoiqu'il en soit, nous n'avons pas été les esclaves d'une seule méthode systématique et notre pratique est des plus éclectique.

Au Centre de Fractures, de Cognac, nous suivons simultanément les *grandes méthodes françaises des écoles de Paris, de Lyon et de Berck*, mais à côté de celles-ci, nous avons fait également un usage très grand des procédés *Anglais, Américains et Belges.*

Enfin, il est des cas, où nous avons nous-mêmes modifié les procédés classiques, devant, pour ainsi dire, créer personnellement des appareils « *à la demande* ». Dans ces conceptions nouvelles, dans leur exécution, nous avons toujours été très brillamment et heureusement secondés par le troisième de notre équipe et notre collaborateur de tout instant, *M. le Pharmacien auxiliaire De Fayard.* Par ses connaissances physiques et chimiques, par son ingéniosité et par son labeur incessant, il nous a permis de donner un rapide essort à l'usage courant de toutes ces méthodes classiques, à leur modification et à la création de types nouveaux, suivant les nécessités. Lui aussi, a consacré à la Formation son plus entier dévouement.

Les appareils du Centre sont donc d'une grande variabilité mais à chacun d'eux, répond une indication bien spéciale.

Plusieurs *lois générales*, président au choix de ces appareils.

A) Il va de soi que la première de toutes est *l'immobilisation intégrale et hâtive du foyer de fracture.*

Grâce à cette immobilisation, la douleur disparaît, les fragments osseux au repos n'entraînent pas de complications mécaniques par leur mobilisation.

Cette immobilisation parfaite est encore le meilleur des antiphlogistiques. Si la fracture a été bien drainée et qu'elle est ensuite bien immobilisée, elle se désinfectera et se consolidera peu à peu sans incidents, sans réveil inflammatoire. Ce temps est de la plus haute importance au cours du traitement des fractures compliquées. Il l'est peut-être encore plus au cours des fractures articulaires ou la simple influence du mouvement peut diffuser l'infection de proche en proche à la « périplaie », c'est-à-dire aux muscles et surtout aux synoviales voisines, ramifiées parfois comme celles du carpe ou du tarse. Ce premier principe général s'applique à toutes les fractures sans exception.

B) La deuxième loi générale est que nul appareil n'est bon s'il *n'immobilise entièrement les deux articulations adjacentes au segment fracturé.*

Cela est vrai, dans un très grand nombre de cas, au cours desquels l'on aura recours à l'appareillage plâtré plus ou moins armé. L'on y appliquera alors dans toute son intégralité ce grand précepte. Cependant, dans certains cas, l'on aura intérêt à pratiquer *l'immobilisation dans l'espace.*

Ce sera à l'aide des appareils américains avec suspension et extension, où, comme le dit M. Leriche « *l'immobilisation sera réalisée,* par ce fait que la mobilisation des régions lésées n'est plus possible qu'en masse et ne peut se faire dans le foyer ».

De même, dit notre excellent ami et ancien collègue Houzel, dans sa notice sur « le traitement des fractures compliquées de guerre par les « appareils du Comité Franco-Américain », pour immobiliser un membre et pour en même temps sauvegarder la vitalité de celui-ci, pendant deux, trois et même quatre mois, il y a intérêt à équilibrer le foyer de fracture en l'immobilisant dans l'espace ». Et, c'est pour cela que parfois, nous immobilisons la fracture et les articles voisins, comme au cours de nos méthodes d'immobilisation classique, mais souvent, aussi nous recourrons aux appareils de Delbet et de Miss Gassette, qui nous permettront plus rapidement la récupération fonctionnelle du membre.

C) Une troisième loi générale, sera celle qui imposera à l'appareillage quel qu'il soit, la *possibilité de surveillance* constante de la plaie et du foyer de fracture. C'est en appliquant cette nouvelle loi générale, que l'on est obligé de modifier fréquemment certains détails de l'appareillage. L'uniblessure externe, l'uniblessure interne, exigeront l'Alquier pur et certain autre appareil, que nous avons l'habitude d'employer couramment dans ce dernier cas.

Ces trois lois générales de l'immobilisation basées sur la *précocité,* l'*intégralité* et la *conservation à découvert* de la lésion dominent toute la confection des appareils que nous employons au Centre au cours du traitement des Fractures de guerre.

D) Le quatrième principe auquel nous sommes profondément attachés, est le *moulage soigné des saillies osseuses* où nous prenons point d'appui. Nous protégeons d'ailleurs, avec un grand soin, à l'aide d'ouate en rouleaux, toutes les surfaces de contact. Le collier plâtré que nous employons si couramment, dans nos appareils à feuillards extensibles, doit en effet, comme le dit le Professeur Delbet, « agir par modelage et non par compression ». Il en sera de même dans les appareils anglo-américains, avec suspension. Blake et Miss Gassette insistent bien sur ce que la suspension ne doit pas entourer et étrangler tout le membre. Le manchon d'extension pour le bras ou la guêtre pour le cou-de-pied, doivent être préservés dans leur application d'une épaisse couche d'ouate. Dans le cas contraire, comme l'a dit Hennequin, l'on voit apparaître rapidement « des douleurs intolérables, de l'escarrification des téguments et des phénomènes de compression nerveuse ou vasculaire »; et, c'est en prenant toutes ces précautions que ces appareillages seront bien tolérés tout le temps nécessaire de leur application. De cette façon, ils rendront tous les services que l'on est en droit d'attendre d'eux. Quant aux bracelets plâtrés, ils seront toujours armés de feuillards extensibles pour la mise au point de la réduction.

E) Nous nous sommes imposés enfin, un cinquième principe à l'exécution duquel nous attachons la plus grande importance. A notre avis, tout fracturé du membre supérieur doit, à moins de raisons extraordinaires, que nous verrons dans ce travail, sitôt appareillé, *pouvoir se lever et se promener*. Nous sommes en cela donc, d'opinion très différente de celle des Anglais et des Américains, qui maintiennent très volontiers avec les appareils en suspension-extension, tous les fracturés au lit. C'est au contraire pour nous, un principe auquel nous tenons essentiellement, que celui de les faire quitter le lit dès que cela nous est possible. De cette façon, leur état général s'en trouve beaucoup mieux, ainsi que l'état local même de leur fracture. Quant aux lésions du membre inférieur, le plus souvent nous les traitons par la suspension avec extension à l'aide des appareils Blake-Gassette, mais dès qu'une indication spéciale s'en présente, nous sommes très heureux encore de faire nos fracturés de cuisse ou de jambe, profiter de la liberté d'action que leur donnent le Delbet de cuisse et le Reclus de jambe.

L'on rencontre donc, au Centre de Fractures, une richesse et une variété très grande d'appareils, mais il va sans dire que tout ce luxe et ce confort de l'Hôpital Auxiliaire n° 5, sont dus à la bienveillance de M. *le Directeur du Service de Santé de la XIIe Région*, M. le Médecin principal Martin et à celle de la *distinguée Croix-Rouge Française de Cognac* (S.B.M.)

C'est par la générosité et par l'intérêt incessants que veulent bien y apporter M. *le Sénateur Martell* et MM. *les Députés James et Jean Hennessy.* C'est également par le concours et l'activité inlassables de *M. le Président* et M. *le Vice-Président du Comité :* MM. *Armand Castillon du Perron* et *Palaâ.* C'est à tous ces dévoués et inestimables concours que, pour leurs blessés, les Chirurgiens du Centre peuvent venir faire un appel constant.

Enfin, dans une formation de cette importance et de ce mouvement, il est encore des plus précieux d'avoir à tout instant à la tête, au point de vue administratif, *un représentant assidu* du Comité. Cet homme actif, judicieux et clairvoyant, dévoué à tous en toutes circonstances, est le Vice-Président du Comité, avec qui nous avons constamment ainsi la collaboration la plus intime.

Il est encore de notre devoir, de témoigner à M. le Médecin Principal Rouchaud, Directeur-Adjoint du Service de Santé de la XIIe Région, toute la plus sincère et respectueuse gratitude pour les marques répétées de confiance qu'il nous a manifesté, en nous adressant fréquemment des Fractures venant des hôpitaux de la région. Par les encouragements et l'intérêt qu'il nous a ainsi prodigués, il a été pour nous le grand protecteur bienveillant de cette formation.

Pour l'exécution de ce travail même, nous avons eu encore la bonne fortune d'être secondés par de très dévoués et distingués collaborateurs, M. *Dutour*, notre étudiant en médecine, par ses observations scrupuleuses, M. *Boraud*, par ses plaques très précises et très nombreuses, enfin nos dévoués dessinateurs, MM. *Tirman* et *Valès*, nous ont permis d'animer et d'illustrer cet ouvrage.

C'est une reconnaissance sans bornes aussi, que nos blessés et nous-mêmes devons avoir *à nos Sœurs* et à nos *nombreuses Dames Infirmières.* Celles-ci au nombre d'une trentaine, ont depuis plus de quatre années, prodigué sans cesse tout leur dévouement à ces blessés, et toute leur collaboration à leurs médecins. On peut dire, qu'à ce point de vue, l'*Hôpital Auxiliaire de Cognac* a été véritablement privilégié et comblé.

A côté du Centre de Fractures, l'Hôpital Auxiliaire n° 5, possède encore une Annexe, qui lui rend les plus grands services, c'est la « Maison Martell ».

Destinée en principe aux blessés Sous-Officiers, cette Annexe donne encore asile aux amputés et fracturés, particulièrement dignes d'intérêt, et pour lesquels une surveillance prolongée semble nécessaire.

Les Hospitalisés, au nombre d'une vingtaine, reçoivent ici un reposant confort, dans un coquet hôtel, aux vastes pièces, entouré de grands jardins boisés. Ils y sont comblés de soins, pour ainsi dire, maternels, grâce

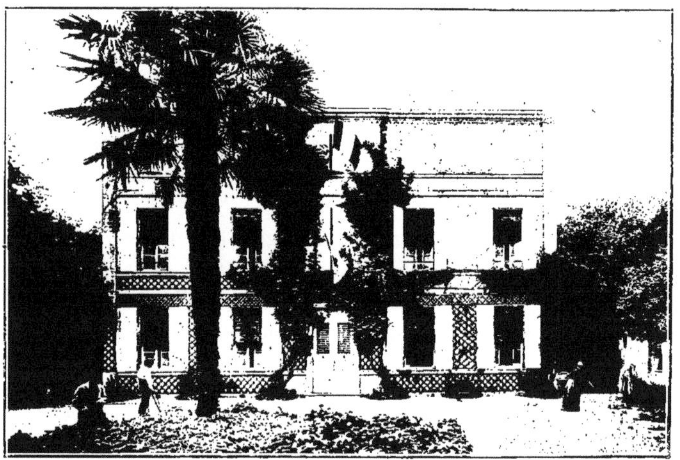

Fig. 10.

Annexe " Martell ".

à la générosité de Mme Martell et à l'inépuisable dévouement des infirmières, qu'elle a bien voulu charger de veiller à tous les soins nécessaires à cette vingtaine de blessés.

Les Chirurgiens passent, chaque semaine, la visite de ceux-ci. Tantôt, ils ordonnent la prolongation de leur séjour, d'autres fois, les dirigent sur un autre Centre spécial, tantôt ils les reprennent au Centre, pour une nouvelle intervention. Ils viennent pour d'autres, simplement signer l'Exeat.

Enfin, nous avons encore là un petit centre de mécanothérapie qui reste en contact étroit avec le Centre de Chirurgie orthopédique.

I. — LES FRACTURES AVEC PLAIES ÉTENDUES

CHAPITRE II

I. — FRACTURES DU MEMBRE SUPÉRIEUR

FRACTURES DU BRAS

L'appareillage des fractures du bras est *loin d'être uniforme.*

En principe, les fractures *épiphysaires supérieures* ou *inférieures* de l'humérus, les sous-tubérositaires ou les sus-condyliennes, demandent un appareillage très spécial luttant contre le mouvement de bascule du *petit fragment juxta-articulaire.* Elles sont souvent la cause de *grandes difficultés orthopédiques.*

L'appareillage des fractures *diaphysaires* du bras est d'une *difficulté beaucoup moindre.* Celui-ci varie cependant beaucoup avec *le siège et le nombre des blessures voisines.* La difficulté, ici, est encore de traiter quand elle existe la *grande destruction osseuse.* C'est-à-dire la pseudarthrose primitive.

Telles sont là, les très grandes directrices de ces traitements. Nous allons dans les chapitres suivants, envisager en détail chacun de ces divers types de fractures, et leurs appareillages spéciaux.

Fractures de la Tête et des Tubérosites ayant entraîné la résection de l'épaule

(SOUS-CAPITALE, TRANSTUBÉROSITAIRE OU SOUS-TUBÉROSITAIRE).

L'appareil pour *résection de l'épaule*, auquel nous nous sommes arrêtés, est un appareil *thoraco anti brachial en abduction à* 45°. Cet appareillage, nous donne les meilleurs résultats.

Au cours de sa confection, le rôle le plus important revient à l'aide chargé de maintenir en *bonne réduction les fragments*. Celle-ci ne peut s'obtenir qu'en faisant en même temps que l'*extension*, de l'*abduction du coude*. C'est ce que fait l'aide précédent, en même temps qu'il place l'avant-bras dans une *position horizontale et antérieure au thorax*.

En même temps, un autre aide fait un *large spica-thoracique*, véritable corset de Sayre. Il s'efforce de modeler bien exactement la racine de l'épaule. Enfin, un troisième aide enveloppe à l'aide d'une bande plâtrée *la région du coude*. Ce modelage doit prendre l'*épicondyle* et l'*épithroclée et envelopper l'avant-bras jusqu'aux styloïdes radiale et cubitale.*

Il faut obtenir ici une *abduction à* 45°, *avec extension de l'avant-bras et anteposition*. Cet appareillage permet ainsi *le meilleur contact osseux* entre l'extrémité humérale réséquée et la cavité glénoïde. Pendant le traitement, il laisse *largement à découvert la plaie*. Il facilite l'interposition entre la paroi thoracique et la face interne du bras du bassin pour le *lavage de la plaie*. Au moment de la cicatrisation et de la consolidation osseuse, au lieu d'avoir de la raideur du bras en adduction avec le coude collé constamment au corps, *le champ d'action des mouvements du coude reste au contraire très étendu*. Le bras fortement réuni à la ceinture scapulaire, conserve aux segments du membre supérieur, un puissant point d'appui pour l'élévation. Pour la construction de cet appareil, comme en principe, pour celle des appareillages des différentes fractures du membre supérieur, le double suspenseur axillaire, nous a rendu les plus grands services. Il permet une réduction parfaite de la fracture et l'immobilisation thoracique en position très symétrique.

* * *

Pour la confection de cet appareil, qui est celle de tous les appareils *plâtrés armés*, il faut spécialement se munir de *deux feuillards de* 25 *millimètres* de large, auxquels on donne les dimensions et les conformations suivantes :

1° Le feuillard destiné à l'*abduction* du coude est d'une longueur de

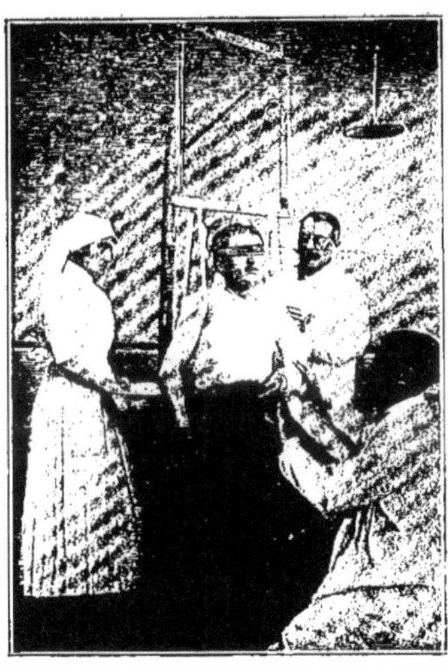

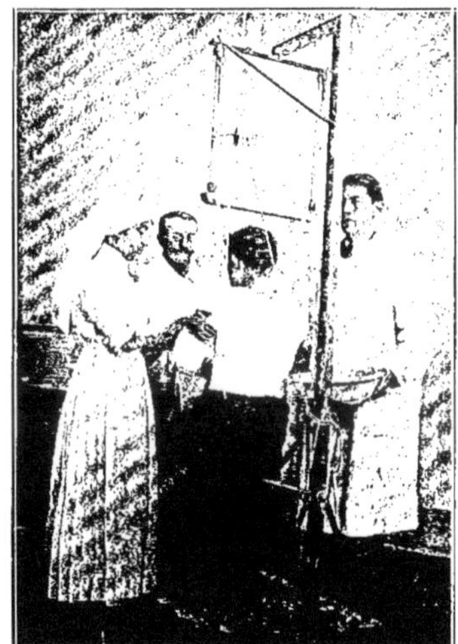

Fig. 11. VUE DE FACE. Fig. 12. VUE DE DOS.

Confection d'un appareil thoraco-antibrachial à l'aide du double suspenseur axillaire.

40 centimètres, sur une largeur de 13 millimètres. Il se moule sur la cage thoracique et se coude ensuite suivant un angle droit, dont le côté supérieur est de 17 centimètres et le côté inférieur de 10 centimètres, il se termine enfin par un demi-cercle de 9 centimètres de diamètre, destiné à soutenir la partie juxta-articulaire de l'avant-bras ;

2° Le feuillard qui maintient l'*anteposition de l'avant-bras* est d'une longueur de 25 centimètres. Son segment s'appuyant sur le thorax a

10 centimètres de longueur. Il se coude ensuite, suivant un angle obtus dont le petit côté n'a que 6 centimètres de longueur. Il se termine enfin en demi-cercle dont le diamètre est de 8 centimètres.

Les quatre observations suivantes sont celles de *résections* de l'épaule immobilisées par ce procédé, et donnant lieu aux meilleurs résultats orthopédiques.

OBSERVATION N° 1. — R. L. — 35ᵉ RÉGIMENT D'ARTILLERIE. — Blessé le 25 mars 1918 à Montdidier.

Diagnostic de la blessure : Fracture de l'humérus droit au tiers supérieur par éclat d'obus.

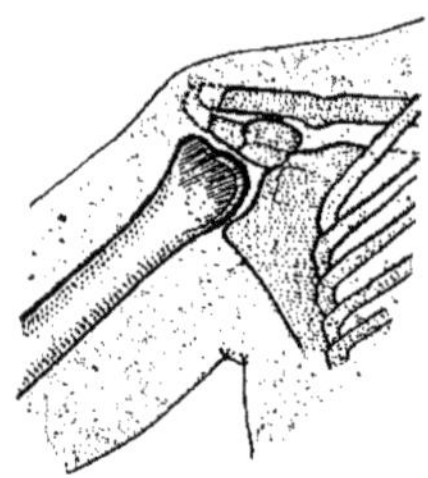

FIG. 13.
OBSERVATION 1.
Radiographie 1.

ENTRÉ LE 23 JUILLET 1918 *au Centre Spécial de Fractures de Cognac.*

LE 23 JUILLET, l'on constate à la radiographie, une *altération profonde de la cavité glénoïde de l'omoplate* en même temps qu'à cette époque, il paraît se constituer un *cal en virole de l'extrémité supérieure de l'humérus.*

LE 30 JUILLET, l'on immobilise le membre supérieur droit, dans *un appareil thoraco-antibrachial à anses en abduction à 45°.*

LE 14 AOUT, vérification; la réduction est favorable, il n'y a pas d'esquilles libres. La plaie est bien cicatrisée.

OBSERVATION N° 2. — B. A. — 165ᵉ RÉGIMENT D'INFANTERIE. — Blessé le 15 avril 1918 à Buttincourt.

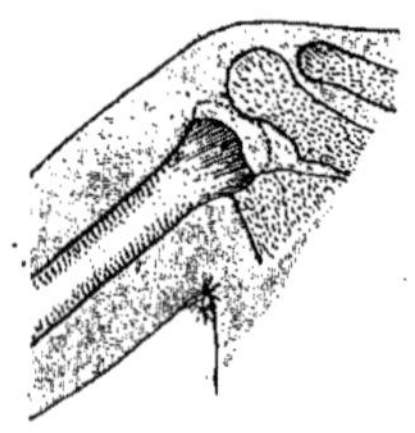

FIG. 14.
OBSERVATION 2.
Radiographie 2.

Diagnostic de la blessure : Plaie du moignon de l'épaule, *fracture de la tête humérale et du col de l'omoplate, résection de la tête humérale ;*

ENTRÉ LE 24 AVRIL 1918 *au Centre Spécial de Fractures de Cognac.*

LE 26 AVRIL, lavages continus au Carrel.

LE 29 AVRIL, la radioscopie montre les lésions indiquées ci-dessus et l'existence de quelques petites esquilles à la partie inférieure de la cavité glénoïde et la partie supérieure de l'extrémité supérieure de l'humérus.

LE 3 MAI, *application d'un grand appareil plâtré thoraco anti-brachial en abduction à 45°.*

OBSERVATION N° 3. — F. E. — 230ᵉ RÉGIMENT D'INFANTERIE. — Blessé le 20 août 1918 à Lassigny.

Diagnostic de la blessure : Fracture comminutive de la tête humérale droite par balle.

ENTRÉ LE 4 SEPTEMBRE 1918 *au Centre Spécial de Fractures de Cognac.*

LE 4 SEPTEMBRE, l'on constate à la radiographie une résection de l'extrémité supérieure de l'humérus droit.

LE 5 SEPTEMBRE, l'on immobilise le membre supérieur droit dans un *appareil thoraco-antibrachial à anses en abduction à 45°.*

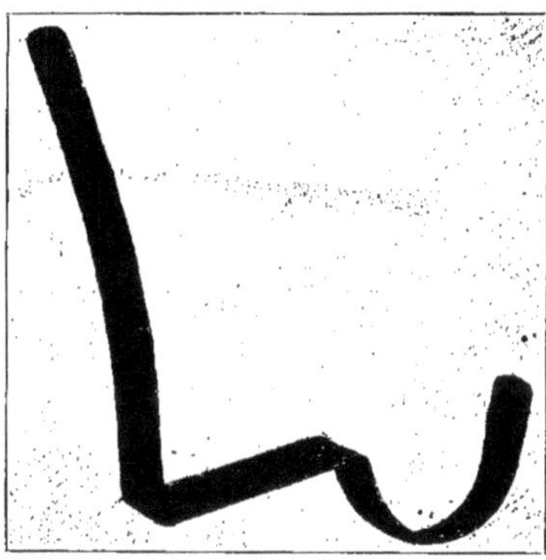

FIG. 15.
Feuillard pour l'abduction du coude.

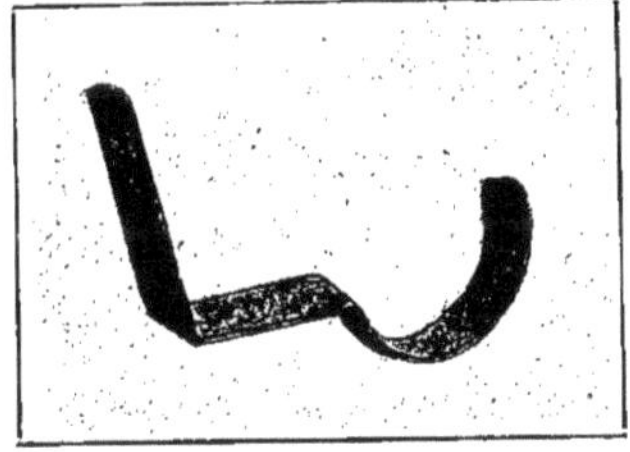

FIG. 16.
Feuillard pour l'anteposition de l'avant-bras.

OBSERVATION N° 4. — P. A. — 21e COLONIAL. — Blessé le 6 octobre 1918 à Masincourt.

Diagnostic de la blessure : Fracture comminutive diaphyso-épiphysaire de l'extrémité supérieure de l'humérus gauche et lésion des vaisseaux circonflexes par balle.

Application LE 10 OCTOBRE, d'un *appareil plâtré thoraco-antibrachial avec deux fenêtres antérieure et postérieure au niveau de l'épaule gauche.*

Fractures sous-tubérositaires de l'Humérus

(INTRADELTOIDIENNES).

Dans les Fractures de l'humérus, le danger consiste dans la consolidation angulaire, ou encore il y a à craindre une déformation du cal identique à celle de la coxa-vara des fractures sous-trochantériennes fémorales.

Cette consolidation vicieuse peut laisser à sa suite des désordres fonctionnels graves, et d'après Lejars, une quasi-impotence du membre.

Étant donné cette tendance marquée du petit fragment supérieur tubérositaire, obéissant à l'action des muscles scapulo-trochitériens et du deltoïde, à se mettre en abduction, il faut veiller attentivement à sa réduction. Il faut donc exercer une traction sur le fragment inférieur et le porter en abduction de façon à le mettre dans le prolongement du fragment supérieur. Ce dernier est si petit en effet, qu'il ne faut pas songer à agir directement sur lui. Quant à la tendance à la saillie antérieure de la crosse, la meilleure façon de la corriger est de placer le coude en avant du plan du corps. Ici donc, comme au cours de la fracture précédente, en même temps qu'on tire le coude en abduction, il faut encore le placer en antéposition.

C'est pourquoi, pour obtenir une immobilisation orthopédique de ce type de lésion osseuse, le mieux est d'avoir recours à l'appareil plâtré thoraco anti-brachial, armé de deux feuillards. Comme au cours du traitement des lésions humérales, que nous avons décrites précédemment nous nous servirons de notre double suspenseur axillaire.

Ci-joint le type d'une fracture de ce genre où nous avons obtenu une très bonne réduction.

OBSERVATION N° 5. — B. A. — 2e RÉGIMENT DU GÉNIE. — Blessé le 9 juin à Vaumont.

Diagnostic de la blessure : Large plaie de la face antérieure du bras droit au tiers supérieur avec fracture esquilleuse de l'humérus et perte de substance de 6 à 7 centimètres par éclat d'obus.

Le malade rentre au *Centre de Fractures* LE 22 JUIN 1918.

LE 27 JUIN, comme il présente une plaie de la face antérieure et une grande perte de substance, on lui applique un *appareil thoraco-antibrachial en abduction.*

LE 14 AOÛT, l'on constate à la radioscopie, une *fracture sous-tubérositaire de l'humérus droit*, dont la réduction est très bonne. Mais, on remarque également que la *cavité glénoïde est en partie détruite*, et ne maintient plus suffisamment la tête humérale, qui ne semble plus accrochée. D'autre part, la tête humérale est réunie à la diaphyse par une *simple bandelette de tissu compact.* L'on met donc, de nouveau, le bras en abduction à 45°, dans un appareil thoraco-antibrachial, pour ramener un meilleur contact osseux et aussi pour permettre l'organisation d'un cal plus puissant. L'on fait ici un *Calot type tumeur blanche de l'épaule, avec fenêtre au niveau de la fracture.*

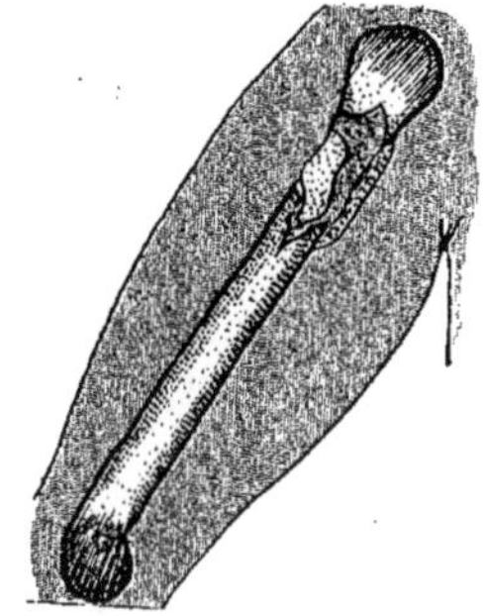

FIG. 17.
OBSERVATION 5.
Radiographie 3.

Fractures diaphysaires
(SOUS-DELTOIDIENNES)
avec uni-blessure externe

Comme nous l'avons dit au début de ce travail, une lésion qui influence beaucoup le type de l'appareillage à appliquer pour le traitement d'une fracture, est *la situation de la plaie superficielle.*

En présence d'une fracture diaphysaire, l'appareillage doit d'abord maintenir le plus correctement possible les deux segments du membre fracturé. Une attelle extensible, bien parallèle à l'axe général normal du membre et accolée à celui-ci, en forme le tuteur correct. Mais, il faut encore que cette attelle ainsi appliquée, ne gêne en rien le pansement des blessures superficielles.

L'appareil qui nous a semblé le plus favorable pour le traitement de ce genre de fractures, est *le béquillon d'Alquier.*

Cet appareil se compose de deux tiges de feuillards formant, suivant la technique de l'auteur, tuteurs. La partie supérieure d'un des tuteurs a été sectionnée longitudinalement sur une longueur de 14 centimètres, puis écartée et incurvée pour lui donner la forme d'un béquillon. La tige du tuteur est percée de quatre trous, permettant le passage de boulons. Le deuxième feuillard présente une glissière dont la partie supérieure est recourbée en crosse à sa partie inférieure. Deux écrous permettent aux deux tiges de coulisser, lorsqu'ils sont desserrés, ou au contraire, lorsqu'ils sont serrés, de les bloquer.

Préparation de l'appareil. — Le béquillon est garni de tours de bande de toile, puis d'une bande de flanelle et enfin recouvert de tissu imper-

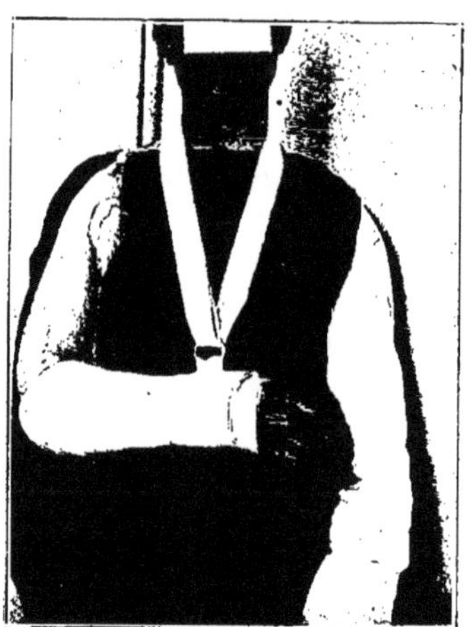

Fig. 18.

Observation n° 8. — Béquillon d'Alquier. Plaie externe unique (à découvert).

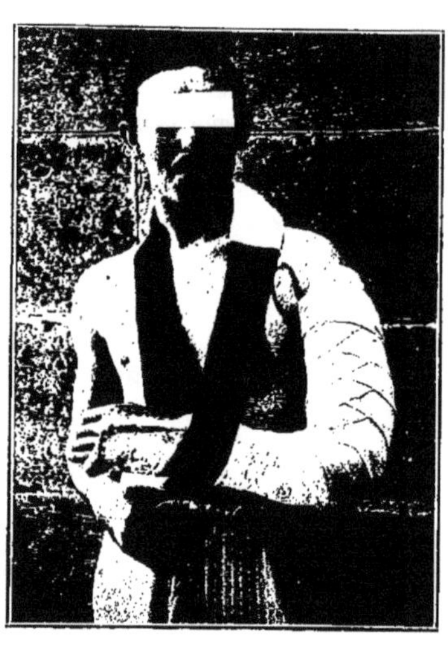

Fig. 19.

Observation n° 7. — Béquillon d'Alquier. (pansement terminé).

méable. L'appareil peut servir aussi bien pour le bras droit que pour le gauche ; il suffit de mettre les boulons du côté de la face interne du bras et les écrous du côté de la cage thoracique.

Application de l'appareil. — L'avant-bras du blessé préalablement garni d'une bande de flanelle, puis fléchi à angle droit, est recouvert d'un manchon plâtré circulaire, commençant à la partie inférieure du bras sur une hauteur de deux à trois travers de doigts et s'arrêtant à l'apophyse styloïde du cubitus. Ce manchon ne doit pas être fermé, afin de permettre les mouvements de pronation et de supination. Les saillies de l'épicondyle et de l'épitrochlée seront bien modelées et le plâtre devra présenter une dépression au-dessus de ces saillies pour donner à l'appareil un bon point d'appui.

Dans le cas d'une fracture bas située, où le coude doit être laissé libre, on applique deux attelles plâtrées, une antérieure et une postérieure, partant du coude et se terminant à la racine des doigts. Ces deux attelles sont fixées par deux colliers plâtrés, placés l'un au niveau du poignet, l'autre en avant du coude. L'appareil sera bien modelé au niveau du poi-

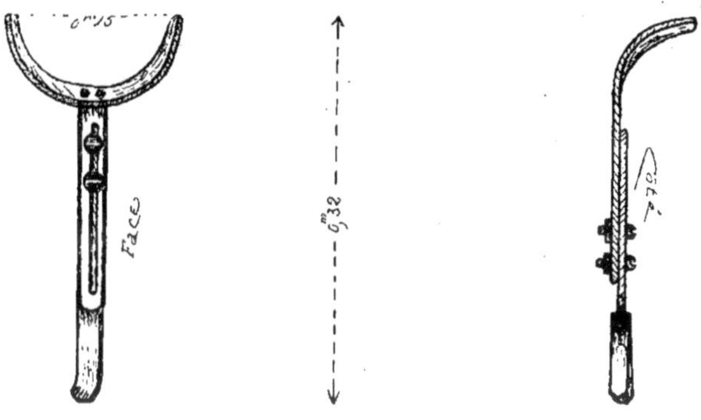

Fig. 20 et 21.
Vues de face et de côté du feuillard en arc sous-axillaire, extensible à sa partie moyenne et antérieure et se modelant ensuite sur l'avant-bras.

gnet, pour prendre un point d'appui sur les éminences thénar et hypothénar.

L'appareil plâtré étant sec, on place le béquillon dans le creux axillaire de façon que sa tige soit bien parallèle à la face interne du bras, puis on adapte la crosse du tuteur à la partie inférieure du coude en donnant à cette crosse la forme nécessaire pour qu'elle épouse exactement la convexité de l'appareil plâtré. Il suffit de solidariser la crosse et le manchon par quelques tours de bande plâtrée.

Mise en tension de l'appareil. — Il faut attendre que le plâtre soit complètement sec pour mettre l'appareil en tension. Pour y parvenir il suffit d'employer le procédé d'extension et de contre-extension d'Hennequin qui consiste, l'avant-bras préalablement suspendu par une bande au cou du blessé, à :

1° Passer une bande de toile résistante sous le béquillon et l'attacher à un clou fixé au plafond ou à un balai fixé à une chaise ;

2° Placer à la face supérieure du coude une bande à laquelle on suspend un poids de 4 kilogrammes. L'extension est laissée en place trente minutes environ, temps nécessaire pour vaincre la contracture musculaire et obtenir la réduction de la fracture. Pendant ce temps de l'extension, veiller à ce que les boulons soient suffisamment desserrés pour que les tuteurs coulissent l'un sur l'autre et que le béquillon appuie bien dans l'aisselle. La fracture est alors réduite. Il ne reste plus, avant de supprimer l'extension et la contre-extension, qu'à bien bloquer les boulons des tuteurs.

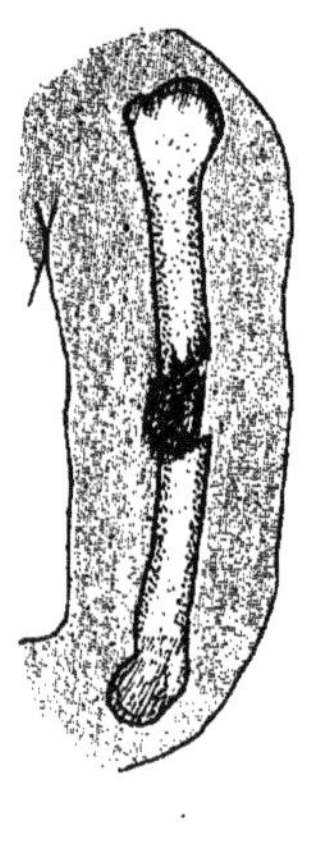

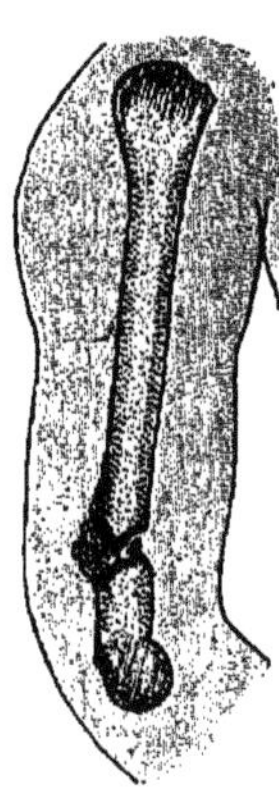

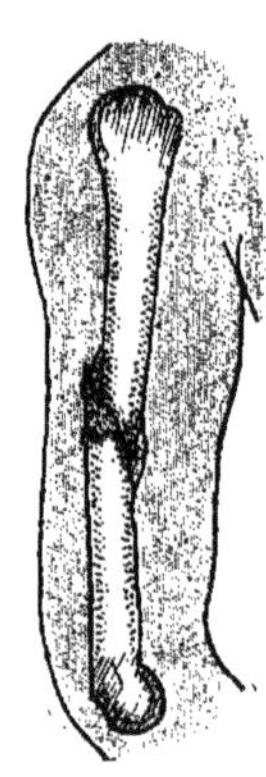

FIG. 22.

OBSERVATION 6. Radiographie 4. — OBSERVATION 7. Radiographie 5. — OBSERVATION 8. Radiographie 6.

Cet appareil permet de panser les plaies; il n'a pas la tendance à tourner ou à se déplacer. Il ne donne jamais de compression du paquet vasculo-nerveux de l'aisselle, parce que le béquillon est évidé à sa partie médiane, et que tous les points d'appui sont formés exclusivement du grand pectoral en avant et du grand dorsal, en arrière.

Mais, on ne peut d'une façon courante et satisfaisante, l'appliquer que dans les cas de blessure unique et externe. Dans ce cas, il donnera, comme le témoignent les observations et les radiographies suivantes, des résultats excellents. Il est simple, facile de construction et de surveillance. Ci-joint les observations 6, 7 et 8 qui répondent à ces types de lésions et appareillage.

OBSERVATION N° 6. — E. R. — 409e RÉGIMENT D'INFANTERIE. — Blessé le 8 juin 1918 à Villers-Cotterets.

Diagnostic de la blessure : Large séton transversal du bras gauche au tiers supérieur avec fracture de l'humérus, ligature des veines humérales.

ENTRÉ LE 17 JUIN *au Centre Spécial de Fractures de Cognac.*

LE 24 JUIN, la plaie traumatique et opératoire n'atteignant pas la face interne du bras, on applique un appareil d'Alquier pur, en essayant bien la mise au point pour la réduction de la fracture.

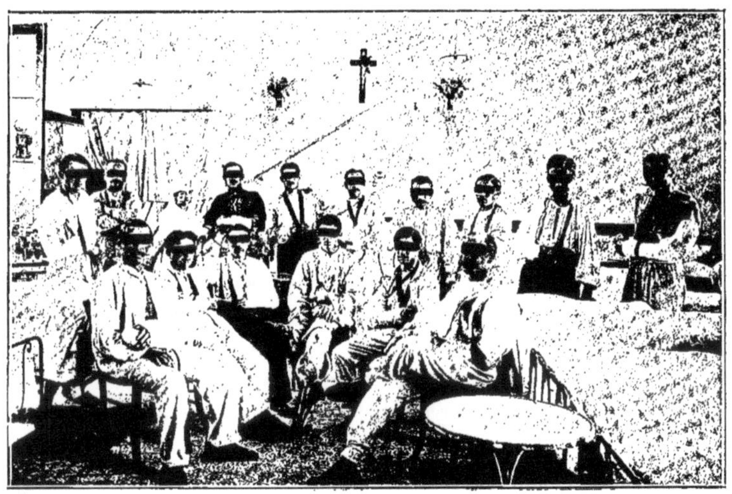

FIG. 23.
Une salle de Fractures du bras (appareils portatifs).

LE 14 AOÛT, la radiographie, montre l'image ci-jointe, où l'on voit que cette fracture de l'humérus moyen est en très bonne réduction.

L'appareil d'Alquier au lieu de s'arrêter à l'apophyse estyloïde du cubitus, se prolonge en un panier plâtré, qui lutte contre la chute du poignet due à une paralysie radiale primitive.

OBSERVATION N° 7. — L. — 321e RÉGIMENT D'ARTILLERIE. — Blessé le 17 juin 1918 à Magueley.

Diagnostic de la blessure : Fracture comminutive du tiers moyen de l'humérus avec grosse perte de substance osseuse par éclat d'obus.

Le malade rentre au Centre de Fractures LE 2 JUILLET 1918 et, comme les plaies sont externes, on applique un appareil d'Alquier LE 8 JUILLET.

LE 14 AOÛT, l'on constate à la radiographie, une fracture de l'humérus gauche, en très bonne réduction.

OBSERVATION N° 8. — C. E. — 409e RÉGIMENT D'INFANTERIE. — Blessé le 6 juin 1918 au Bois de Belleau.

Diagnostic de la blessure : Plaie en séton par balle, tiers moyen bras droit, avec fracture de l'humérus. Paralysie radiale primitive.

Le malade rentre au *Centre Spécial de Fractures de Cognac.*

LE 17 JUIN 1918.

LE 20 JUIN, comme la plaie est externe, on applique *un appareil d'Alquier à béquillons.*

LE 14 AOÛT, on constate à la radiographie, l'existence d'une fracture de l'humérus au tiers moyen. Le fragment inférieur angulaire saillant pénètre dans le fragment supérieur. La réduction est excellente.

Fracture de la Diaphyse humérale avec plaie atteignant la face interne du bras

L'appareil que nous avons inauguré avec M. le Pharmacien de Fayard, du Centre de Fractures de la XIIe Région, nous a semblé indispensable pour l'appareillage des fractures de la Diaphyse humérale avec plaie atteignant la face interne du bras. Alquier et Tanton, dans leur travail sur l'appareillage dans les Fractures de Guerre en reconnaissent la nécessité « en incurvant et éloignant la tige de leur béquillon ». Dans ce but, nous avons plus complètement modifié cet appareillage.

La préparation et l'application de l'appareil, après réduction, rappellent dans la plus grande partie celles du béquillon d'Alquier.

Mais, ce qu'il y a de particulier, dans notre appareil, c'est que le feuillard extensible, qui prend point d'appui sous l'aisselle tout en restant parallèle à l'axe de l'humérus, devient très distant de la face interne du bras.

Aussi, au lieu d'avoir un feuillard comme dans l'Alquier, embrassant en béquillon l'aisselle, nous avons ici un feuillard d'abord en véritable demi-cercle sous-axillaire, qui se prolonge sur un plan antérieur, en une tige extensible parallèle au bras et restant distante de sa face interne. Le point d'appui inférieur est formé comme dans l'Alquier simple, par le feuillard lui-même tordu en un quart de cercle, enveloppant l'avant-bras.

Cet appareil, comme le béquillon d'Alquier, permet aisément la réduction des fragments, et leur immobilisation dans l'axe. Lui seul assure le drainage et le pansement des plaies internes.

Dans ces cas, ni l'Alquier collé au bras, ni le Delbet dont en plus la fixité inférieure avec sa plaque n'est pas absolue, ni l'appareil de Heitz-Boyer avec ses tubes attelles extenseurs, ne permettent cet appareillage et cette réduction à distance, indispensables pour le traitement des fractures avec plaies internes.

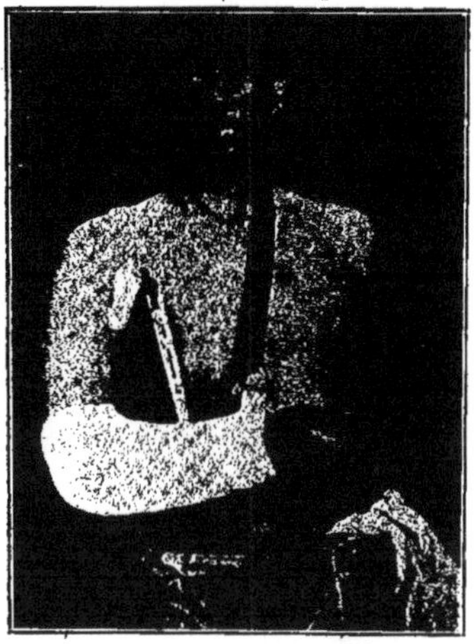

Fig. 24.
Béquillon du Centre de Cognac pour Fractures avec plaies internes.

Pour la construction de l'appareil du Centre, il faut deux tiges de feuillard de 3 millimètres d'épaisseur.

La tige supérieure, dans un premier segment, forme un demi-cercle, dont le diamètre est de 10 centimètres, et qui est destiné à envelopper la région de l'aisselle. C'est *l'arc sous-axillaire.* Après avoir subi une demi-torsion, ce feuillard descend vertical parallèle et antérieur au bras. Cette *portion verticale* d'une longueur de 15 centimètres est percée d'une coulisse de 7 centimètres de long.

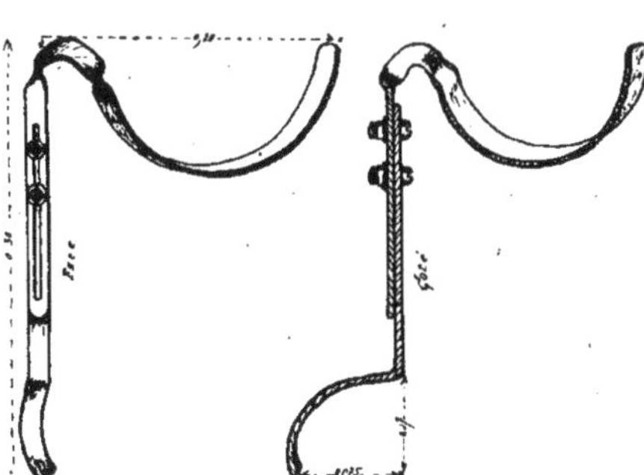

Fig. 25.
Les feuillards de l'appareil ci-dessus.

La tige inférieure longue de 15 centimètres porte, à sa partie supérieure, deux boulons à écrous, distants l'un de l'autre de 4 centimètres. C'est la partie mâle de l'ensemble de l'appareil, destinée à s'articuler avec la coulisse précédente. L'extrémité inférieure est recourbée en forme de *quart de cercle*, enveloppant la racine de l'avant-bras.

L'ensemble de cet appareillage métallique reste, une fois qu'il est bien en place, à une distance de 6 à 8 centimètres du membre fracturé ; il permet donc très aisément tout l'abord désirable pour donner tous les soins aux différentes lésions internes du bras. Les trois observations sui-

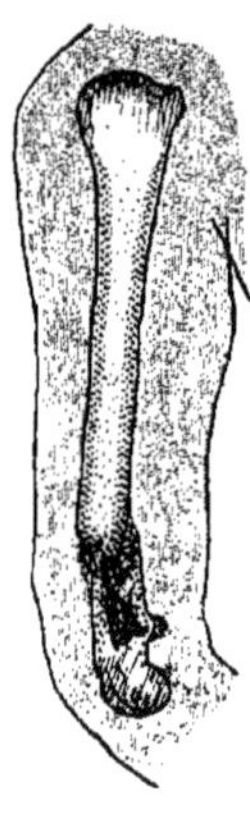

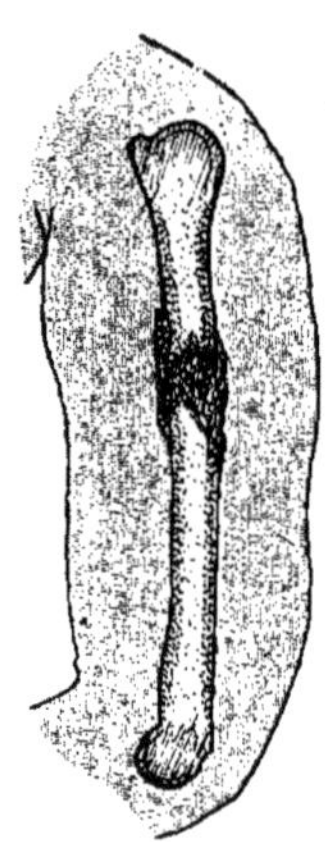

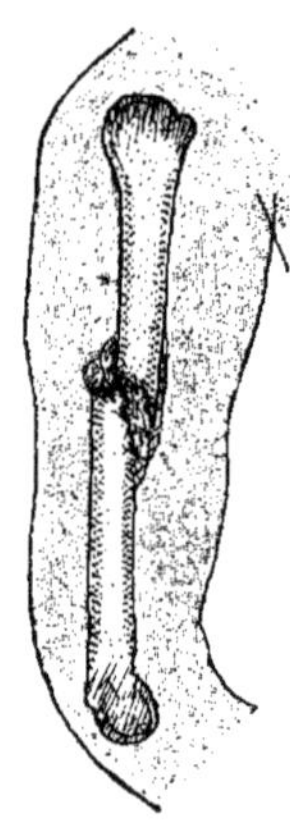

Fig. 26.

Observation 9. Radiographie 7. — Observation 10. Radiographie 8. — Observation 11. Radiographie 9.

vantes n° 9, 10 et 11 répondent à des fractures diaphysaires avec plaies de la face interne, et traitées par le type d'appareillage que nous avons inauguré au Centre Spécial de Fractures.

OBSERVATION N° 9. — T. — 69e Régiment d'Infanterie. — Blessé le 10 juin 1918.

Diagnostic de la blessure : Séton du bras droit avec fracture au tiers inférieur de l'humérus. Gouttière Delorme.

Entre dans le *Service spécial des Fractures de Cognac*, le 3 juillet 1918.

le 8 juillet, on applique un appareil d'Alquier modifié, les plaies ne permettant pas d'appliquer un Alquier pur à la face interne.

le 26 août, la radiographie montre qu'il existe au tiers inférieur du bras un cal très puissant avec réduction très satisfaisante des fragments.

OBSERVATION N° 10. — F. A. — 41e Régiment d'Infanterie. — Blessé le 17 avril à Hangard-en-Santerre.

Diagnostic de la blessure : Plaie pénétrante du bras droit avec fracture comminutive de l'humérus au tiers moyen par E.O. A l'entrée, le membre est immobilisé dans un appareil plâtré fenêtré.

LE 10 MAI, au *Centre Spécial de Fractures de Cognac*, l'appareil plâtré étant souillé et ne permettant plus une surveillance suffisante des plaies, on applique un appareil d'Alquier modifié, pour obtenir une bonne réduction et permettre le drainage des poly-blessures internes.

LE 14 AOÛT, le schéma radioscopie est tel que ci-joint :

Fracture au tiers moyen avec de multiples esquilles excentriques, mais dont l'ensemble est bien axé et promet une très bonne réduction.

OBSERVATION N° 11. — D. I. — 359e RÉGIMENT D'INFANTERIE. — Blessé le 12 juin à Courcelles.

Diagnostic de la blessure : Séton du bras droit au tiers supérieur avec fracture de l'humérus et lésion du radial par éclat d'obus.

Rentre au *Centre Spécial de Fractures de la XIIe Région* LE 19 JUIN. Il existe deux très grandes plaies de la face interne et de la face postérieure.

LE 2 JUILLET, étant donné l'importance des plaies, dont la postérieure est également interne, on applique un appareil d'Alquier modifié.

LE 31 JUILLET, l'on constate à la radiographie que les fragments sont bien dans l'axe et que le cal est en train de se reconstituer.

Fractures de la Diaphyse humérale avec plaies étendues et grande perte de substance osseuse

L'appareil thoraco-anti-brachial en abduction dont nous avons vu l'emploi et les bons résultats orthopédiques, dans les cas de résection de l'épaule et de fractures sus-tubérositaires, nous a également paru l'appareil indiqué dans les cas de fractures diaphysaires, avec plaies étendues et grande perte de substance osseuse. Ici, d'ailleurs, le déplacement est encore identique : abduction souvent très marquée du fragment supérieur par suite de l'action des muscles scapulo-trochitériens.

Cet appareil enveloppe et immobilise bien les deux articulations voisines. Il coapte et axe bien les deux fragments osseux, suivant une abduction à 45°.

Il laisse ainsi au grand jour et en dehors de lui une grande étendue du bras. L'on peut ainsi voir aussi bien dans la profondeur de la plaie que dans toute son étendue. L'application de la méthode de Carrel y est très aisée.

Dans les cas où, par suite d'une esquillectomie large ou d'un grand fracas osseux primitif, il existe un degré très marqué de « désossement », l'on peut appliquer en plus, deux attelles ouatées, comme celles de l'American Red Cross. Cet appareillage rappelle par son rôle orthopédique, la petite gouttière métallique de Hennequin, associée à son attelle ouatée antérieure pour le traitement des fractures de cuisse. Il maintient le cal néoformé dans la rectitude, en même temps qu'il complète encore l'immobilisation entière du bras.

« Les radiographies démontrent avec une rare évidence qu'une attelle « latérale constituée par une grande esquille, bien placée et bien soutenue « suffit souvent à prévenir ou à combattre un gros déplacement. Ce fait, « dit Delorme, doit inspirer la conduite du chirurgien ». L'attelle ouatée bien appliquée ne peut que remplir le même rôle.

Si l'esquillectomie ou le fracas osseux ont laissé à leur suite des fragments osseux en pointe, ou en biseau, qui permettent soit l'engrainement, soit simplement des points de contact, il y a lieu d'espérer que, par la méthode précédente, on pourra arriver avec un certain temps, à une consolidation progressive.

Que si, au contraire, les extrémités osseuses ont été reséquées nettement et horizontalement, avec un grand écart osseux entre elles, ou que le fracas osseux ait laissé à sa suite une disposition semblable générale, cette immobilisation jointe à ce maintien des fragments par des attelles latérales seront insuffisantes.

Parfois, en appareillant, l'on ne devra pas faire une extension aussi considérable. L'on devra, au contraire, mettre simplement en contact, les extrémités osseuses. Dans d'autres cas, il faudra comme nous le verrons plus loin, au cours du traitement des Pseudarthroses, coapter les fragments, soit en rapprochant les deux extrémités osseuses, soit en se servant d'une sorte de coapteur automatique avec ressorts.

A côté de ces procédés variés de réduction : extension classique, mise simple en contact des fragments, ou tassement de ceux-ci, l'appareillage de la fracture pourra encore varier, pendant les différentes phases du traitement.

Parfois, si les plaies sont cicatrisées, mais si la consolidation est retardée, l'on appliquera la classique gouttière d'Hennequin plâtrée pour fracture de l'humérus. Plus souvent, l'appareil plâtré moulé à la Calot, immobilisera mieux. On le fenêtrera au niveau de la fracture et on le laissera en place plus ou moins longtemps.

L'on fera prendre des plaques radiographiques de temps à autre. L'on suivra la réduction et la formation du cal. Dans les cas de fractures par balles, il existe des cas où le cal n'apparaît pas sur la plaque radiographique, quoique la palpation présente un volume plus considérable à l'endroit de la fracture. Il semble qu'il s'agisse là de cal aseptique. Ce sont des cas de ce genre, que l'on peut masser quand la plaie est cicatrisée, atténuer et même modeler. Les cals peuvent donc, ne pas être apparents à la radiographie et cependant exister à la palpation. C'est pourquoi, pour bien se rendre compte de la force de consolidation d'une fracture, il faut la radiographier, mais il faut aussi l'éprouver par des mouvements antéro-postérieurs et latéraux, qui permettront d'apprécier le degré de résistance vraie. D'autres fois, le cal apparaîtra comme soufflé à l'écran et cependant il sera puissant.

Chez tous ces fracturés, où le désossement a été considérable, l'on ne manquera pas d'administrer régulièrement et longtemps, des reconstituants osseux énergiques, tels que les préparations de Jouon ou de Delorme. L'on stimulera l'ostéogénèse à l'aide de l'opothérapie thyroïdienne. L'on conseillera enfin au blessé, le grand air et la cure de soleil sous toutes ses formes.

Nous présentons ci-joint trois cas du genre de ces fractures 12, 13 et 14. Au cours de celles-ci, la perte de substance osseuse fut considérable et dans l'observation, l'on verra que nous avons dû recourir à une série d'appareils successifs, les meilleurs étant nettement et successivement : le thoraco-antibrachial avec ses attelles et ses tenseurs automatiques, puis le thoraco-antibrachial moulé, type Calot et très légèrement fenêtré.

OBSERVATION N° 12. — V. — 152e RÉGIMENT D'INFANTERIE. — Blessé le 2 juin 1918.

Diagnostic de la blessure : Plaies fistuleuses région postérieure et inférieure du bras droit par E. O. Fracture esquilleuse de l'humérus au tiers moyen.

LE 12 AOÛT 1918 entre *au Centre Spécial de Fractures de Cognac :*

Ablation de l'appareil plâtré, l'on constate un retard de consolidation.

LE 21 AOÛT, on applique un appareil thoraco-antibrachial en abduction pour réduction et immobilisation des fragments qui siègent à l'union du tiers supérieur et du tiers moyen. A la radiographie représentée ci-joint, on constate encore une fracture comminutive de l'humérus avec perte de substance dans la continuité.

Une grande esquille est tangente au bord interne des fragments. Il y a de nombreuses esquilles libres dans le foyer de fracture. Les fragments ne sont pas désaxés et la consolidation est en bonne voie. (Radiographie 10).

OBSERVATION N° 13. — Lieutenant P. — 165e RÉGIMENT D'INFANTERIE. — Blessé le 12 avril à Hangard-en-Santerre.

Diagnostic de la blessure : Fracture comminutive de l'humérus droit au tiers supérieur par balle.

Le malade entre au *Centre Spécial de Fractures* LE 24 AVRIL 1918.

Il présente une large plaie débridée, à la face externe du bras droit avec absence presque complète de biceps. Il y a une grosse perte de substance de l'humérus. La supuration est abondante et fétide. Pour permettre un bon drainage et de bons pansements, on installe LE 24 AVRIL un appareil de Blake en extension continue horizontale, on applique également un lavage continu au Carrel. (Radiographie 11).

LE 17 JUILLET, on extrait un gros éclat d'obus au niveau du foyer de fracture de l'humérus. L'on continue le Dakin.

LE 29 JUILLET, les plaies étant cicatrisées, l'on pose un Hennequin de bras, pour traiter la grande tendance à la pseudarthrose. Cet appareil est tout à fait insuffisant pour l'immobilisation.

LE 9 AOÛT, l'on applique un appareil thoraco-antibrachial, type résection de l'épaule et on met ensuite deux attelles de bois ouatées américaines, interne et externe, pour obtenir l'immobilisation complète et suivie.

LE 31 OCTOBRE, l'on applique finalement un calot moulé thoraco-antibrachial très légèrement fenêtré.

OBSERVATION N° 14. — L. — 51e BATAILLON DE CHASSEURS ALPINS. — Blessé le 19 juillet à Dammard.

Diagnostic de la blessure : Fracture de l'humérus droit par E. O. Plaie débridée et drainée à la face postéro-externe. Paralysie radiale primitive.

Le malade entre au *Centre Spécial de Fractures de Cognac :* LE 7 AOÛT 1918.

Jusqu'ici il n'a pas été appareillé, il n'a eu qu'une gouttière et il n'a pas quitté le lit.

LE 9 AOÛT, on lui met un grand appareil thoraco-antibrachial en abduction avec deux attelles ouatées américaines étant donné la perte de substance osseuse.

LE 20 AOÛT, on constate à la radiographie que les fragments sont bien dans le même axe au niveau du tiers moyen de l'humérus et que la consolidation se fait normalement. (Radiographie 12).

VUE DE PROFIL

VUE DE FACE

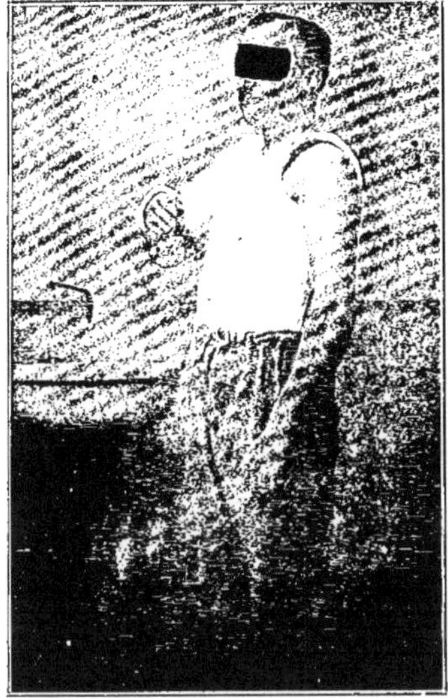

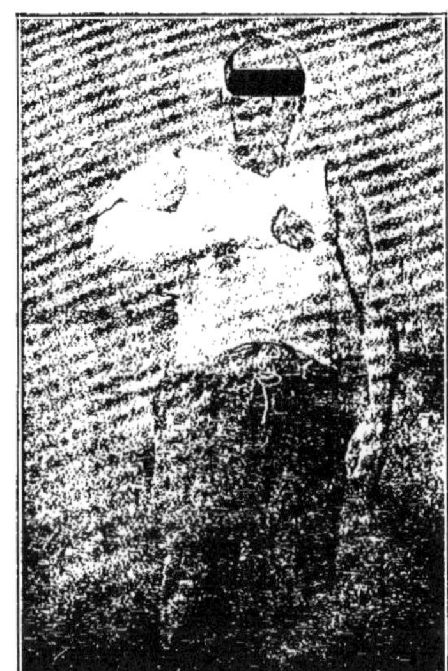

FIG. 27. FIG. 28.

Appareil thoraco-antibrachial avec un feuillard pour l'abduction du coude et un autre pour l'anteposition de l'avant-bras.

Cet appareil appliqué à l'aide du double suspenseur axillaire, permet la réduction et l'immobilisation de la fracture et le pansement facile de toutes les plaies quelles qu'elles soient.

Dans les cas de perte de substance étendue comme sur les deux photographies ci-dessus, l'on peut appliquer une ou deux attelles ouatées américaines qui forment d'excellents tuteurs pour la reconstitution osseuse.

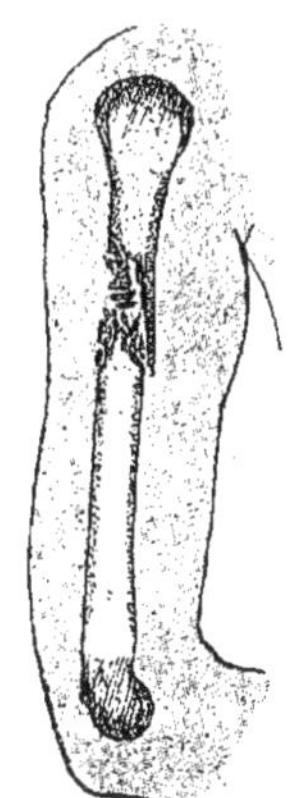

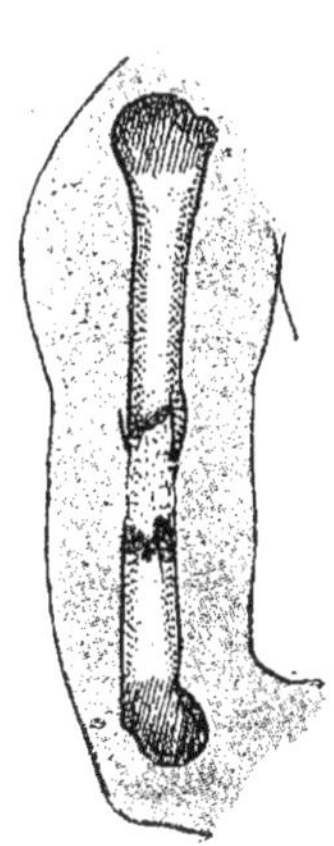

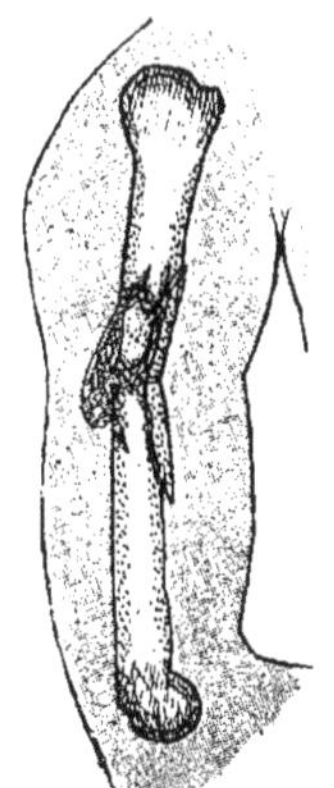

FIG. 29.

OBSERV. 12. — Radiogr. 10. Radiographie 11. OBSERV. 13. — Radiogr. 12.

Radiographie de trois fractures diaphysaires accompagnées d'une perte de substance osseuse considérable.

Fractures sus-condyliennes de l'humérus

En principe, comme nous l'avons dit au début de ce travail, nous devrions appareiller toutes nos fractures du membre supérieur d'une façon telle, que les fracturés sitôt munis de leur appareil puissent s'adonner librement à l'exercice de la marche dans l'Hôpital et hors de celui-ci.

Nous sommes d'avis différent des Anglais et des Américains, qui appareillent tous leurs fracturés quel que soit le membre, à l'aide de la méthode de Blake, en suspension sur des attelles de Thomas ou de Hogdens. Comme nous l'avons déjà dit, autant nous estimons qu'il faut appareiller une fracture récente et grave du membre inférieur avec un appareil qui ne lui permet pas de quitter le lit, autant nous appareillons nos fracturés du membre supérieur, de façon qu'ils puissent le quitter sitôt appareillés.

Cependant, nous avouons très sincèrement que l'appareil de Blake nous semble préférable dans certains cas de fractures du membre supérieur. C'est surtout au cours de certaines fractures sus-condyliennes.

La plaie adjacente et antérieure à cette fracture contre-indique tout appareillage à angle droit, telle que la plaque métallique de Delbet, le manchon plâtré d'Alquier ou l'appareil du Centre, que nous avons précédemment décrit. Dans ces cas, il ne faut pas songer à un appareillage de la région du pli du coude et de l'avant-bras permettant la marche. En présence d'une plaie de la région du coude, accompagnant une fracture quelconque du bras, nous recourons systématiquement à l'appareillage de Blake avec suspension et traction directe.

D'ailleurs, dès que la plaie est cicatrisée, nous ne manquons pas d'appliquer un des autres appareils habituels, qui tout en réduisant et maintenant la fracture, permettent le lever. Sitôt que la plaie est cicatrisée dans toute son étendue et cela sans aucune cicatrice rétractile secondaire, l'on applique un appareil prenant point d'extension sur la région du coude et l'on moule l'épicondyle et l'épitrochlée. C'est ainsi que l'on achèvera la consolidation à l'aide d'un des appareils qui nous donnent, au Centre de Fractures, des suites favorables en même temps qu'agréables et faciles pour nos blessés.

Mais, il faut bien le reconnaître, la plupart *des fractures du bras avec plaie du pli du coude*, sont *des fractures du coude proprement dit*, et plus souvent encore peut-être des fractures sus-condyliennes de l'humérus.

Pour ces dernières, qui nous intéressent maintenant, les lésions sont très variables, suivant qu'il s'agit d'une fracture à fragments engrainés et pour ainsi dire coaptés ou qu'au contraire, le trait de fracture est nettement transversal et produit nettement, comme « à la scie ».

Dans le premier cas, il s'agit ordinairement d'un séton par balle du

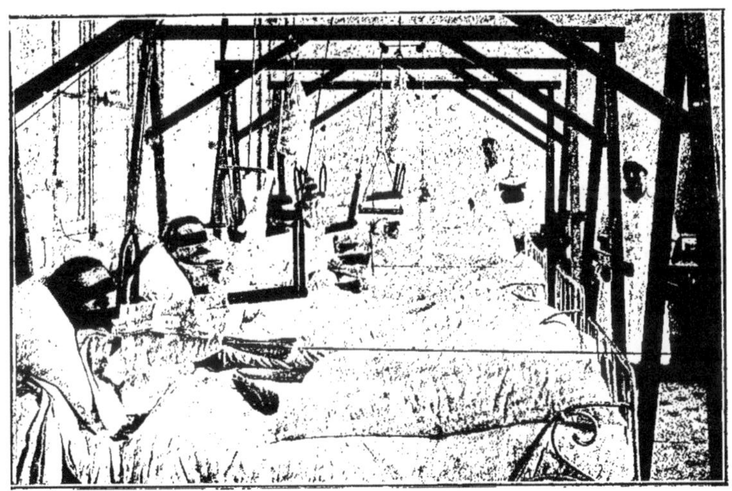

FIG. 30.

Appareillage à la Blacke en extension directe. Le blessé du premier lit représente une extension du bras et de l'avant-bras, à angle droit, pour l'appareillage de cette polyfracture.

tiers inférieur du bras. Il existe deux petites plaies ponctiformes latérales. La peau de la région du pli du coude n'est ni déchirée ni infectée. A la radiographie, l'on décèle un véritable éclatement osseux, mais les fragments en pointe sont engrainés. Si l'on prend d'une main le bras et de l'autre le coude, l'on sent qu'il y a une tendance toute naturelle à la réduction et à la consolidation. Dans ces cas de fractures sus-condyliennes à fragments obliques et engrainés, l'appareillage est très simple. C'est celui de la fracture diaphysaire humérale à laquelle on appliquera un appareil d'Alquier ou l'un de ceux du Centre, suivant que la plaie est ponctiforme externe ou interne, et de dimensions plus ou moins étendues. L'observation n° 15 est un type parfait de cette modalité. Elle est une démonstration exacte de l'aspect de cette lésion, de son traitement et de sa marche très favorable. (Radiog. 15).

Mais là, n'est point le type constant de la fracture sus-condylienne. Ce n'est même pas celui qui nous intéresse véritablement. Souvent le trait de fracture est transversal. Il ne présente point d'engrainement étant donné la bascule constante du petit fragment inférieur juxta-articulaire. Cette fracture sus-condylienne transverse de l'humérus est une des plus grandes difficultés orthopédiques. L'on en voit de temps en temps un cas isolé dans tel ou tel service général et elle forme alors pour le blessé, comme pour le chirurgien, une préoccupation de tout instant. Elle peut laisser, en effet à sa suite, les plus graves infirmités. Nous avons eu l'occasion de recevoir ainsi simultanément, venant de l'avant ou de d'autres hôpitaux de la région, quatre de ces fractures non consolidées. Cette série nous a permis de nous intéresser plus particulièrement à leur traitement.

« Les fractures transversales ou obliques du tiers inférieur de l'humé-« rus, alors que la continuité même est interrompue, présentent, dit le « professeur Delorme dans ses *Fractures de guerre*, une déformation telle-« ment fréquente et si caractéristique qu'on a lieu de s'étonner qu'elle ne « préoccupent pas autant qu'elles devraient le faire ceux qui sont appelés « à donner les soins aux fracturés. Or la réduction axile doit être la préoc-« cupation presque unique. »

« La déformation consiste dans la bascule du fragment inférieur qui se « porte ordinairement en avant, attiré qu'il est par le brachial antérieur « et les insertions musculaires épitrochléo-épicondyliennes. »

Par des radiographies successives, prises soit chez des blessés atteints de fractures sus-condyliennes transverses, les uns appareillés à l'aide de plâtres angulaires moulés, les autres traités par l'appareillage de Blake, nous avons été amenés à cette conclusion : pour la réduction et l'immobilisation correcte d'une fracture sus-condylienne transverse, aucune méthode n'est préférable à celle *de Blake avec suspension et extension horizontale directe de l'avant-bras sur le bras.*

Nous avons été amenés à cette ligne de conduite, en face des cas semblables, grâce aux faits d'observations suivantes.

Nous avons d'abord, eu l'occasion d'appareiller une fracture du bras, dont nous ignorions exactement à l'arrivée du blessé la situation et la disposition exacte. Une plaie très étendue envahissait toute la face antérieure du pli du coude et empiétait même sur le bras et l'avant-bras. Par sa plaie seule, et pour la cicatrisation seule de celle-ci, cette fracture inconnue ne pouvait être appareillée avec flexion de l'avant-bras sur le bras. Nous appliquâmes donc, un Blake en extension horizontale directe. Quelques jours après, sous la plaie du pli du coude représentée (*fig.* A), nous reconnûmes l'existence, à l'aide de la radiographie n° 16 (Obs. 16) une fracture sus-condylienne transverse. Cette radiographie fut prise dans la salle même, au lit du blessé, à l'aide du meuble portatif de Ledoux-Lebard. Nous vîmes alors, que cette réduction était parfaite, alors que tous les appareillages angulaires antérieurs soit plâtrés, soit métalliques, soit en suspension entraînaient avec le mouvement de bascule, la tendance à la pseudarthrose ou au cal angulaire vicieux.

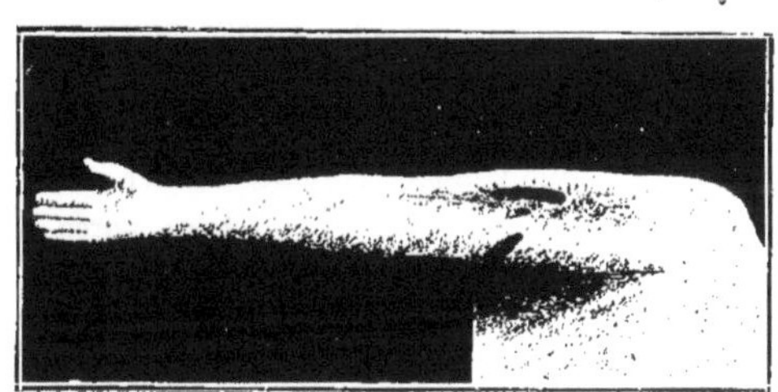

FIG. 31.
Plaie du pli du coude accompagnant une fracture sus-condylienne transverse contre-indiquant tout appareillage autre que le Blacke en extension directe, et qui est d'ailleurs lui-même excellent pour le traitement de la fracture sus-condylienne transverse (*fig.* A).

Une autre fois, nous reçûmes encore d'un autre hôpital de la région, une fracture du tiers inférieur de l'avant-bras appareillée dans un plâtre, l'avant-bras étant disposé à angle droit sur le bras. Une plaque radiographique nous montra qu'il y avait encore chevauchement du fragment inférieur, retard de consolidation, tendance à la disposition en crosse et limitation articulaire pour les mouvements de flexion de l'avant-bras sur le bras (Radio 17, obs. 17).

Dans deux autres cas, dont le traitement fut contemporain de celui de la fracture précédente, nous constatâmes que pour ces deux fractures déjà anciennes, adressées de deux hôpitaux de la région, il n'y avait encore aucune consolidation. Après appareillage à la Blake, l'avant-bras en élévation à angle droit sur le bras, nous constatâmes encore au Ledoux-Lebard, que la réduction était angulaire. Deux jours après, après avoir mis le membre supérieur complètement en extension horizontale directe, nous constatâmes pour l'une d'elles (Obs. 18 et Radios 18 et 19) une réduction correcte. Pour la deuxième (Radios 20, 13 et 14, Obs. 19), nous n'obtînmes qu'une réduction incomplètement correcte. Le petit fragment inférieur était bien dans l'axe du fragment supérieur, mais il présentait encore un léger mouvement de bascule latéral externe. Nous ajoutâmes donc à l'extension une légère abduction et nous constatâmes cette fois une coaptation aussi bonne que possible (Radio 14).

L'on voit combien ces études radiographiques ont été démonstratives pour nous. Sans elles, il est impossible de se rendre exactement compte de la position du petit fragment. Aussi, depuis ces faits, immobilisons-nous toujours actuellement les fractures sus-condyliennes transverses ordinairement associées à une large plaie du pli de la région du coude, par la *méthode de Blake, en suspension avec extension horizontale directe.* Parfois, celle-ci sera *légèrement oblique*, si nous remarquons que l'extension directe laisse encore une légère bascule latérale du fragment inférieur.

Nous avions bien, comme d'autres auteurs, songé à immobiliser l'avant-bras à angle droit sur le bras, après extension forcée, mais les résultats obtenus au cours de ces procédés, nous ont paru très désavantageux, au point de vue de la réduction.

La méthode de Blake est donc bien pour nous, l'appareillage le plus favorable. Si, en effet, cette position en extension horizontale directe peut être obtenue également par une gouttière plâtrée, longitudinale ou deux attelles ouatées, étant donné le voisinage du coude de cette fracture juxta-articulaire, il y a bien à craindre une réaction plastique ankylosante de celui-ci : résultat aussi déplorable qu'une pseudarthrose.

Au point de vue général, il faut d'ailleurs savoir que la fracture humérale, quand on a décidé de maintenir le blessé qui en est porteur au lit, est admirablement bien traitée par cette méthode d'appareillage.

Blake lui-même, dans un article paru dans les *Archives de médecine et de pharmacie militaires*, en septembre 1916, nous apprend que sa méthode fut seulement employée au début pour les *fractures compliquées de l'humérus.*

Il faut reconnaître que, grâce à elle, la consolidation est rapide. Il ne se produit aucune constriction du membre par le plâtre ou telle autre matière. La suspension du membre en permet le dégonflement rapide, le maintien des fragments et au bout de quelques jours, le malade peut s'asseoir sur son lit. Selon Blake, il jouit ainsi d'un confort absolu. L'application de l'irrigation continue par la méthode de Carrel y est aisée. Les articulations voisines n'étant pas immobilisées, il y a très peu de tendance à la raideur et à l'ankylose articulaire.

Cette dernière qualité de la méthode est particulièrement intéressante, pour les cas de fractures sus-condyliennes transverses, où le trait de fracture étant tellement juxta-articulaire, il y a grandement à craindre, nous le répétons, une réaction inflammatoire du coude. Aussi, c'est là, la complication orthopédique la plus grave à éviter. L'on conseillera au blessé de mouvoir matin et soir son épaule, son poignet, ses doigts et même très légèrement et méthodiquement son coude.

Il faudra, au cours du traitement de ces fractures, que le Chirurgien ou l'un de ses aides, passe chaque jour, quelques instants, d'ailleurs très précieux, pour *entretenir la souplesse articulaire*. A ce moment, l'on relâchera l'extension directe, l'on saisira à pleines mains, l'une en dedans, l'autre en dehors, les paumes en arrière, les pouces en avant, l'extrémité inférieure de l'humérus et son petit fragment inférieur. Pendant ce temps, l'infirmière, au début, plus tard le blessé lui-même, feront faire à l'avant-bras des mouvements d'extension et de flexion sur le bras et des mouvements de pronation et de supination de l'avant-bras. Cette *surveillance de tout instant* est indispensable, pour obtenir, au cours de la cure de ces fractures si délicates, le résultat favorable désiré. L'on ne saurait trop insister sur ce *traitement mécanothérapique* qui doit être mené parallèlement avec le *traitement de consolidation* de la Fracture. En même temps que celle-ci se consolide, l'articulation doit récupérer, puis conserver l'intégrité de sa mobilité.

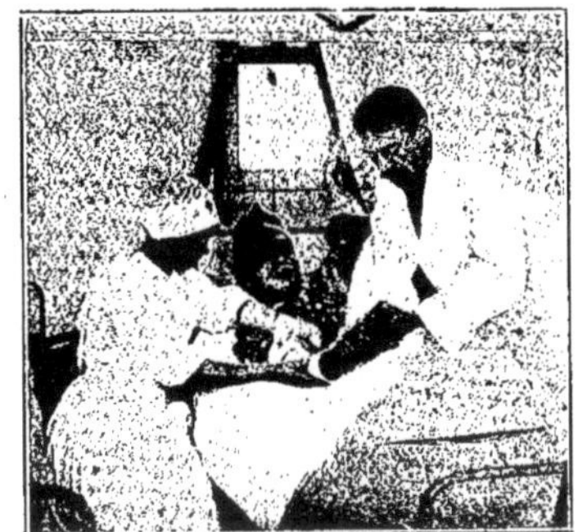

FIG. 32.

Une scarie de mobilisation du coude. La dame infirmière, maintient pendant ce temps, le petit fragment inférieur sus-condylien et le cal néoformé.
Les deux pouces en avant, les deux paumes en arrière.

Faute de soins de tout instant, l'on pourra voir survenir une certaine raideur de l'articulation du coude ou de l'articulation radio-cubitale supérieure et l'on comprend de suite, la gravité possible pour la cure tardive de ces complications orthopédiques.

C'est pourquoi enfin, quand après quelques semaines, la consolidation semble avoir acquis une certaine résistance, l'on abandonnera rapidement l'immobilisation en extension de l'appareillage de Blake. L'on pourra parfois laisser le blessé faire mouvoir en liberté son membre supérieur ou s'il ne le peut, mettre chaque jour temporairement une simple attelle ouatée qui, pendant l'intervalle des exercices du coude, permettra le maintien et la protection de la consolidation encore incomplète. Peu à peu, l'on autorisera le fracturé, à soulever des poids de plus en plus lourds, pour éprouver chaque jour sa nouvelle puissance de consolidation.

L'on voit donc que, pour la cure correcte de ce type de fractures, il faut véritablement recourir à un traitement orthopédique délicat et à des soins mécanothérapiques presque immédiats et de tout instant, jusqu'à la guérison.

Dans l'application de l'appareil de Blake pour cette fracture de l'humérus, le poids du malade fournit toute la contre extension nécessaire. Un kilogramme en moyenne suffit pour la traction et le même poids pour la suspension de l'avant-bras. Pour empêcher l'incurvation des fragments, deux bandes étroites ou mieux, une seule presque aussi large que la longueur de l'humérus, sont passées autour du bras qui est ainsi suspendu. Les bandes sont collées de chaque côté du membre, mais ne doivent pas l'entourer pour éviter la striction qui pourrait survenir en cas de gonflement inflammatoire. Ces bandes sont fixées par des boucles à une planchette percée, à travers laquelle passe la corde de traction ou de suspension. La consolidation y est rapide.

OBSERVATION N° 15. — O. A. — CAPITAINE AU 338e RÉGIMENT D'INFANTERIE. — Blessé le 29 juillet 1918 à Fère-en-Tardenois.

Diagnostic de la blessure : Séton transversal pénétrant du coude droit avec fracture esquilleuse de l'extrémité inférieure de l'humérus, par balle.

Le blessé rentre au *Centre* LE 15 AOÛT 1918. Son bras est très gonflé, aussi n'est-il pas appareillé.

A la radiographie, l'on constate une fracture du tiers inférieur de l'humérus, mais qui n'a pas le type sus-condylien transversal. Le fragment inférieur, en effet, n'est pas coupé net. Il présente au contraire une pointe qui permet un engraissement très manifeste des deux fragments l'un dans l'autre (Radio 15).

LE 17 AOÛT, comme le bras reste toujours très œdématié et que la température oscille aux environs de 39°, l'on pratique un drainage déclive du foyer de fracture et quand la température est ensuite tombée on l'appareille. L'appa-

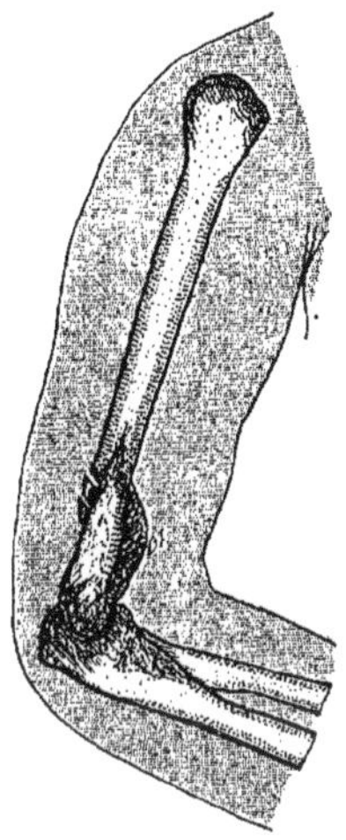

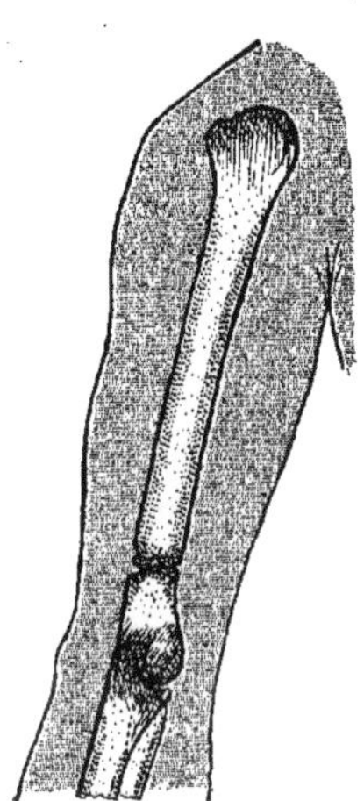

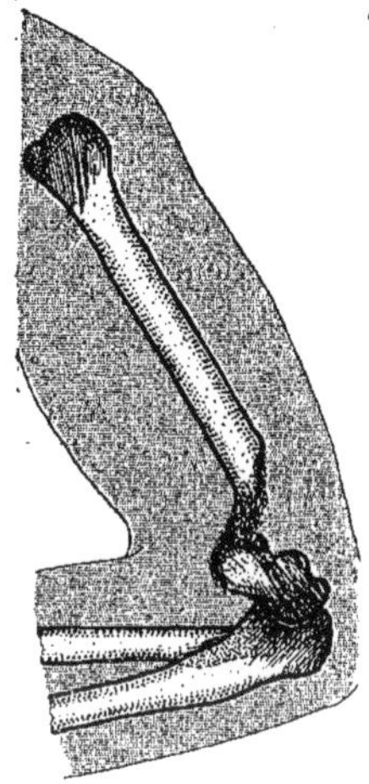

Fig. 33.

OBSERV. 15. — Radiogr. 15.
Fracture comminutive par balle avec engrainement des fragments bonne réduction par Alquier.

OBSERV. 16. — Radiogr. 16.
Fracture transverse avec plaie étendue du pli du coude, bien réduite par Blacke en extension horizontale directe.

OBSERV. 17. — Radiogr. 17.
Fracture transverse mal réduite par plâtre à angle légèrement aigu.

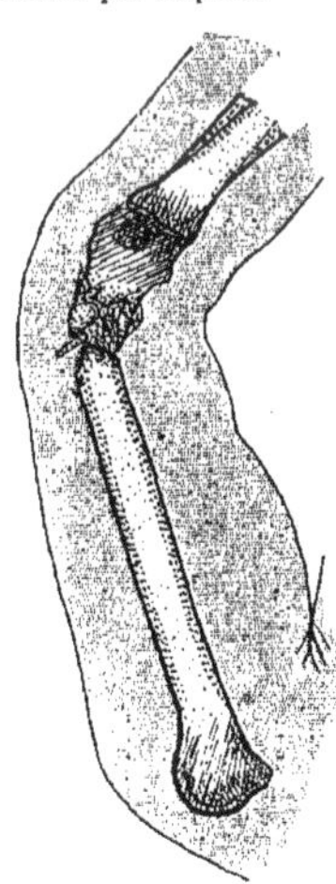

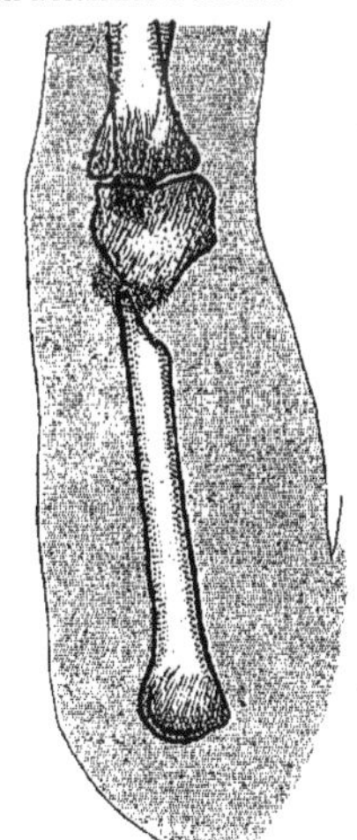

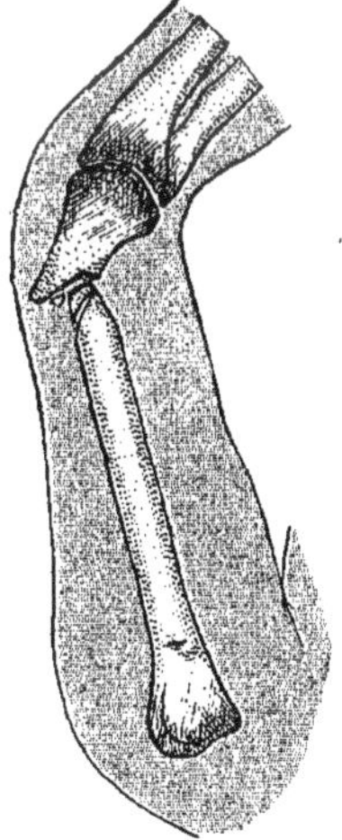

Fig. 34.

OBSERV. 18. — Radiogr. 18.
Fracture transverse mal réduite par Blacke avec avant-bras élevé à angle droit au-dessus du bras.

OBSERV. 18. — Radiogr. 19.
Fracture précédente bien réduite par Blacke en extension horizontale directe.

OBSERV. 19. — Radiogr. 20.
Fracture transverse mal réduite par Blacke avec avant-bras élevé à angle droit au-dessus du bras.

reillage étant donné, l'engrainement des fragments est d'ailleurs plus facile que dans une sus-condylienne transverse. Il est inutile d'avoir recours à l'appareillage de Blake en extension directe, et nous nous servons tout simplement de l'appareil d'Alquier que nous avons *modifié au Centre de Fractures*. En un mot, nous considérons cette fracture comme une fracture diaphysaire humérale inférieure. (Radio 15.)

OBSERVATION N° 16. — C. A. E. — 38e RÉGIMENT D'ARTILLERIE. — Blessé le 11 août 1918 à Andechy.

Diagnostic de la blessure : Fracture ouverte de l'humérus droit au tiers inférieur avec large plaie de la région du pli du coude et particulièrement anfractueuse à la face postéro-externe de celui-ci, paralysie radiale primitive.

Le blessé rentre au *Centre de Fractures de Cognac :* LE 21 AOÛT 1918.

A l'examen simple de la blessure étendue du pli du coude, nous estimons qu'il est impossible d'appliquer aucune espèce d'appareil d'immobilisation tels que l'Alquier, le Delbet, notre Alquier modifié ou même un thoraco-antibrachial et que nous ne pouvons appliquer aucune espèce de bracelet au niveau de l'avant-bras. C'est pourquoi, même avant d'avoir fait la radiographie des lésions, nous estimons qu'il n'y a qu'un appareil qui peut faire la contention de la fracture, en même temps que la cicatrisation de la plaie : c'est l'appareil de Blake en extension directe, joint à la méthode antiseptique de Carrel. Le blessé présente un état général tellement grave que nous n'entreprenons même pas l'étude radiographique de son squelette. L'on couche le blessé, on installe la méthode de Blake, et ce n'est que quelques jours après que le radiographe Monsieur Boraud, à l'aide du meuble radiologique mobile de Ledoux-Lebard, vient prendre dans la salle même la figure radiographique de la blessure qui nous montre qu'il existe une fracture sus-condylienne transversale et dont la réduction est parfaite. (Radio 16.)

OBSERVATION N° 17. — L. B. RENÉ. — 14e SECTION D'INFIRMIERS MILITAIRES. — Ambulance 1/64. — Blessé le 10 mai 1915 à Neuville-Saint-Vaast.

Diagnostic de la blessure : Fracture sus-condylienne de l'humérus gauche par E. O.

Ce blessé rentre au *Centre de Fractures*, adressé qu'il est, par un autre hôpital de la région. A la radiographie on constate que la fracture sus-condylienne transverse présente une déviation angulaire à sinus postérieur et qu'il n'y a pas de consolidation, le petit fragment inférieur ayant basculé sur le fragment supérieur.

Ce blessé est d'ailleurs arrivé appareillé dans un plâtre moulé, à angle droit ; aussi, profitant de ce qu'il n'y a pas de consolidation, l'on retire celui-ci au Centre d'appareillage et l'on met l'avant-bras en extension sur le bras à l'aide de l'appareil Blake. (Radio 17.)

OBSERVATION N° 18. — B. RICHARD. — 110e RÉGIMENT D'INFANTERIE. — Blessé le 19 juillet 1918 à la Ferté-Milon.

Diagnostic de la blessure : Fracture ouverte du tiers inférieur du bras gauche par E. O.

Le malade rentre au *Centre de Fractures*, LE 15 AOÛT.

L'on se rend compte de suite, qu'il existe une fracture de l'extrémité inférieure de la diaphyse humérale gauche avec une perte de substance dans la largeur, et déviation des deux fragments en arrière. Comme la fracture existe depuis plus de deux mois et que la mobilité y semble considérable, en présence de ces difficultés de réduction, l'on a recours à l'extension du bras avec élévation de l'avant-bras, pour corriger le mouvement de bascule du petit fragment inférieur, suivant la méthode de Blake.

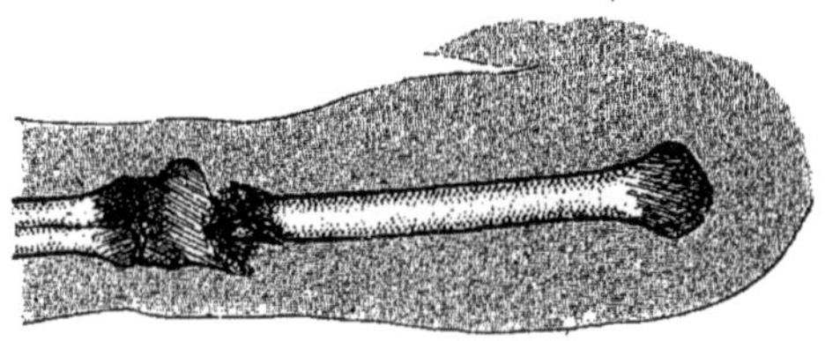

FIG. 35.
OBSERVATION 19. — Radiographie 13.
Réduction d'une fracture sus-condylienne transverse par Blacke, en extension directe.
La réduction n'est pas parfaite.
Radiographie prise au lit du blessé à l'aide du meuble roulant de Ledoux-Lebard.

La radiographie ci-jointe présente le résultat de l'appareillage, à l'aide de l'appareil de Blake, ainsi appliqué. Comme on le voit, ce résultat est très mauvais ; la coaptation n'existe pas, les fragments ne sont pas dans le même axe. Même si l'on laisse longtemps cet appareillage on ne pourra obtenir qu'une pseudarthrose avec angulation postérieure. Aussi, l'on juge utile de modifier l'appareil de Blake et de mettre l'avant-bras horizontalement dans l'axe du bras. C'est ce que démontre la deuxième radiographie ci-jointe. (Radios 18 et 19.)

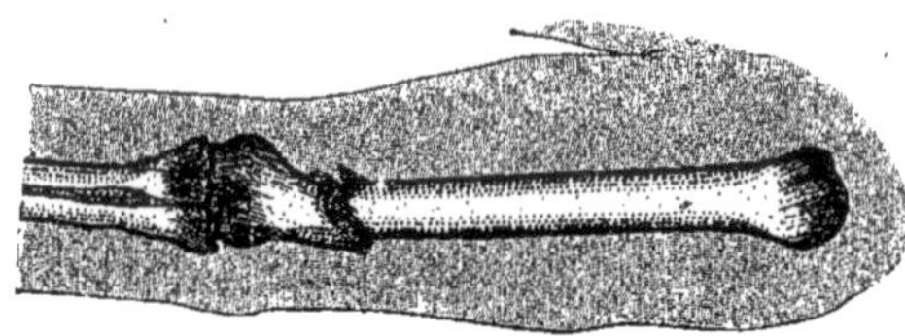

FIG. 36.
OBSERVATION 19. — Radiographie 14.
Réduction parfaite de la précédente fracture par Blacke, en extension et légère abduction.
Radiographie prise au lit du blessé à l'aide du meuble roulant de Ledoux-Lebard.

OBSERVATION N° 19. — M. JOSEPH. — 367e RÉGIMENT D'INFANTERIE. — Blessé le 1er juin 1918 à Moulhiers.

Diagnostic de la blessure : Fracture comminutive de l'humérus gauche au tiers inférieur, par balle.

Le blessé rentre au *Centre* LE 17 AOÛT 1918.

A ce moment, il y a deux mois et demi qu'il est blessé; et il n'est pas cicatrisé, il présente une déformation angulaire de l'extrémité du bras. Comme il existe un aspect œdématié et infecté, l'on draine l'ancien foyer de fracture et l'on extrait un projectile. Par l'incision on arrive au contact d'un fil d'argent pour suture osseuse, qui a été placé précédemment à Melun.

A la radioscopie LE 16 AOÛT, on décèle une fracture comminutive sus-condylienne de l'humérus gauche avec pseudarthrose et déviation angulaire interne.

LE 5 SEPTEMBRE, le membre étant dégonflé, et la plaie étant en bonne voie, étant donné la lenteur de la consolidation et la difficulté de réduction, on applique un appareil de Blake, avec extension directe du bras sur l'avant-bras. Les radiographies 20, 13 et 14 indiquent les différentes phases nécessaires pour obtenir une réduction parfaite des deux fragments.

A partir de novembre, la pseudarthrose sus-condylienne se consolide en rectitude. Le blessé élève le bras au-dessus de la tête et soulève aisément d'abord un seau vide, puis de plus en plus rempli de liquide. En même temps la mobilite du coude qui a toujours été conservée s'améliore également d'une façon parfaite.

Fractures humérales avec infection œdémateuse du bras contre-indiquant tout appareil moule définitif

Il s'agit ici, d'une autre circonstance où l'appareillage de Blake est particulièrement indiqué.

C'est à l'occasion d'un blessé qui présente une fracture compliquée de l'humérus et chez qui, par suite, du délabrement et de l'infection, par l'agent meurtrier, le membre supérieur en entier est œdématié et hypertrophié.

Cet état local inquiétant ne nous permettra pas alors une immobilisation de la fracture par un des appareils portatifs auxquels nous recourrons habituellement. Pour se faire, il faudra attendre que l'œdème inflammatoire soit disparue.

Aussi, dans les cas de fracture humérale de ce genre, rien ne vaut la suspension du bras et l'élévation de l'avant-bras à angle droit pour permettre le retour du membre, à ses dimensions normales. Cet appareillage temporaire et pour ainsi dire préparatoire, ne sera d'ailleurs conservé que quelques jours.

Dans un deuxième temps, en effet on aura recours suivant la hauteur de la fracture et le siège de la plaie, à l'un ou l'autre des appareillages, qui permettent le lever précoce du blessé.

Ordinairement, en présence de lésions de ce genre, on a uniquement recours à une attelle provisoire d'attente comme une attelle de Van de Velde, une gouttière de Delorme, une gouttière en fil de fer; mais pour les pansements quotidiens, il faut enlever ces appareils. Pendant ce temps, l'on meut la fracture, l'on fait souffrir le malade, et le dégonflement est beaucoup plus long à se produire. Il est parfois, dans ces cas, interminable ou à répétition.

Fracture humérale associée à une autre blessure grave contre-indiquant le lever du blessé

L'on rencontre parfois encore, des blessés atteints de fracture de l'humérus et chez qui l'existence d'une autre lésion grave quelconque, contrarie le lever du blessé.

Qu'il s'agisse d'une plaie de l'abdomen, d'une fracture du bassin ou de la colonne, d'une fracture de la cuisse ou de la jambe, par exemple, étant donné le séjour indispensable du blessé au lit, on en profitera pour appareiller la fracture du bras à l'aide d'un appareil de Blake.

Ainsi, pendant que la lésion qui a nécessité le séjour au lit, s'améliore, la fracture de l'humérus se draine bien, se consolide vite, et les articulations voisines conservent leur mobilité.

Mais, comme nous le verrons, au cours du chapitre concernant les Polyfracturés, s'il s'agit d'une lésion telle qu'une fracture de jambe fermée, dont l'appareillage à la Delbet ou à la Reclus, peut permettre la marche l'on appliquera de suite celui-ci et l'on traitera de même la fracture du bras à l'aide de l'une des méthodes qui permettent la marche au fracturé de bras.

En un mot, si la lésion associée ordonne d'une façon absolue le repos au lit, nous aurons recours à la méthode Anglo-Américaine. Si, au contraire, la lésion associée peut-être elle-même traitée par un appareil de marche, nous serons heureux d'en profiter pour permettre aux fracturés du bras de jouir de cette agréable latitude et nous les appareillerons dans ce sens.

FRACTURES DU COUDE

Les fractures du coude par blessures de guerre, sont ordinairement *multi-osseuses*, et de dispositions variées. Elles frappent seules, ou plus souvent associées l'épithroclée, l'épicondyle, l'olécrane et la tête du radius. Il faut souvent retenir qu'il y a toujours plus ici de lésions, qu'on ne le croit. Très souvent, des fissures prolongent loin dans les diaphyses, les fractures épiphysaires.

Nous recevons du front, plusieurs types de fractures différentes :

a) C'est parfois le *sélon par balle articulaire*. La lésion est caractérisée macrocospiquement par deux orifices ponctiformes avec une articulation volumineuse. Il n'y a pas de douleur très vive et il n'y a pas de signe d'infection. L'épreuve radiographique, montre parfois une fracture unicondylienne, voire même, comme l'obs. n° 21, radio 21, une fracture dia et transcondylienne en croix. Sitôt l'épreuve prise, et sitôt quelques jours écoulés, si l'on se rend compte qu'il n'y a pas de nouvelle réaction locale, nous immobilisons dans un appareil plâtré, moulé et fenêtré. Cette immobilisation est, comme toujours, très antiphlogistique et ces fracturés du coude, par balle, s'en trouvent très bien, se lèvent immédiatement et peuvent vaquer à leur gré. Enfin, si le résultat tardif doit être une articulation solide, il faut donc aider de suite à l'obtenir orthopédique, si telle doit en être la terminaison. (Obs. 20) (*fig.* 38).

Mais, au bout de quelque temps, quand après la radiographie, l'on constate que les esquilles sont bien attenantes aux extrémités osseuses, et qu'après l'ablation du plâtré, les effets locaux sont bien éteints, l'on doit en principe *mobiliser hâtivement et progressivement l'article*, pour en récupérer le meilleur fonctionnement possible. L'obs. n° 21 est un cas de ce genre. Mais, il ne s'agit pas, dans ce cas, dit Ollier, « de vaincre une résistance, de rompre des adhérences, mais de laisser se constituer

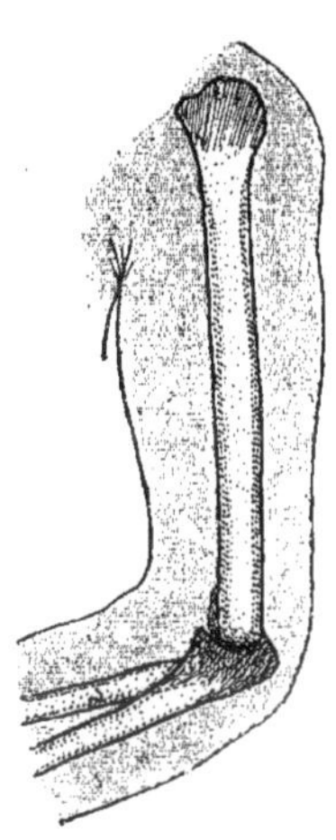

OBSERVATION 20.
Radiographie 22.

Radiographie d'une résection atypique du coude

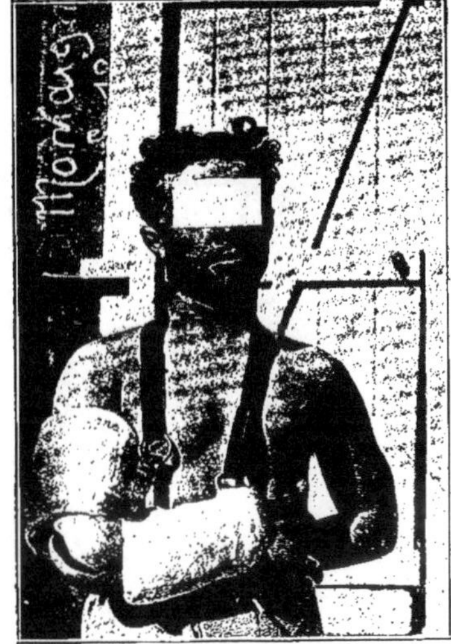

FIG. 37.
Éclatement du coude par éclat d'obus.
Immobilisation de la résection d'angle aigu (bureaucrate).

un appareil de glissement et d'organiser une séreuse interne ». Il ajoute : *Le temps est nécessaire pour cela.*

b) Auprès de cette conservation intégrale des surfaces articulaires au cours de la fracture du coude par séton par balle, il y a les cas de *fractures multi osseuses causées par éclat d'obus* qui nécessitent une *résection* plus ou moins étendue. Il s'agit là de blessés qui nous arrivent en série du front. Ils ont été opérés sitôt après leur blessure, pour éviter l'infection de l'articulation et sauver le membre du blessé. Cette résection du coude peut être totale portant sur le squelette huméral et antibrachial. Au niveau de l'humérus elle peut être supra condylienne, soit transcondylienne. Au niveau de l'avant-bras, elle peut être intra-olécranienne, sous-coronoïdienne et intra-bicipitale. La résection typique est la résection totale, mais elle sera souvent aussi atypique.

L'appareillage de ces différentes résections du coude, au cours d'un gros fracas par éclat d'obus, se compose de deux bracelets moulés plâtrés brachial et antibrachial réunis par un feuillard angulaire fixe. Tout cet appareillage est soutenu à l'aide d'un anneau fixé au plâtre antibrachial

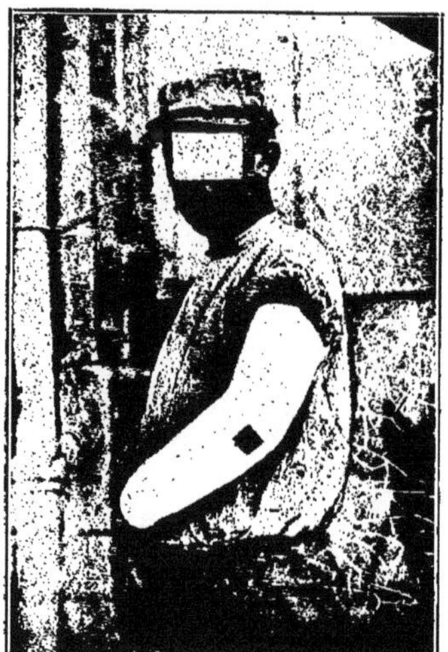

Fig. 38.
Séton par balle du coude Calot " ponctué " à angle obtus (manouvrier).

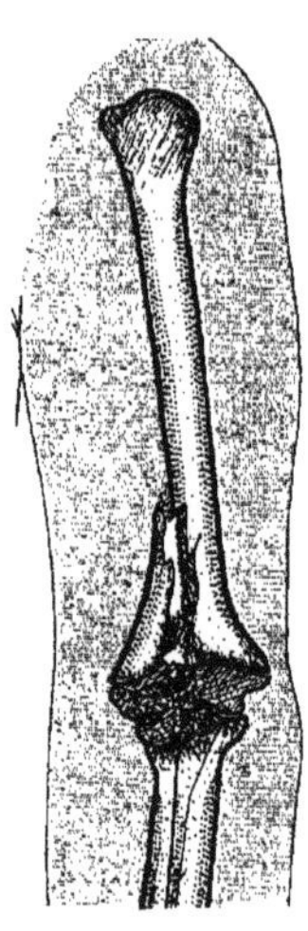

Observation 21.
Radiographie 21.
Radiographie d'un séton par balle du coude fracture dite articulaire.

qui permet à une bande caoutchouc d'y pénétrer et de faire ensuite tout le tour du cou.

De cette façon, la région opérée devient *très déclive* et l'on évite ainsi les œdèmes infectieux fréquents en ce point, voire même certaines poussées érysipélateuses, si l'on ne veille pas à conserver cette élévation. Quand cette position est bien donnée ; le drainage de la région olécranienne est bien assuré et les plaies opératoires se sèchent d'elles-mêmes. (*fig.* 37 et 39).

c) Il est enfin des cas, où la résection ou l'esquillectomie, ont été très étendues, soit du côté huméral, soit du côté brachial. L'on rencontre ici *des coudes balants* pour lesquels, l'immobilisation et la coaptation des extrémités est difficultueuse. Dans ce cas, il faudra au cours de l'appareillage, rapprocher vigoureusement les surfaces réséquées et *les lasser*. Souvent même, ce procédé ne pourra réussir à entraîner une consolidation osseuse suffisante, et il y aura à craindre plus tard de vrais coudes de polichinels pour lesquels on sera forcé de recourir soit à *un raccrochage*

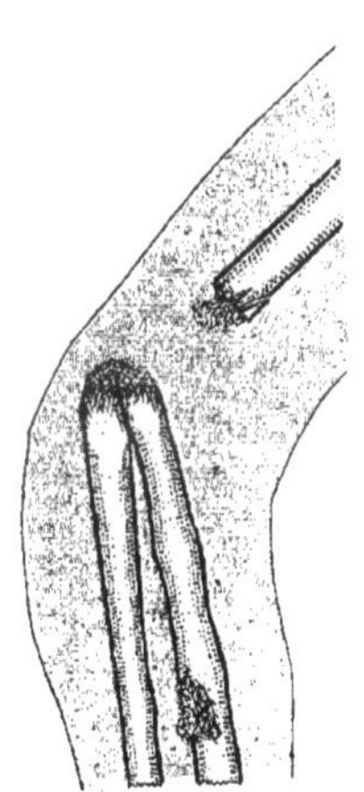

OBSERVATION 22.
Radiographie 23.
Radiographie d'une résection totale typique du coude.

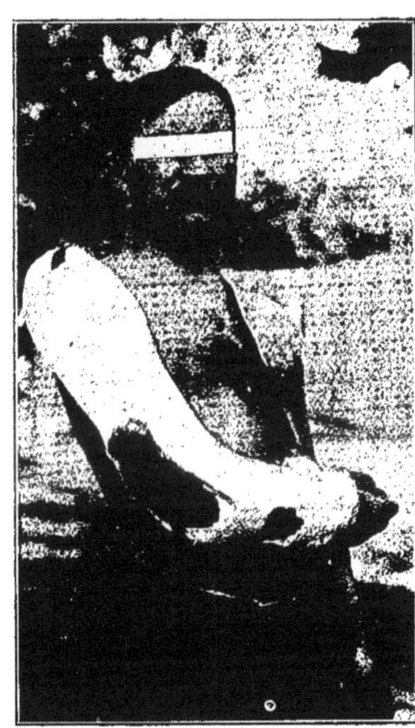

FIG. 39.
Résection totale du coude. Immobilisation à angle obtus (manouvrier).

métallique, soit à des *appareillages de prothèse de genres variés.* (Obs. 22).

Quoiqu'il en soit, qu'il s'agisse d'un séton du coude par balle, immobilisé dans un plâtre fenêtré et moulé, d'une résection typique, atypique ou anormalement étendue, dans tous les cas d'appareillage, les positions fixes que l'on recherchera seront toujours les mêmes. Suivant la position sociale du sujet, il sera à angle aigu ou à angle obtus. Quand le blessé occupe une situation bureaucratique ou sédentaire, ce sera *l'angle aigu :* tel pour le scribe à son bureau ou le bijoutier à sa table de travail (*fig.* 37). Pour un manœuvrier, ce sera *l'angle obtus;* le menuisier pourra ainsi raboter, le cultivateur bêcher, le bûcheron tailler son bois (*fig.* 38 et 39).

Et, dans tous ces cas, on ne manquera pas de soumettre ces lésions à l'action du grand air et du soleil. Ici, encore les séances d'héliothérapie seront très indiquées pour la cicatrisation rapide et définitive de toutes ces plaies.

Si l'on ne recherche pas délibérément l'ankylose, qu'il s'agisse d'arthrotomie ou de résection, la *mobilisation précoce* est la condition nécessaire de la récupération fonctionnelle. Mais, elle ne doit être reprise qu'au lendemain du jour, où toute douleur a disparu. Elle ne doit être continuée, que si les mouvements passifs s'exécutent sans exciter de souffrance vraie et sans ramener de phénomènes inflammatoires.

Mais, l'on ne doit pas oublier que le *repos absolu*, l'*immobilisation* sont à la base de toute thérapeutique dirigée contre l'inflammation.

Quand le malade est apyrétique, l'on commence donc la mobilisation, mais il ne faut provoquer jamais de douleur et après quelques minutes, remettre le membre dans la gouttière.

Enfin, dans certains cas de résection étendue du coude, si après plaques radiographiques nécessaires, l'on voit qu'il n'existe pas de tendance à la reconstitution squelettique articulaire, soit ankylosante, soit semi-mobile, l'on pourra avoir recours au *raccrochage huméro-cubital* à l'aide d'un fil de bronze d'aluminium. En même temps, l'on immobilisera le coude à l'aide d'une attelle ouatée américaine angulaire, soit à l'aide de l'appareil plâtré, fenêtré type Calot, soit encore à l'aide, après quelques jours consécutifs, à l'intervention, de *deux bracelets brachial et anti-brachial avec ressorts*, permettant la mobilisation progressive et quotidienne de cette nouvelle jointure huméro-cubitale.

OBSERVATION N° 20. — B. M. — CAPORAL-FOURRIER AU 2e TIRAILLEURS. — Blessé le 21 juillet 1918 à Tigny.

Diagnostic de la blessure : Séton coude gauche avec fracture articulaire par E. O.

Le blessé rentre au *Centre* LE 15 AOÛT 1918.

Il présente une petite plaie bourgeonnante et suppurant abondamment à la face postérieure du coude. A la radioscopie LE 17 AOÛT, l'on constate qu'il existe une résection des condyles huméraux et l'extrémité inférieure du fragment huméral vient au contact de l'olécrane.

En un mot, il s'agit d'une demi-résection. L'appareillage plâtré angulaire que l'on applique au *Centre* LE 25 AOÛT sera enlevé dès que la cicatrisation sera définitive. Il y a lieu d'espérer qu'à ce moment par une mobilité des fragments, le jeu de l'olécrane encore cartilagineuse pourra modeler l'extrémité inférieure humérale. Chez ce blessé du coude, l'on fera effort pour lui rendre une certaine mobilité articulaire. (Radio 21).

OBSERVATION N° 21. — M. EMILE. — 30e BATAILLON DE CHASSEURS. — Blessé le 18 juillet à Dammard.

Diagnostic de la blessure : Fracture comminutive du coude droit, humérus et radius par balle avec deux petites plaies latérales en séton.

Le blessé arrive à l'hôpital auxiliaire 5 avec tendance à l'ankylose en extension. Il n'est pas appareillé.

LE 19 AOÛT 1918. A la radiographie, l'on constate qu'il existe une fracture dia et transcondylienne en croix de l'humérus droit, LE 20 AOÛT.

LE 5 SEPTEMBRE, comme il n'existe aucune espèce de réaction inflammatoire, l'on applique un appareil moulé, plâtré, type Calot, immobilisant l'avant-bras droit sur le bras suivant un angle obtus.

L'on pratique deux fenêtres au niveau des petites plaies. Celles-ci permettront la surveillance des lésions et la cure héliothérapique (Radio 22).

OBSERVATION N° 22. — B. M. — 81e RÉGIMENT D'ARTILLERIE LOURDE. — Blessé le 11 juin 1918 à Méry.

Diagnostic de la blessure : Fracas articulaire du coude droit par E. O. ayant nécessité la résection.

Le blessé rentre au *Centre de Fractures* LE 20 JUIN.

A la radiographie, l'on constate qu'il s'agit d'une résection typique du coude droit. La résection au niveau de l'humérus est très étendue (10 juillet).

LE 28 JUILLET, l'on applique un appareil moulé et armé thoraco-antibrachial à angle obtus avec tassement des fragments osseux (Radio 23).

FRACTURES DE L'AVANT-BRAS

Quand une fracture compliquée de l'avant-bras, a été convenablement opérée, pour avoir une cicatrisation favorable et une consolidation avec conservation des mouvements des deux os, il faut lui appliquer une immobilisation et un appareillage dont l'importance est capitale.

La voie d'abord chirurgicale de l'avant-bras est la face dorsale cutanée des deux os. Un appareillage qui disposerait cette face dorsale dans une position déclive, permettrait par conséquent le *drainage idéal*. Or, ici c'est dans la position de supination de l'avant-bras, que ce drainage le meilleur est assuré. (Voir figure des drainages déclives). Il assure ainsi immédiatement l'assèchement dorsal de la plaie musculaire située « au plafond » et finalement la cicatrisation de l'orifice ventral voisin du plan osseux et le plus déclive.

D'autre part, c'est encore dans la position de supination complète, seule, que les *deux os de l'avant-bras* respectent l'*intégralité de l'espace inter-osseux* et il faut ici placer l'avant-bras dans une position telle que « la main demande l'aumône ».

a) C'est pourquoi au cours des fractures du *Radius seul*, il faudra quelque soit le siège du trait de fracture *immobiliser en supination forcée* ainsi que le conseille Destot. Le radius en effet est dans une position excentrique, s'il se déplace, il se décale, et les mouvements de pronation et de supination deviennent limités. Dans cette fracture du radius, le fragment inférieur tend à se porter en dedans sous l'action des muscles pronateurs. Ce déplacement en dedans entraîne à la suite une dislocation de l'articulation radio-cubitale inférieure. Il en résulte également un raccourcissement du levier radial et finalement la production d'une main bote radiale qui diminue la force des doigts.

L'on voit donc combien la position de supination forcée est importante dans l'immobilisation de la fracture du radius, car elle seule permet de rétablir l'égalité de longueur des deux os et rend au radius, son excentricité. (Obs. 23, 24, 25). D'ailleurs, dit encore Destot « la main est serve du radius, celui-ci est son os majeur ».

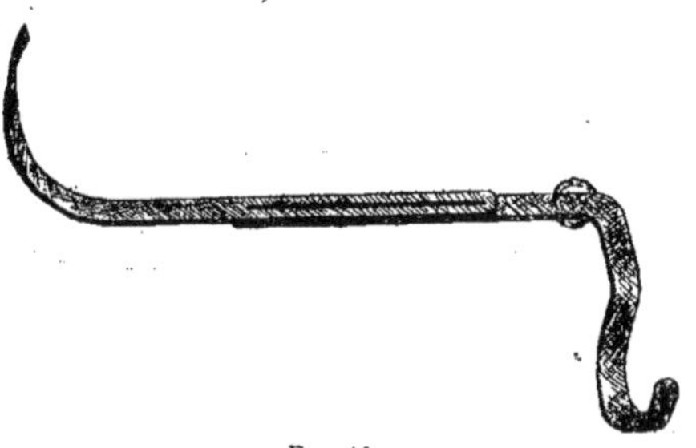

Fig. 40.
Feuillard extensible avec boucle pour support de l'appareil angulaire brachio-antibrachial avec supination.

b) En cas de *fracture des deux os de l'avant-bras*, il faudra encore immobiliser en supination complète. En effet, le segment antibrachial supérieur est toujours en supination complète, aussi faut-il que le segment antibrachial inférieur le soit également. Or, au cours de la fracture, il se met en pronation, il faut donc le remettre en supination et immobiliser en même temps et le coude et le poignet.

Comme l'indique Masmonteil, au cours de cette fracture des deux os, si le décalage cubital est bénin par suite de la compensation scapulaire. le décalage radial est grave parce qu'il n'est pas compensé dans l'épaule, Il faut donc, à tout prix, éviter ce dernier et *immobiliser en supination*. (Obs. 26, 27).

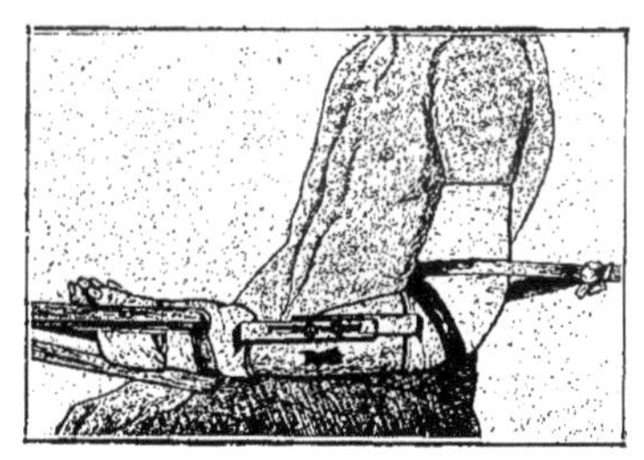

Fig. 41.
Fracture de l'avant-bras réduite en supination forcée avec extension et contre-extension. Les boulons du feuillard extensible sont desserrés pour la réduction sous écran radioscopique.

c) Dans le cas de *fracture isolée du cubitus*, il faut d'après Masmonteil, immobiliser la main en pronation molle. D'après cet auteur, bien des pseudarthroses de cet os résultent de l'absence d'immobilisation. Pour Destot, elles sont très souvent salutaires en donnant de la laxité aux fragments, en permettant ainsi des mouvements de pronation et supination. Souvent enfin, cette lésion unique entraîne à sa suite un « poignet à ressort ». (Obs. 28). « Le cubitus dit Destot n'est que le tuteur de la main. »

En suivant les conseils de Masmonteil, il faut donc s'efforcer d'éviter toutes ces séquelles.

* * *

En un mot, l'on voit donc que la position en supination forcée des deux os de l'avant-bras est la position idéale, pour le drainage des fragments osseux et pour la reconstitution orthopédique de ceux-ci. C'est à

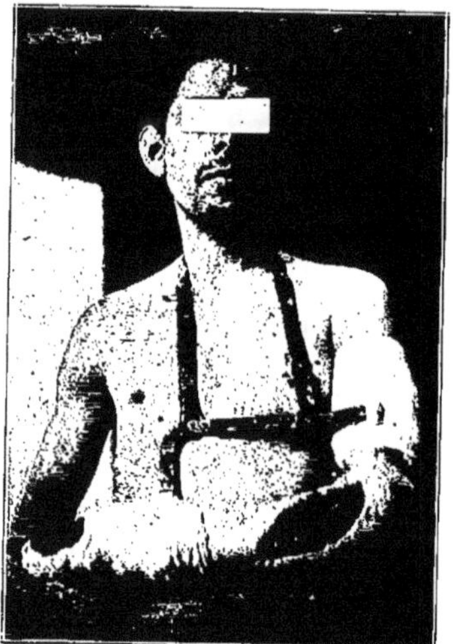

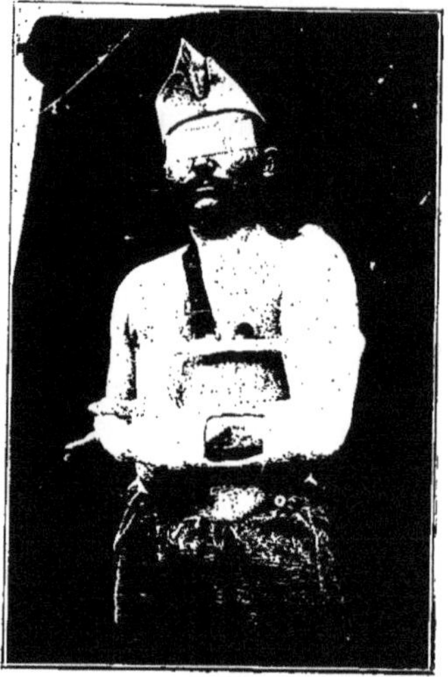

Fig. 42.

Appareil angulaire brachio-antibrachial immobilisant l'avant-bras en supination avec chevauchement des fragments : Feuillards mobiles.

Appareil angulaire brachio-antibrachial immobilisant l'avant-bras en supination. Pas de chevauchement des fragments : Feuillard fixe.

elle que l'on aura recours pour le *traitement des fractures du radius seul* ou *des deux os de l'avant-bras*.

Dans les fractures du *cubitus seul*, d'ailleurs plus rares, l'on immobilisera en pronation douce. Cependant en cas de Fracture compliquée, nous préférons encore à l'encontre de Masmonteil la *position en supination forcée*, car cette position est la seule qui permet le drainage au goutte à goutte de la lésion osseuse et qui évite la fistule osseuse. Aussi, nos appareils du Centre sont-ils créés d'après ces idées, car comme le dit le Dr Delbet, « il faut se souvenir que dans les fractures de l'avant-bras, l'on louvoie toujours entre la pseudarthrose et le cal vicieux. »

*
* *

L'on peut conclure de tous ces travaux récents sur les Fractures de l'avant-bras qu'en présence de toute fracture de ce segment, l'on doit faire prendre immédiatement une épreuve radiographique.

En cas de fragment intermédiaire interosseux, l'on immobilisera immédiatement en « supination forcée ».

Dans toutes les fractures de ce genre, même fermées comme au cours des accidents de la vie civile, la *gouttière classique d'Hennequin*, est tout à fait insuffisante. Celle-ci, en effet, ne conserve pas l'intégralité de l'espace interosseux. Son emploi peut donc être suivi de synostose radiocubitale privant désormais le blessé de la possibilité des mouvements de pronation et de supination.

OBSERVATION 23. — S. J. — 172e RÉGIMENT D'INFANTERIE. — Blessé le 27 août 1918 à Juvigny.

Diagnostic de la blessure : Séton de l'avant-bras gauche avec fracture du radius au quart inférieur.

Le blessé rentre LE 6 SEPTEMBRE 1918.

Il présente une large plaie débridée du bord externe de l'avant-bras gauche ayant permis une esquillectomie du radius et l'extraction du projectile.

A la radioscopie, l'on constate une fracture du radius au quart inférieur avec une *légère perte de substance* et tendance à la *déviation angulaire interne*.

LE 12 SEPTEMBRE l'on immobilise en *supination forcée* avec bracelet brachial plâtré et mitaine plâtrée antibrachiale réunis par un feuillard angulaire. De cette façon on peut éviter un *décalage*, pouvant se compliquer de *synostose*. (Radio 24).

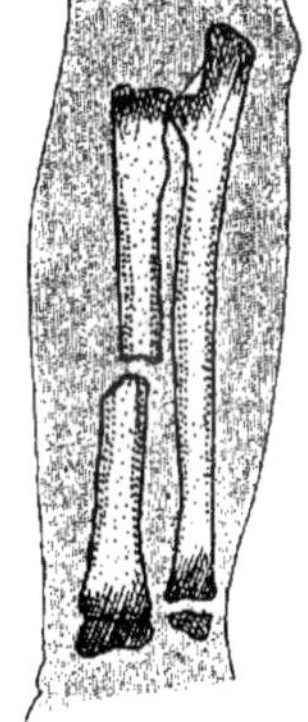

FIG. 43.
OBSERVATION 23.
Radiographie 24.
Réduction en supination d'une fracture de la région moyenne du radius qui tendait à la déviation angulaire interne.

OBSERVATION 24. — A. S. — 5e CUIRASSIERS A PIED. — Blessé le 12 juin 1918 à Dommiers.

Diagnostic de la blessure : Fracture esquilleuse du radius gauche tiers inférieur par E. O.

Le malade rentre au *Centre* LE 19 AOÛT 1918.

A ce moment, la fracture du radius n'est pas consolidée, le bras est œdématié ainsi que la main et il y a une fistule dorsale.

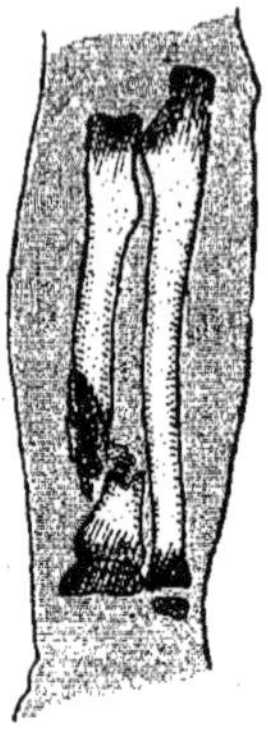

A la radioscopie, perte de substance dans la continuité de l'os, nombreuses esquilles entre les fragments et *le fragment inférieur est dirigé vers l'espace interosseux.*

LE 2 SEPTEMBRE, on applique l'appareil habituel du *Centre*, en supination forcée à l'aide d'un bracelet plâtré brachial, une mitaine antibrachiale, réunis par un feuillard angulaire. Il y a en effet à craindre chez ce blessé, trois sequelles possibles, soit une *pseudarthrose*, soit une *synostose*, soit un mouvement de *décalage du radius* (Radio 25).

Fig. 44.
Observation 24.
Radiographie 25.
Réduction en supination d'une fracture de la région moyenne du radius pour empêcher le fragment inférieur d'envahir l'espace interosseux.

OBSERVATION N° 25. — M. J. — 14e Régiment d'Artillerie de campagne. — Blessé le 9 juin 1918 à Méry.

Diagnostic de la blessure : Plaie pénétrante de l'avant-bras droit par E. O., avec *fracture du radius au quart inférieur.*

Le blessé rentre au *Centre* LE 22 JUIN 1918.

Quand le blessé rentre au *Centre*, il présente *une plaie très étendue du bord externe de l'avant-bras*, qui empiète sur la face inférieure de celui-ci. Il en résulte que, pendant très longtemps, il est impossible d'appareiller cet avant-bras, étant donné que la région habituelle où nous appliquons la mitaine plâtrée est le siège d'une large plaie non cicatrisée.

Cependant, l'on fait une plaque radiographique LE 15 SEPTEMBRE, et l'on constate que cette grave fracture *avec perte de substance osseuse considérable* est en voie de décalage radial très manifeste. En effet, l'on voit d'ailleurs, à l'examen clinique, que l'axe de la main se dévie fortement vers le bord radial. D'autre part, la radiographie montre que le fragment supérieur n'étant plus maintenu dans sa continuité, comble l'espace interosseux et qu'il va être la cause *d'une synostose radio-cubitale supérieure.* Aussi, nous empressons-nous d'appliquer LE 21 SEPTEMBRE un appareil angulaire brachio-antibrachial, *en supination marquée*, pour dégager l'espace interosseux antibrachial et ramener dans le même axe les deux fragments du radius, auxquels il faudra d'ailleurs adjoindre ou une ostéosyntèse ou une greffe.

LE 25 OCTOBRE, l'on pose une plaque de Lambotte, qui remet dans l'axe les deux fragments radiaux, libère complètement l'espace interosseux et rétablit la continuité radiale (Radio 26).

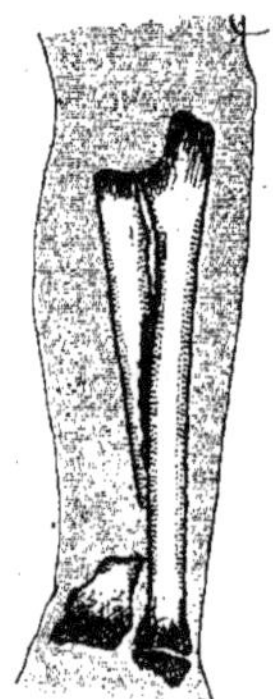

Fig. 45.
Observation 25.
Radiographie 26.
Ancienne fracture du radius avec perte de substance osseuse synostose radio-cubitale supérieure avec décalage radial. Cette fracture avait été immobilisée en pronation.

OBSERVATION N° 26. — L. J. — 409e Régiment d'Infanterie. — Blessé le 9 juin au Bois des Toupes.

Diagnostic de la blessure : Plaie pénétrante de l'avant-bras gauche avec *fracture des deux os au tiers moyen* par E. O.

Le malade rentre au *Centre de Fractures* LE 29 JUIN 1918.

A son entrée, il existe un œdème considérable de l'avant-bras gauche et de la main, qui quoique sans température, contre-indique toute espèce d'appareillage autre qu'une gouttière de Delorme.

LE 14 AOÛT, cet œdème persiste encore. Cependant, sous l'influence de la suspension et d'un traitement au Carrel, le volume revient à la normale et l'on s'empresse d'immobiliser l'avant-bras en supination, car l'on aperçoit déjà à la radiographie une ébauche de synostose.

Cette *supination* est maintenue à l'aide de *deux bracelets* un grand brachial et un plus petit antibrachial avec mitaine, réunis après extension et maintenu à angle droit à l'aide d'un *feuillard angulaire* (Radio 27).

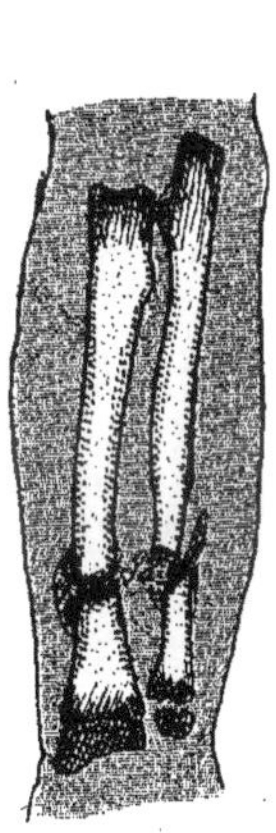

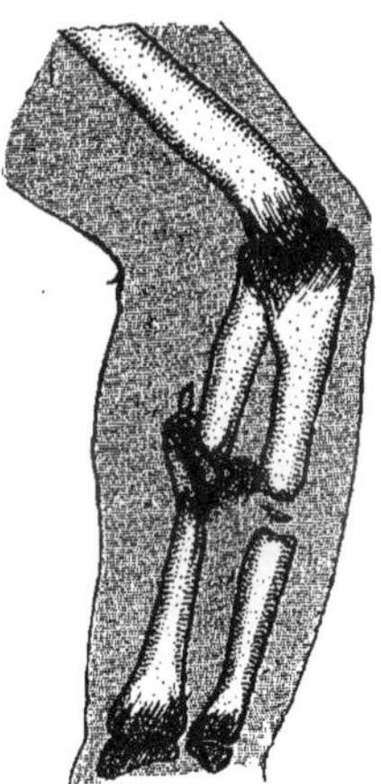

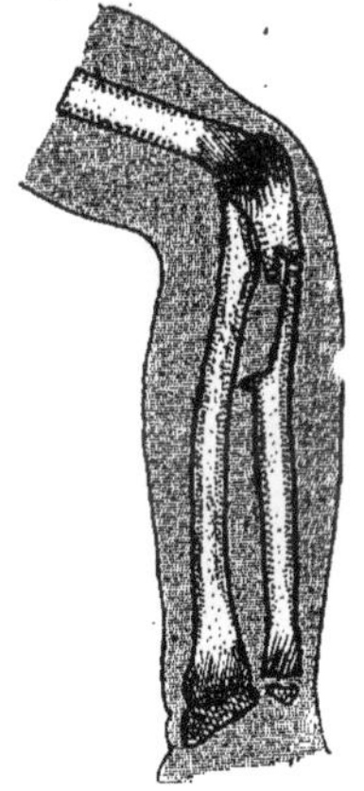

FIG. 46.

OBSERV. 26. — Radiogr. 27. Réduction d'une fracture des deux os de l'avant-bras en supination. Cette fracture arrivée au Centre sans appareillage tendait à la synostose radio-cubitale.

OBSERV. 27. — Radiogr. 28. Réduction d'une fracture des deux os de l'avant-bras en supination. Cette fracture arrivée au Centre appareillée en semi-supination tendait à la synostose radio-cubitale.

OBSERV. 28. — Radiogr. 29. Réduction d'une fracture du cubitus en pronation molle. Cette fracture arrivée au Centre non appareillée tendait à la synostose radio-cubitale.

OBSERVATION N° 27. — C. — ADJUDANT AU 56e RÉGIMENT D'INFANTERIE. — Blessé le 12 juin à Moulin-sous-Touvent.

Diagnostic de la blessure : Séton avant-bras gauche, avec fracture des deux os, tiers supérieur par balle.

Le blessé rentre au *Centre* LE 23 JUILLET 1918.

Il présente à ce moment un appareil plâtré moulé de l'avant-bras sur le bras, avec deux fenêtres palmaires et dorsales de l'avant-bras en pronation.

Une radiographie faite LE 23 JUILLET, montre qu'il existe une tendance à la *synostose radio-cubitale*, en même temps que les esquilles radiales se désaxent et empêchent une consolidation de ce dernier os. Ces lésions orthopédiques ne surprennent pas, quand on sait que cet avant-bras a été immobilisé avant son arrivée au *Centre*, dans une position intermédiaire entre la supination et la pronation.

Aussi, dès que l'état des plaies le permet, s'empresse-t-on d'immobiliser le bras en supination forcée, avec l'appareil brachio-antibrachial, habituel du *Centre*, pour corriger la synostose radio-cubitale et la *tendance à la pseudarthrose du radius* (Radio 28).

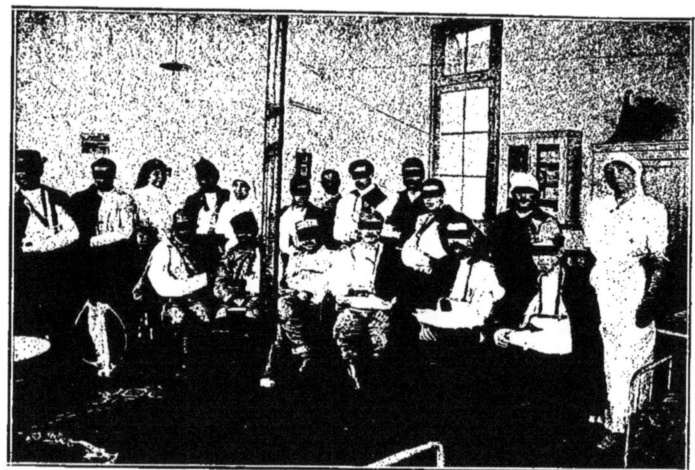

FIG. 47. — Une salle d'appareillages portatifs.

OBSERVATION N° 28. — V. L. — CUIRASSIER A PIED. — Blessé.

Diagnostic de la blessure : Plaie pénétrante de l'avant-bras gauche par E. O. au tiers supérieur.

Rentre au *Centre de Fractures de Cognac* LE 25 AVRIL 1918.

A la radioscopie, on constate l'existence d'une fracture comminutive du cubitus gauche, *avec perte de substance au niveau du cubitus* gauche au tiers supérieur.

On immobilise l'avant-bras en *demi-pronation* et *demi-supination*. Au début de septembre; les plaies sont cicatrisées et la consolidation osseuse paraissant suffisante l'on désappareille, et l'on fait de nouveau une radiographie. C'est alors que l'on constate qu'il existe en un point, *un envahissement marqué de l'espace interosseux* ce qui explique d'ailleurs la *gêne marquée des mouvements de supination et de pronation*. Il est probable que si l'immobilisation avait été faite en supination forcée, l'on n'aurait point eu à constater de gêne dans les mouvements de supination ou de pronation (Radio 29).

FRACTURES DU POIGNET

Fractures Radiocarpiennes et Carpiennes

A côté des Fractures de l'avant-bras, dont nous venons de passer en revue l'appareillage, appareillage qui ne varie pas qu'elles soient *supérieures*, *moyennes* ou *inférieures*, il faut faire une place à part, et une place d'ailleurs commune, pour les *fractures radiocarpiennes* et les *fractures carpiennes*.

Assez souvent, le fracas osseux nécessitera une régularisation plus ou moins étendue des extrémités osseuses. Il s'en suit une *carpectomie partielle d'étendue variable*.

La consolidation se fait à l'aide d'une série de petits fragments osseux disséminés dans une gangue fibreuse. Il faut alors veiller à leur reconstitution et à leur soudure.

L'attitude fixe à obtenir est la *flexion dorsale*. La main tend en effet naturellement à la chute, par son propre poids ; son élévation ensuite n'est plus possible, les tendons sont trop longs et il en résulte une inutilité fonctionnelle (Obs. 29).

Il faut donc maintenir la paume en extension sur l'avant-bras, en prenant soin d'*écarter le pouce des autres doigts*.

Au début du traitement, quand les plaies sont très étendues, rien ne vaut *l'attelle de Jones*, excellente pour la résection carpienne.

Plus tard, l'on peut faire un appareil *plâtré*, *moulé*, *fenêtré*, *palmaire* et *dorsal*, permettant les pansements et *l'héliothérapie*. Il s'agit là de traitement long, orthopédique, et il ne faut pas manquer de *faire mobiliser constamment les doigts* au niveau de leurs différentes articulations.

OBSERVATION N° 29. — L. J. — CAPORAL AU 77e RÉGIMENT D'INFANTERIE. — Blessé le 18 avril 1918 à Moreuil.

Diagnostic de la blessure : Fracture comminutive du poignet droit (extrémité inférieure du cubitus et carpe par balle).

Le blessé arrive au *Centre* LE 6 MAI 1918.

Il présente une plaie de l'éminence thénar gauche (orifice d'entrée du projectile) puis une large plaie de sortie à la face dorsale du poignet consécutive à une résection. Le cubitus y est à nu, des esquilles s'éliminent, les extenseurs sont sectionnés, sauf celui du pouce. L'impotence fonctionnelle est absolue.

A la radiographie, l'on constate l'absence complète de carpe.

LE 8 JUILLET, on applique une gouttière plâtrée, fenêtrée dorsalement et immobilisant en main bote dorsale pour lutter contre la rétraction des fléchisseurs.

La cicatrisation est progressive, mais elle est très lente (Radio 30).

FRACTURES DES PHALANGES ET DES MÉTACARPIENS

Deux gros principes doivent dominer le traitement des fractures phalangiennes et métacarpiennes : la *conservation à outrance de celles-ci* et la *mobilisation articulaire rapide.*

L'intervention mutilatrice et l'immobilisation ankylosante de la lésion et fatalement des articulations des phalanges voisines, sont les plus grandes complications que l'on puisse voir au cours de ces fractures.

Aussi, sitôt la radiographie faite de ces lésions, l'extraction raisonnée et judicieuse des esquilles libres et des esquilles libres seules et, après un résultat contrôlé radioscopiquement, et apparaissant correct, il faudra penser à immobiliser.

Naturellement, les esquillectomies ne font que désosser la main et les doigts et favoriser l'affaissement de l'os et la bascule des fragments. A la suite de ces interventions, sous périostées, le doigt plus court pourra prendre le type *en lorgnette.* Il pourra se produire un glissement latéral créant un doigt *en baïonnelle.* La prédominance des fléchisseurs sur les extenseurs pourra entraîner *une bascule de la tête*, vers la paume. Les doigts raccourcis gênent dans la préhension et le maniement des gros objets saisis (Delorme).

C'est contre ce doigt en lorgnette, en baïonnette ou cette chute de la tête métacarpienne, que le traitement orthopédique devra lutter.

Pour cela, deux méthodes s'imposent, suivant l'étendue des plaies traumatiques et opératoires de ces fractures compliquées.

La plaie est-elle presque cicatrisée? l'on pourra, selon les conseils de *Lance*, appliquer à la face palmaire des segments osseux fracturés, une petite planchette de sapin spéciale au métacarpien ou à la phalangette seule fracturés. Un bracelet plâtré maintenant le sommet de l'attelle fera la contre-extension.

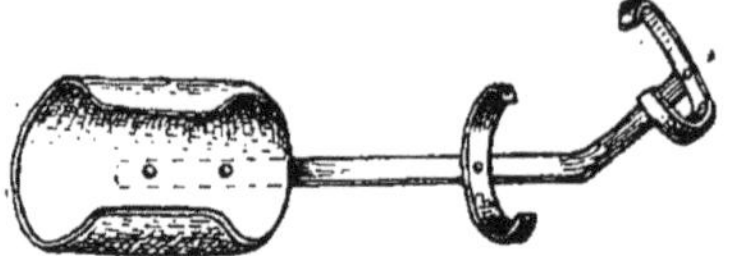

Fig. 48.
Attelle de Jone pour fractures radiocarpiennes.

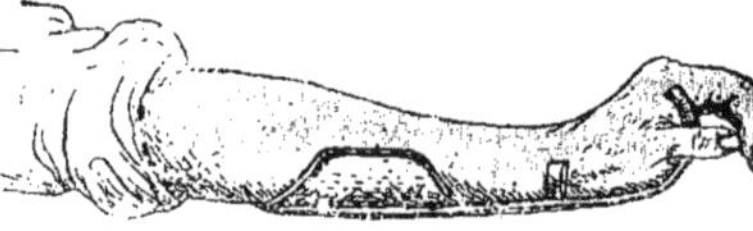

Fig. 49.
Fracture radiocarpienne munie de cet appareil.

L'extension sera faite au moyen d'un tube de caoutchouc fixé au sommet d'une anse de sparadrap entourant le doigt. Ce caoutchouc sera lié au sommet de l'attelle. *Le réglage de cette extension* est facile, il peut être contrôlé facilement sur l'écran.

Quant les plaies sont plus étendues, l'on peut avoir recours au procédé d'extension préconisé par *Desfosses* et *Charles Robert*, pour les fractures de l'avant-bras. Il suffit de fixer une attelle ondulée de Thomas à la racine de l'avant-bras, à l'aide d'un bracelet plâtré. Cette attelle vient circonscrire l'avant-bras et la main, en restant latéralement à une certaine distance de ceux-ci.

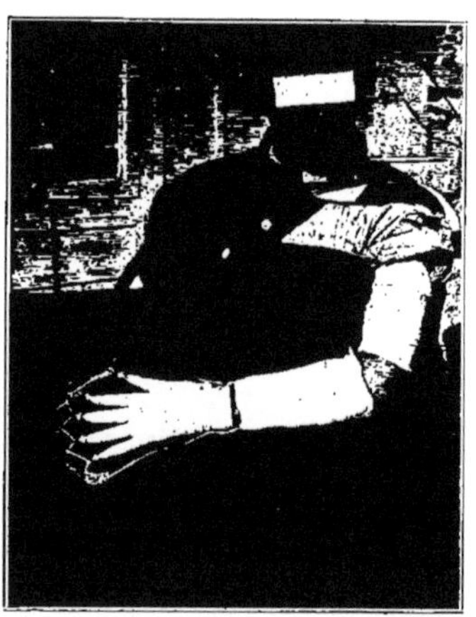

Fig. 50.
Attelle de Thomas modifiée avec bracelet antibrachial pour la contre-extension et gant collé fenêtré fixé à l'extrémité digitale pour l'extension.

Le système extenseur est formé par la partie périphérique dentelée de l'attelle. A chaque dent de celle-ci, vient se fixer le doigt d'un gant blanc de fil, collé sur la main et le doigt, à l'aide de colle de Unna tiédie. Chaque doigt a son extrémité armé d'un bouton, qui servira lui-même de point d'attache digital à l'extension.

La contre-extension ne sera autre que la partie proximale de l'attelle maintenue par le bracelet plâtré, antibrachial.

Suivant qu'il s'agit d'un séton métacarpien, ou d'un séton digital,

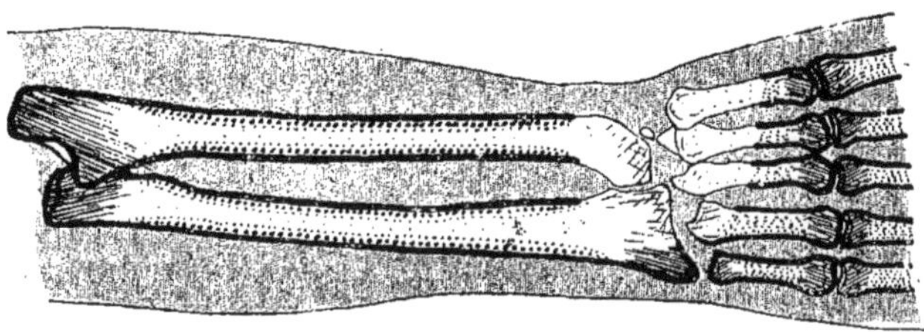

Fig. 51.
OBSERVATION 29. — Radiographie 30.
Radiographie de fracture radiocarpienne avec résection.

il suffira de fenêtrer le gant au niveau du métacarpien ou du doigt et de faire ourler cette petite fenêtre. Le pansement sera ainsi facile, le drainage assuré. L'extension sera aisée à mettre au point sous écran ainsi que la réduction et l'immobilisation.

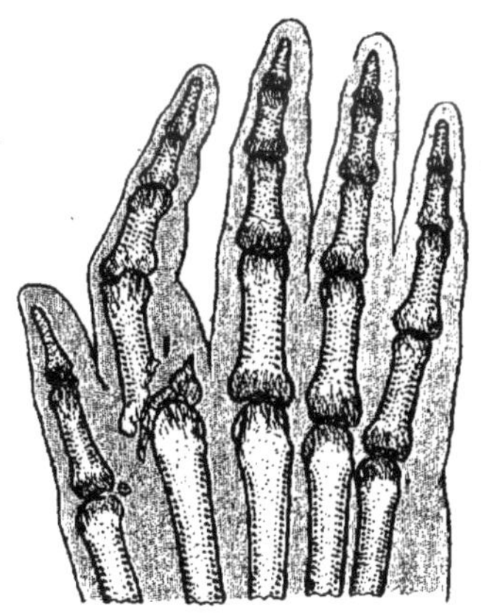

Fig. 52.
Radiographie 31.
Fracture d'un métacarpien avec luxation du doigt en dehors.

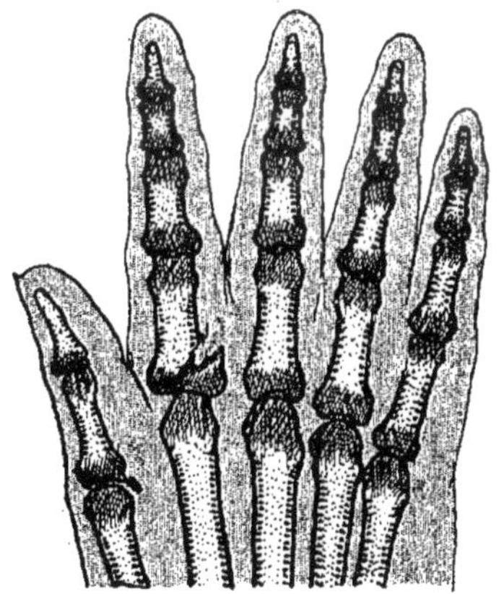

Fig. 53.
Radiographie 32.
Bonne réduction de la luxation et de la fracture par extension avec gant collé et attelle ondulée de Thomas.

Enfin, le blessé pourra mouvoir ses doigts, les articulations de ceux-ci et son poignet.

Cet appareillage léger, très portatif, permet donc facilement d'accorder au fracturé du métacarpe ou des doigts, tous les soins chirurgicaux et orthopédiques désirables. Radios Nos 31 et 32.

II. — FRACTURES DES MEMBRES INFÉRIEURS

FRACTURES DE LA CUISSE

Fractures de la tête, du col et des trochanters fémoraux

Les lésions de la tête, du col et des trochanters fémoraux entraînent ordinairement *la résection de la hanche*. Celle-ci peut être sous-capitale, transcervicale ou basi-cervicale, transtrochantérienne ou sous-trochantérienne. A noter les *lésions possibles du sciatique* dans les cas de lésions du col au voisinage de la ligne ischio-trochantérienne (Delorme). L'appareillage le meilleur à la suite de celles-ci est le *grand appareil plâtré, armé avec double spica des cuisses*. L'on aura bien soin dans ce cas de mettre le membre inférieur *en abduction, à* 45° *et en légère rotation externe*. L'on luttera ainsi contre l'abduction créée par l'action musculaire et contre le raccourcissement. C'est encore de cette façon, que l'on obtiendra le mieux une ankylose osseuse coxo-fémorale par contact du col et du cotyle et plus tard une récupération fonctionnelle aussi bonne que possible.

Ce grand appareil plâtré immobilise très bien, assure le drainage et permet les pansements. Quand après un certain temps, les plaies opératoires se cicatrisent et l'état général est satisfaisant, l'on peut, pendant les belles journées, exposer ces gros blessés au soleil. Cette cure héliothérapique sera des plus heureuses pour ces gros opérés. Le plus souvent, malgré leurs graves lésions, ils présenteront un faciès excellent, témoignant de leur bon état général.

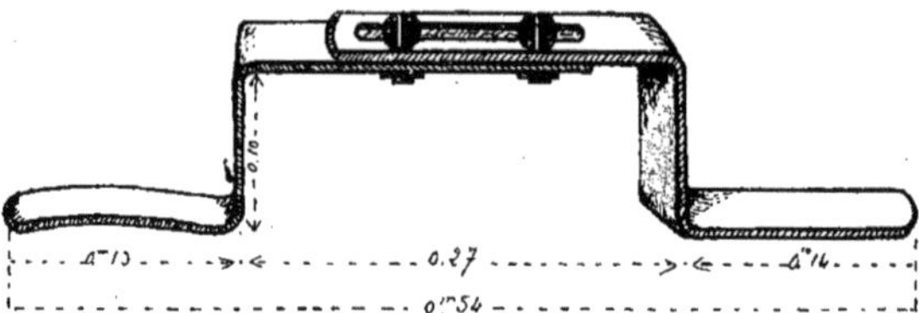

FIG. 54. — Feuillard antérieur.

Ce grand appareil plâtré, armé de feuillards, se fait en général, tel que le représente la photographie ci-jointe (Obs. 30) (*fig.* 57).

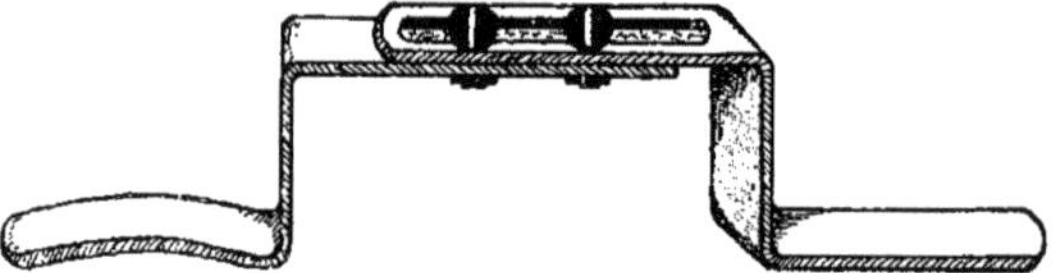

FIG. 55. — Feuillard externe.

Nous avons l'habitude au Centre de Fractures, de l'armer des différents feuillards suivants :

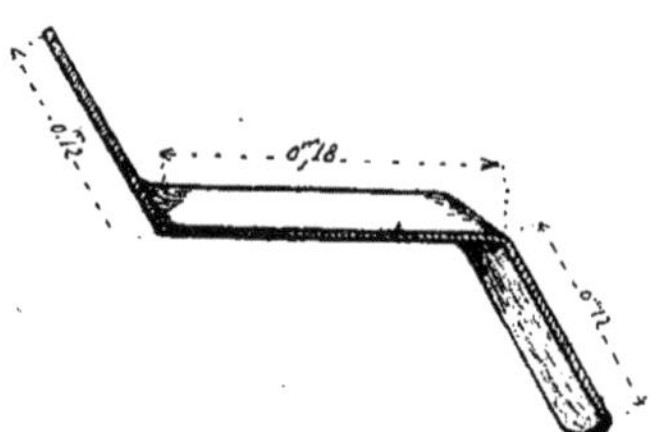

FIG. 56. — Feuillard d'écartement des cuisses.

OBSERVATION N° 30. — H. — ROYAL FORCE. — ARMÉE ANGLAISE. — Blessé le 5 juin 1918.

Diagnostic de la blessure : Plaie pénétrante de l'articulation coxo-fémorale gauche par E. O. Résection de la tête du fémur.

LE 15 JUIN, on applique le grand appareil plâtré, armé de feuillards, en abduction, permettant l'immobilisation en bonne position et le pansement des plaies.

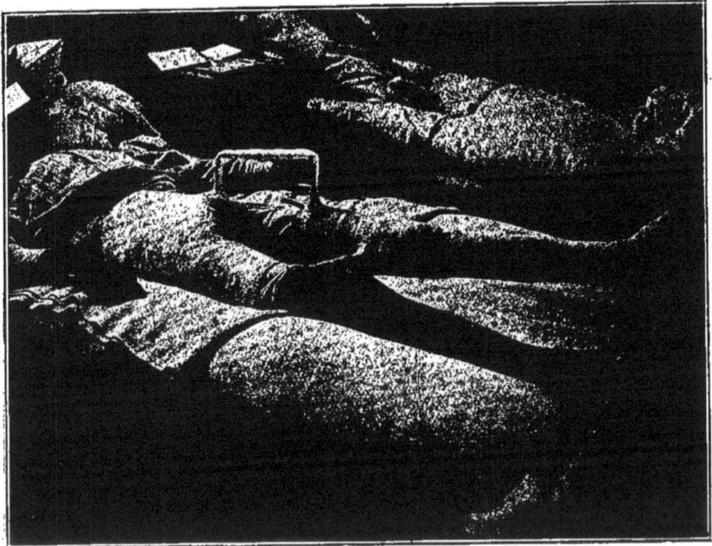

FIG. 57.
Double spica plâtré armé de feuillards à 45° pour résection de la hanche.

LE 4 JUILLET, à la radiographie, le corps du fémur est remonté ; il y a quelques esquilles libres dans la cavité cotyloïde, qui tendent à créer une consolidation osseuse favorable (Radio 31).

Fractures sous-trochantériennes

Au cours des fractures sous-trochantériennes, le fragment supérieur, obéissant à l'action des muscles fessiers et pelvitrochantériens se porte en abduction, flexion légère et rotation externe. Il passe en avant du fragment inférieur et son extrémité inférieure, vient faire saillie sous les parties molles, en dehors et en avant.

Quant au fragment inférieur, attiré par les adducteurs, il s'incline en bas et en dedans, et fait, avec le fragment supérieur qui chevauche, un angle ouvert en dedans et en arrière, angle dont le sommet répond au foyer de fracture.

Il résulte de ce déplacement, une incurvation du membre à convexité antéro-externe, déformation qui porte le nom de *déformation en crosse.*

D'autres fois, l'angle que formera consécutivement à la fracture ou à l'appareillage, le col par rapport au corps fémoral, ne sera plus un angle obtus, c'est-à-dire que l'axe du col ne sera plus comme normalement oblique, en bas et en dehors. Mais, il sera nettement horizontal. Il en résultera entre le col et le corps, un angle droit, ce sera la *coxa-vara traumatique.* Celle-ci donnera cliniquement à l'ancien fracturé une démarche rappelant la démarche en plongeant de la luxation unilatérale de la hanche, car pour lui l'abduction sera devenue impossible. Il en résulte donc qu'à côté de la crosse qui atteint anatomiquement la région sous-trochantérienne pure, il y a à redouter la coxa-vara qui frappe plus ou moins et d'une façon associée, le col et la région trochantérienne.

Or, il nous faut nous souvenir que pour avoir une réduction correcte, il faut que le grand trochanter, la tête du péroné et la malléole externe se trouvent sensiblement sur la même ligne.

D'autre part, dans ces fractures sous-trochantériennes, l'immobilisation de la fracture est des plus délicates et du plus haut intérêt.

Quand la fracture n'est qu'incomplète et qu'il ne s'agit que de la reconstitution puissante de l'os, l'on pourra appliquer le même grand appareil plâtré armé de feuillards à 45°, de même que dans les cas de fractures de la tête et des trochanters ayant nécessité la résection.

Dans le cas de *fracture complète*, l'on aura recours, à l'appareillage de Blake, avec extension et suspension. Celui-ci permettra le drainage, les pansements très délicats de la fracture; il faut d'ailleurs reconnaître que, si pour les pansements le Blake est parfait, pour la consolidation orthopédique il demande une surveillance et une mise au point de tout instant.

L'appareil de Blake doit permettre point d'appui très haut et il doit soutenir largement le bassin et naturellement toute la région fessière. *Patel* a modifié l'appareil de Blake pour les traumatismes coxo-fémoraux et il le fait prendre point d'appui sur le membre sain, mais il y a à craindre, à notre avis, que les arcs métalliques de cet appareillage passant sous la région dorso-pelvienne ne gênent à la longue le blessé.

L'appareillage de *Guénard*, réalise une prise solide et immuable au niveau du bassin et de la racine de la cuisse à l'aide de deux béquillons. L'externe embrasse l'os iliaque, l'interne s'appuie sur la racine de la cuisse au niveau du sillon génito-crural. Ces béquillons sont réunis par des sangles. C'est à un dispositif de ce genre que nous avons recours, et il est indispensable, ainsi que l'abduction à 45°, si l'on veut éviter la crosse convexe en avant et la coxa-vara.

En présence d'une fracture sous-trochantérienne, nous appliquerons

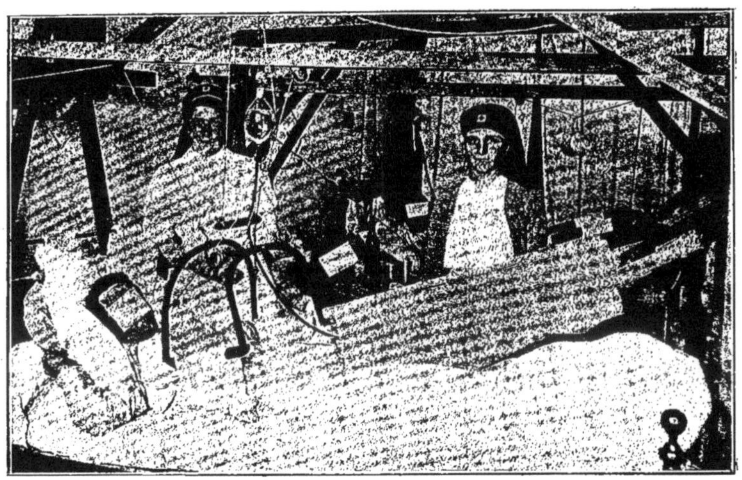

Fig. 58.
Appareillage à la Blake avec panier pelvien, indispensable pour une fracture sous-trochantérienne.

donc immédiatement un ***dispositif basé sur les mêmes principes que l'appareil précédent.*** Cet appareillage est de dimensions beaucoup plus considérables que l'appareil de Blake habituel qui n'associe pas suffisamment et l'immobilisation du bassin et celle du membre inférieur fracturé. Aussi, l'appareil auquel nous avons recours dans toutes ces fractures sous-trochantériennes comprend une attelle de Thomas ordinaire, qui est prolongée à son extrémité supérieure par deux arceaux convexes, situés audevant de l'abdomen du blessé. Ces arceaux et cette attelle de Thomas permettent au-dessous d'eux et au-dessous du bassin du blessé, la suspension d'une série de hamacs, dont l'un très large, pelvien, empêche le bassin et le petit fragment supérieur trochantérien de tomber en un point plus déclive que celui du membre inférieur. Tant que nous n'avons pas eu cet appareillage complet à offrir à nos gros fracturés de la région trochantérienne, nous nous sommes heurtés à toute une série de complications infectieuses et orthopédiques de la plus haute gravité. Nous verrons plus loin que ces complications inévitables, sans un tel appareillage ont maintenant complètement disparu. Actuellement l'appareillage de cette fracture qui est l'une des plus graves, ne soulève, pour nous, pas plus de difficultés que celui d'une fracture de la diaphyse fémorale. L'appareillage est aussi simple, les pansements, grâce à la suspension associée du bassin et du membre inférieur, des plus aisés. L'existence des gros blessés devient vite hors de danger et l'aspect général de ces gros traumatisés est des plus favorables.

A côté de la coxa-vara à éviter par suite de mauvaise coaptation, il y a en effet une grande importance à soutenir le bassin et le petit fragment supérieur de la cuisse pendant toute la durée du traitement et surtout pendant l'exécution de ces délicats pansements. Sinon, la fesse tombe en arrière et le petit fragment supérieur pointe en haut et en avant. Il viendrait ainsi à se produire une *crosse antérieure* qui laisserait une grande difformité et un *raccourcissement* des plus préjudiciables pour la marche future.

Nous avons eu l'occasion de comparer plusieurs radiographies prises au cours du traitement d'un blessé de ce genre, arrivé antérieurement à nous, au Centre de Fractures. Dans une première plaque prise peu après l'arrivée, malgré le traumatisme osseux de la cuisse, l'on ne pouvait y distinguer aucun trait de fracture, cependant la clinique, par la rotation externe du pied et l'impotence fonctionnelle, faisait affirmer celle-ci, et l'on mit un Blake en extension directe avec élévation.

Deux mois plus tard, une intervention s'imposant pour des réactions infectieuses, nous fîmes faire une nouvelle radiographie. Nous constatâmes alors, que par suite de la puissante action des muscles pelvi-trochantériens, sur le fragment trochantérien, cette fracture dont les fragments étaient au début parfaitement coaptés, présentait alors un véritable éclatement et une disposition vicieuse en coxa-vara. Pour éviter ce cal difforme, nous plaçâmes aussitôt la cuisse à 45°, et à l'aide d'une troisième radiographie, nous vîmes que dans la cuisse, le futur cal nous apparaissait en rectitude. Il n'y avait plus de crosse latérale.

Quant à ce qui est de la chute de la fesse et du fragment supérieur trochantérien en arrière, entraîné comme il l'est par celle-ci, nous nous efforçons de l'éviter par le *panier pelvien*, précédemment décrit.

Cette contention de la fesse est non seulement importante au point de vue orthopédique, mais il nous est arrivé de voir dans des cas de mauvais appareillage de ce genre, une *infection profonde de la fesse*, se produire secondairement et même au cours de celle-ci, apparaître des hémorragies secondaires aux dépens des vaisseaux de l'échancrure sciatique.

L'explication en est bien simple :

Le foyer de fracture n'est plus lui-même nettement déclive, et c'est

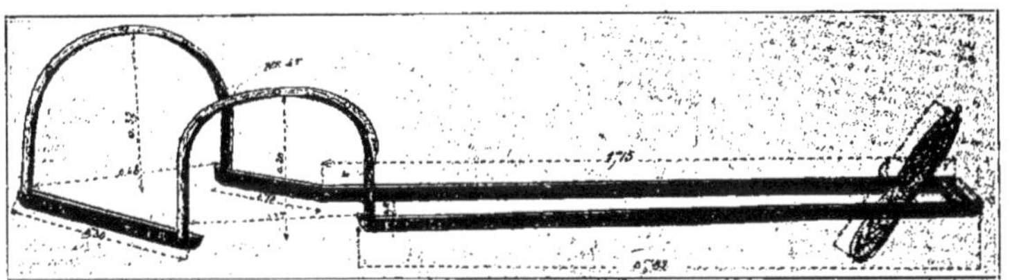

FIG. 59.
Plan du panier pelvien du Centre.

la région fessière qui le devient, en formant un véritable bas-fond purulent.

Si, à ces grosses difficultés orthopédiques que forment et la coxa-vara et la consolidation en crosse à convexité antérieure, qu'il nous faut à tout instant éviter, nous ajoutons le très grave état général du sujet, l'on comprend combien *lourd et difficultueux est le traitement de ces fractures de la région sous-trochantérienne.*

Pendant très longtemps, ce gros fracturé reste en proie à de graves phénomènes de shock. Il présente du délire, de l'insomnie, une forte température, des escarres, des troubles intestinaux avec diarrhée incoercible. La résistance vitale est très amoindrie et la meilleure façon de lui sauver, et la vie et le membre, est de lui assurer immédiatement et d'une façon continuelle, un excellent drainage. Ces blessés ne sont pas, en effet, en état de supporter une grosse intervention, comme une résection. Celle-ci pourrait, au contraire, très rapidement les perdre. Le traitement consistera en un mot, à organiser une extension et suspension de toute la cuisse et du bassin qui répond aux désidératas que nous avons signalés. Un bon drainage « au goutte à goutte » du foyer de la fracture s'en suivra, et cet assèchement complet de la plaie préparera sérieusement à la consolidation.

Quand plus tard, celle-ci sera bien amorcée, que les plaies seront en partie cicatrisées, l'on pourra encore obtenir une consolidation terminale plus rapide, en immobilisant alors, en abduction à 45°, dans un grand appareil plâtré armé et le bassin et le membre inférieur. A l'aide de ce nouvel appareillage, l'on pourra aux belles heures de la journée, sortir ces gros blessés sous la galerie et la *cure héliothérapique* formera un excellent traitement pour leur état général et leur état local.

D'autres fois, il n'est pas rare de voir chez ces gros blessés survenir des escarres, ou même exister antérieurement à l'appareillage, des orifices de sorties larges, par éclatement de l'os et du projectile et qui siègent en pleine région fessière. Quand, chez de tels sujets, soit parce que l'appareillage antérieur a été incorrect et a permis une angulation antérieure des fragments, soit encore parce que la consolidation, grâce à un grand Blake est déjà en bonne voie, l'on ne peut pas, pour la cure terminale, avoir recours à un grand appareil plâtré armé, prenant complètement et le bassin et le membre inférieur. Dans ces cas, pour permettre à la fois et le pansement de toutes ces plaies, et la bonne correction orthopédique avec extension et abduction à 45°, l'on pourra se trouver bien, de la confection *d'une grande attelle uniquement antérieure*, recouvrant largement le bassin et le membre inférieur, immobilisé dans la position correcte. Très souvent, en effet, certains de ces très gros blessés, présentent un amaigrissement considérable, des escarres au niveau de tous les points de contact du squelette et pour la surveillance et le pansement de toutes celles-ci. La grande attelle plâtrée antérieure abdomino-jambière, classique d'ailleurs dans l'école de Berck après notre excellent maître le Dr Ménard pour le pansement des reséqués de la hanche, sera l'appareillage de choix pour ces fracturés, accompagnés de poly-blessures.

Radiographie

Nous ne pouvons terminer ce chapitre des fractures de l'articulation coxo-fémorale et de la région trochantérienne sans insister sur l'importance et la difficulté de l'examen radioscopique complet de ces lésions.

Celui-ci est difficultueux, à cause de l'épaisseur des parties molles, et par suite de l'attitude vicieuse que prend rapidement le membre inférieur.

Il faut cependant, prendre une image radiographique, telle que l'on y voit exactement, non seulement l'image de l'interligne, mais celui des parties voisines : col et trochanter. Or, on sait, classiquement, que pour obtenir une image correcte du col, il faut mettre le membre inférieur en rotation interne maxima. Pour cela, le sujet étant couché sur le dos, les pieds doivent être disposés de telle façon que les pointes se touchent et

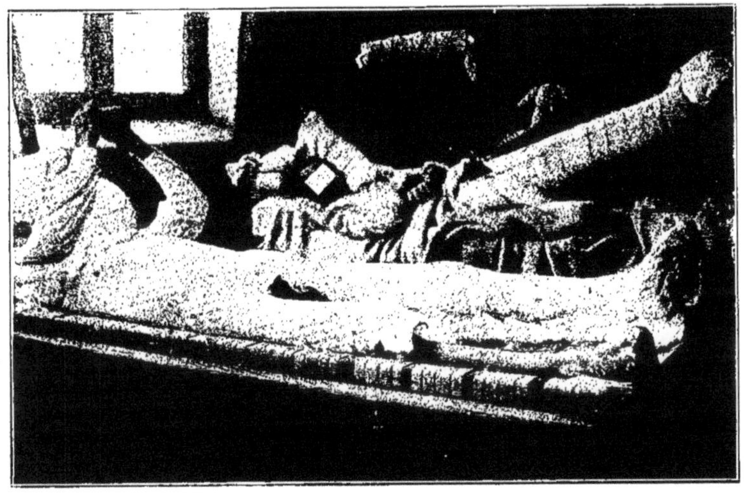

Fig. 60.
Grande gouttière plâtrée antérieure abdomino-pedieuse (type résection de la hanche de Berck) pour fracture sous-trochantérienne dont l'on a corrigé une angulation antérieure.

que les talons soient écartés au maximum. Les talons séparés, sont calés avec des sacs de sable et les pointes des pieds sont rapprochées, par le poids d'un autre de ceux-ci. Enfin, la radiographie de la hanche sera rendue encore plus nette, par l'usage du tube de Béclère.

Et, quand cette radiographie est ainsi obtenue, sa lecture ne comprend pas seulement l'examen des contours de la tête, du col et de la région trochantérienne, et celui de l'aspect de leur trame osseuse. La ligne ischiatique inférieure, prolongée par la ligne cervicale inférieure vient décrire une sorte d'ogive de courbe adoucie et progressivement régulière, sans aucune espèce d'à-coups ni d'irrégularités. Tel est cet aspect dans les cas normaux. Qu'il se produise, au contraire, une lésion quelconque de la tête ou du col et la courte ogivale présentera en face de celle-ci un défaut dans sa pureté (*fig.* 61 et 62). *Cette étude de l'ogive est donc capitale.*

Parfois, c'est la surface convexe cartilagineuse de la tête fémorale, d'autres fois la surface concave également régulière de la cavité cotyloïde dont les moindres lésions feront remonter le segment ogival correspondant. C'est d'ailleurs grâce à cela que l'École de Berck avec Ménard sait lire l'existence d'une coxalgie au début.

De même, au cours de nos blessures de guerre, s'il existe une fêlure ou une fracture de la tête ou du col, nous rencontrerons encore un certain angle ou une certaine surface rentrante de l'ogive cervicale.

On voit donc combien pour le radiographe et le chirurgien l'étude approfondie de la courbure régulière du contour ischiatique et de la ligne cervicale inférieure est intéressante pour la découverte d'une lésion quelconque et même minime de l'articulation coxo-fémorale.

Nous allons maintenant, passer en revue une série d'observations de nos fractures sous-trochantériennes (Obs. 31, 32, 33, 34).

OBSERVATION N° 31. — D. A. — SERGENT AU 43ᵉ RÉGIMENT D'INFANTERIE. — Blessé le 20 avril 1918 à Mesnil-Saint-Georges.

Diagnostic de la blessure : Fracture ouverte du col du fémur par balle.

Rentre au *Centre Spécial de Fractures*, LE 24 AVRIL 1918.

On met au blessé, un appareil de Blake en *extension directe*. A la radioscopie, faite LE 25 AVRIL, il n'y avait pas d'apparence de fracture, ni de lésion osseuse sur la tête du col ou de la région trochantérienne. L'articulation coxo-fémorale paraît normal (Radio 32).

L'appareillage LE 28 AVRIL a donc été appliqué, parce qu'il y a un orifice d'entrée ponctiforme de la région trochantérienne gauche, et un orifice de sortie au niveau de la fesse gauche et qui apparaît large, déchiquetée, remplie de débris sphacelés, dégageant une odeur fécaloïde. Il existe un décollement du coccyx. Le membre est en rotation interne et l'impotence fonctionnelle est absolue.

Une deuxième radiographie est faite LE 29 AOÛT, parce que depuis quelque temps, il se produit de l'élévation de température et des signes de rétention purulente. Cette fois, la radiographie, montre très nettement qu'il y a eu fracture de la tête fémorale et qu'il y a, pour ainsi dire, disposition en éventail des fragments de celle-ci. Il faut faire remarquer que l'appareillage à la Blake avait été fait en extension directe et non pas en abduction (Radio 33).

LE 28 JUILLET, l'on constate l'existence d'une collection supurée étendue à toute la fesse. Cette dernière, étant données les dimensions trop courtes de l'appareil de Blake, tombe en effet au-dessous de la cuisse, entraînant le petit fragment supérieur en bas et en arrière. Cet appareillage n'a pas maintenu le point déclive au niveau même du foyer de fracture, mais il a permis le passage de

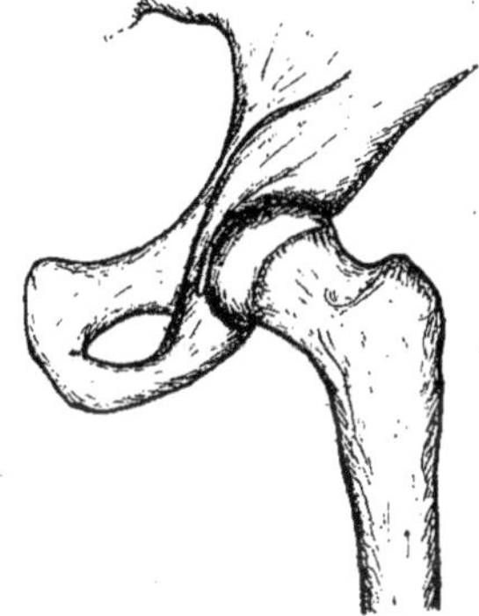

FIG. 61.

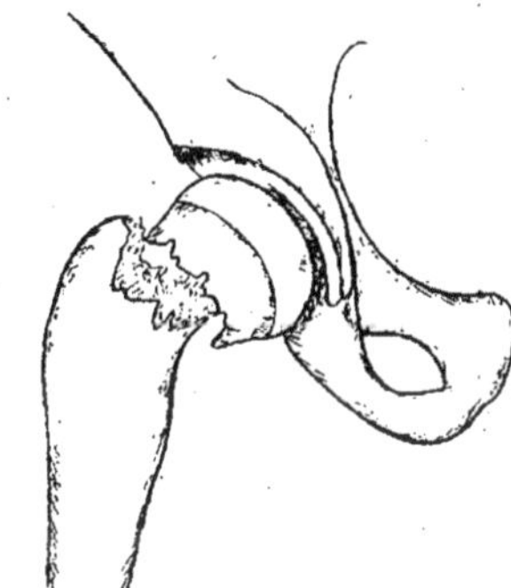

FIG. 62.

LÉSIONS DU COL FÉMORAL

Ogive régulière formée par la ligne ischiatique inférieure prolongée par la ligne cervicale inférieure.

Toute lésion de la tête ou du col, bouleverse complètement la ligne régulière de l'ogive précédente.

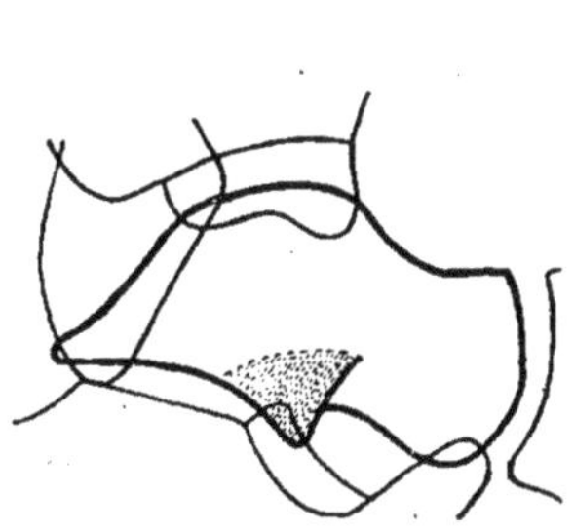

FIG. 63.

LÉSIONS DE L'ASTRAGALE

En pointillé : Apophyse externe délimitant les fractures du col et du corps.

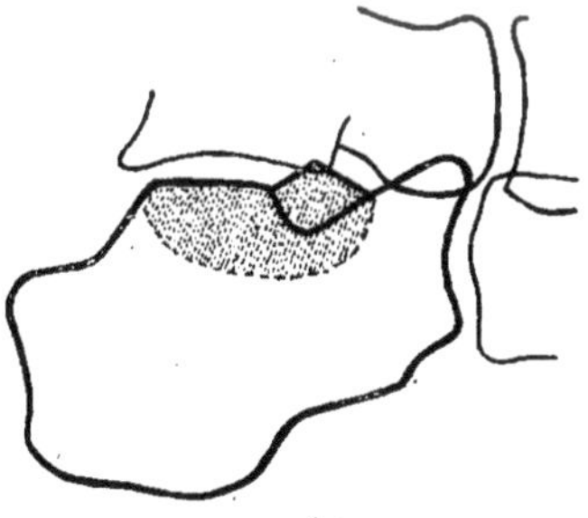

FIG. 64.

LÉSIONS DU CALCANEUM

En pointillé : La région du talamus, ou lit de l'astragale.

l'infection au niveau de la profondeur de la fesse, plus déclive elle-même que le foyer de fracture.

Au cours du drainage de la fesse, le passage d'un drain au niveau de l'échancrure sciatique, entraîne une hémorragie grave de la fessière, qui nécessite la conservation à demeure de deux pinces de Kocher, pendant quarante-huit heures. Au cours de cette intervention, l'on a cependant assuré le drainage de la fracture fémorale.

Les suites opératoires furent très lourdes. Il s'agissait d'un très gros blessé, déjà miné par le choc, l'infection, les escarres et l'hémorragie grave au cours de l'intervention, et ce ne fût que par une hypodermie très active que l'on réussit à lui permettre de se remonter, d'autant plus qu'une diarrhée incoercible vint les jours suivants s'ajouter aux graves symptômes précédents.

A l'heure actuelle, LE 10 SEPTEMBRE 1918, l'état général du blessé s'est très remonté, et dès que les escarres se seront mieux cicatrisées, l'on procédera à

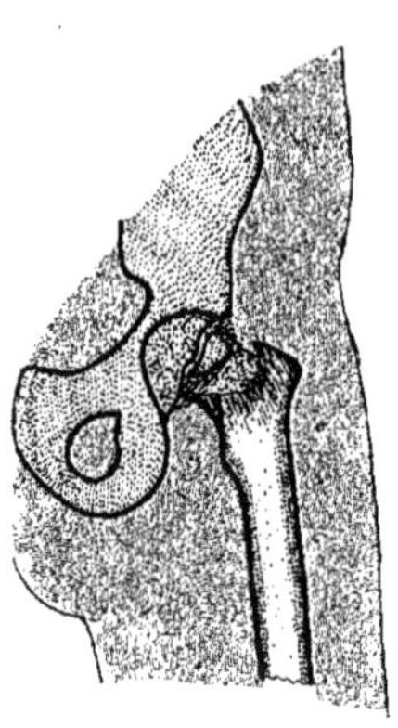

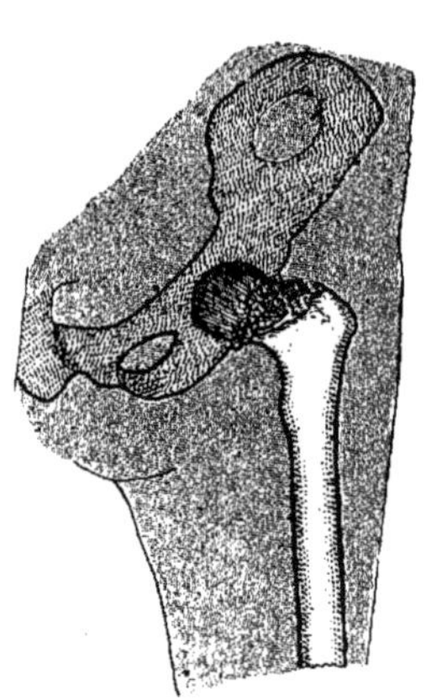

FIG. 65.

FRACTURES DU COL FÉMORAL

OBSERVATION 30.
Radiographie 33.
Résection de la hanche appareillée à 45°.

OBSERVATION 31.
Radiographie 34.
Fracture du col coaptée, avant l'appareillage.

OBSERVATION 31.
Radiographie 35.
Éclatement des fragments par un appareillage en extension directe (Il aurait fallu l'extension à 45°).

l'immobilisation en abduction à 45° à l'aide d'un grand appareil plâtré à double spica armé. De cette façon, la consolidation se complètera en bonne position, le pansement des plaies restera très facile jusqu'à la fin, et l'on pourra sortir ce gros blessé, pour qu'il puisse profiter de la cure héliothérapique.

A la date du 3 NOVEMBRE, on applique une grande attelle antérieure abdomino-cruro-jambière, car à cause des nombreuses escarres et des plaies traumatiques et opératoires, il est impossible d'envelopper complètement le bassin et le membre inférieur, à l'aide d'un appareil plâtré. Cette attelle permet une très bonne réduction orthopédique et le pansement facile, de toutes les surfaces cruentées.

OBSERVATION N° 32. — M. J. — 18e Régiment d'Infanterie. — Blessé le 9 juin 1918 à Méry.

Diagnostic de la blessure : Fracture ouverte du fémur gauche ouverte au tiers supérieur par balle.

Le blessé rentre au *Centre* le 12 août 1918.

A ce moment, il présente une plaie de la face externe de la cuisse gauche et une autre plaie à la région périnéale. Il existe encore les vestiges de multiples

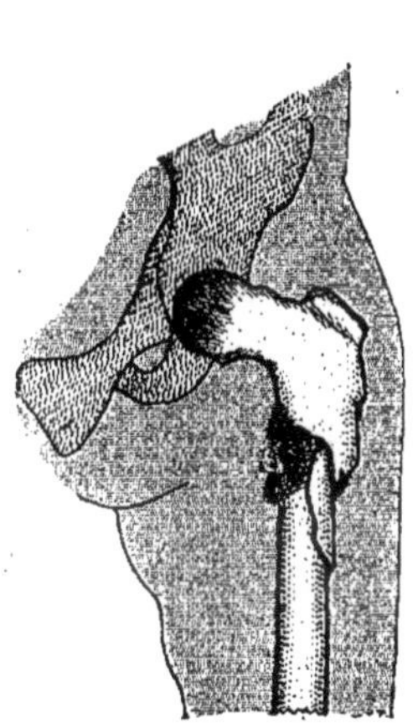

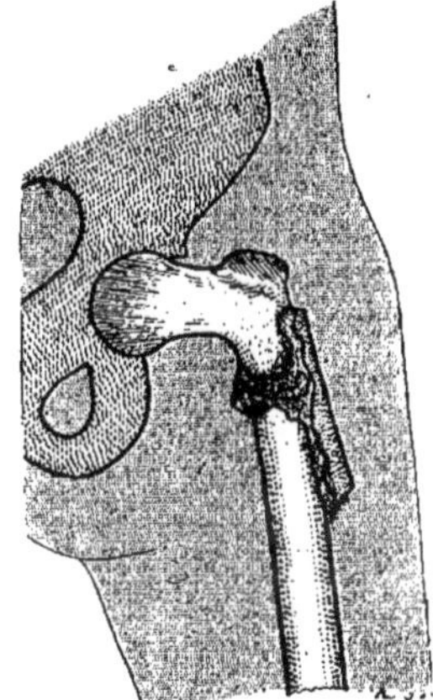

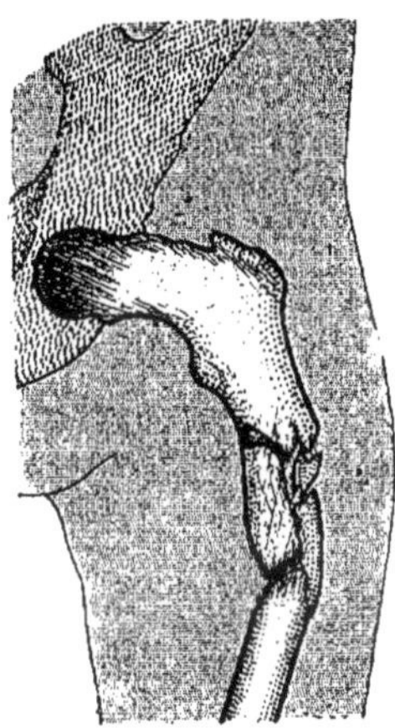

Fig. 66.

FRACTURES SOUS-TROCHANTÉRIENNES DU FÉMUR

OBSERVATION 32. Radiographie 36. Fracture sous-trochantérienne en extension à 45°.

OBSERVATION 33. Radiographie 37. Fracture sous-trochantérienne en extension à 45° avec coxa-vara (col à angle droit sur corps).

OBSERVATION 34. Radiographie 38. Fracture sous-trochantérienne en extension directe suivie de consolidation vicieuse en crosse (sous-trochantérienne).

débridements qui ont été nécessités par des complications de gangrène gazeuse.

A la radiographie, faite au lit même du blessé, parce que son état est très grave, à l'aide du meuble roulant de Ledoux-Lebard, l'on constate l'existence d'une fracture sous-trochantérienne, dont la réduction est favorable, car elle est appareillée à la Blake à 45°.

Malgré tout, le 14 août 1918, il se produit une collection profonde de la fesse, car le drainage de la fracture n'est pas maintenu suffisamment déclive, parce que l'appareil de Blake s'arrête à la racine de la cuisse (Radio 34).

Aussi l'on applique successivement un grand panier pelvien, puis un grand plâtre type coxalgie.

OBSERVATION 33. — L. C. — SOUS-LIEUTENANT AU 147e RÉGIMENT D'INFANTERIE. — Blessé le 29 mai 1918 à Arcy.

Diagnostic de la blessure : Fracture du fémur partie supérieure par balle de shrapnell.

Le malade rentre au *Centre de Fractures*, LE 23 JUILLET.

A son entrée, il présente une bonne consolidation, mais il y a encore des cicatrices des faces externes postérieures et internes de la cuisse.

A la radiographie, LE 25 AOÛT, l'on constate l'existence d'un cal puissant, sous-trochantérien, avec des fragments osseux bien axés. Cette fracture avait été appareillée par un appareil Blake en élévation et abduction à 45°. Il existe cependant de la coxa-vara (Radio 35).

OBSERVATION 34. — M. P. — CAPORAL AU 288e RÉGIMENT D'INFANTERIE. — Blessé le 18 avril 1918 à Mortemer.

Diagnostic de la blessure : Fracture comminutive sous-trochantérienne gauche, par E. O.

Le malade rentre au *Centre* LE 1er JUIN 1918.

Le même jour, la radiographie constate l'existence d'une fracture du fémur gauche au tiers supérieur avec perte de substance étendue.

LE 6 JUIN, l'on met un Blake en extension continue directe.

LE 19 SEPTEMBRE, une radiographie, montre qu'il n'y a pas encore consolidation et qu'il y a une déviation angulaire à sinus interne.

LE 8 AOÛT, pour lutter contre la pseudarthrose et pour mieux axer les fragments, on applique un appareil plâtré moulé et fenêtré, type Calot à 45°. Ainsi appareillé, le blessé est mis sur un lit support, qui permet de le sortir tous les jours et d'exposer lui-même sa fracture à la cure héliothérapique.

LE 9 SEPTEMBRE, il y a encore un certain retard de consolidation et on applique un appareil Delbet, permettant la marche (Radio 36). Celui-ci permet une très bonne réduction de la fracture. La crosse se redresse et le raccourcissement antérieur du membre se corrige.

Fractures diaphysaires fémorales

Les fractures diaphysaires du fémur avec grosse infection ne peuvent encore être mieux traitées que par l'appareil de Blake. Avec cet appareil, nous avons encore une bonne réduction, un bon drainage, une bonne immobilisation, des pansements faciles, la suppression de toute douleur. C'est ainsi que nous voyons, dans nos salles spéciales de fractures diaphysaires de la cuisse, des séries de gros blessés, présentant malgré de graves lésions, des visages excellents.

L'aspect de ces derniers, témoigne d'un bon repos, d'une bonne alimentation et d'une suppression de la douleur. Mais, il faut ici veiller avec un soin jaloux, *à la bonne extension.* Il faut un emplâtre qui soit toujours adhésif, ainsi qu'un nombre de kilos toujours suffisant. Avant l'application de celui-ci, il sera bon de laver la peau à l'aide d'éther, de ligroïne ou d'essence minérale, de cette façon la surface cutanée étant mieux dégraissée l'adhérence de l'emplâtre sera plus intime sur la peau.

Il faut bien veiller à ce que la nuit, le blessé ne fasse point ôter ses poids extenseurs, soit par un veilleur, soit par un voisin. Il suffirait en effet, d'une suppression très passagère de celle-ci pour que la bonne réduction soit perdue.

La guêtre de Miss Gassette, appliquée sur enveloppement ouàté, donne également de bons résultats. Il en est de même de bandes collées du Major Sainclair, à la colle de Unna.

Au cours de cet appareillage, il sera parfois utile, d'avoir recours au traitement irrigateur, selon la méthode de Carrel. Il faudra enfin veiller tout particulièrement, à ce que le point déclive du drainage soit bien au niveau du foyer de fracture. Il nous est arrivé de voir des fracturés déjà anciens, chez qui la fracture était en si bonne voie, qu'ils se croyaient permis spontanément de décrocher leur jambe et de la reposer simplement horizontale, sur le plan du lit. En un laps de temps très court, survenait rapidement une infection diffuse, soit de toute la jambe, soit de la région du genou. Dans un cas de ce genre, nous fûmes sur le point de faire une

6

arthrotomie de l'articulation fémoro-tibiale. Heureusement, le seul fait d'accrocher et de suspendre à nouveau le membre, suffit pour faire dissiper toute cette infection nouvelle. Aussitôt, « le goutte à goutte » du drainage du foyer de fracture, se reproduisit. Une autre fois, nous dûmes, à la suite de cette imprudence, arthrotomiser complètement un genou.

Les fracturés de ce genre présentent souvent un pus odorant et même fétide. En présence de cette particularité nous avons observé les

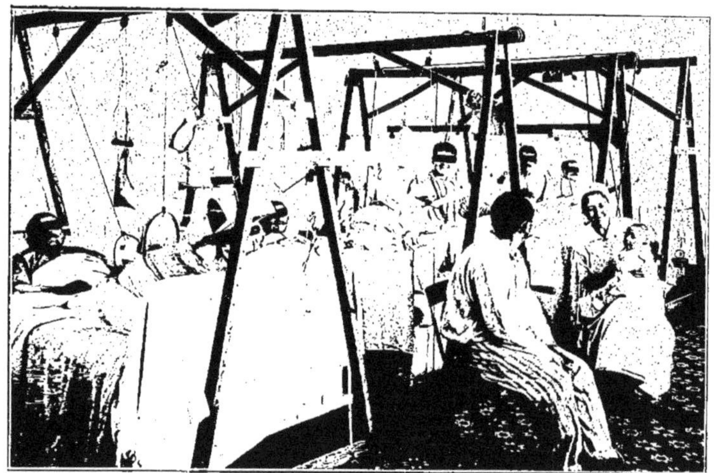

Fig. 67.
Appareils de Blake, individuels.

meilleurs résultats par des lavages quotidiens du foyer de fracture a l'aide d'éther sulfurique.

Chez tous ces fracturés de la cuisse, il faut donc veiller d'une façon incessante au bon fonctionnement de ce drainage. Dans les salles de ceux-ci, l'on voit souvent à la contre-visite, sur une douzaine de blessés de ce genre, 4 ou 5 qui atteignent 40 et plus. Ordinairement, cette hyperthermie, associée d'ailleurs à de la céphalée et à de la douleur locale est due au fonctionnement plus ou moins interrompu d'un drain. L'on ne doit pas s'en inquiéter outre mesure. En général, le lendemain ou le surlendemain, après un ou deux bons pansements au cours desquels on a bien lavé le drain et son trajet, l'on a modifié la traction ou l'élévation du membre ou l'on a encore appliqué quelques pansements humides au cyanure de mercure ou au Carrel, l'on voit tous ces phénomènes se dissiper. Le Chirurgien et les Infirmières doivent être prévenus, car aucune salle n'est aussi préoccupante dans un Centre de Fractures comme celle des fracturés de cuisse. Ce sont les blessés qui réclament les soins les plus assidus. Les pansements doivent être faits d'une façon minutieuse. Ils doivent être exécutés sans pré-

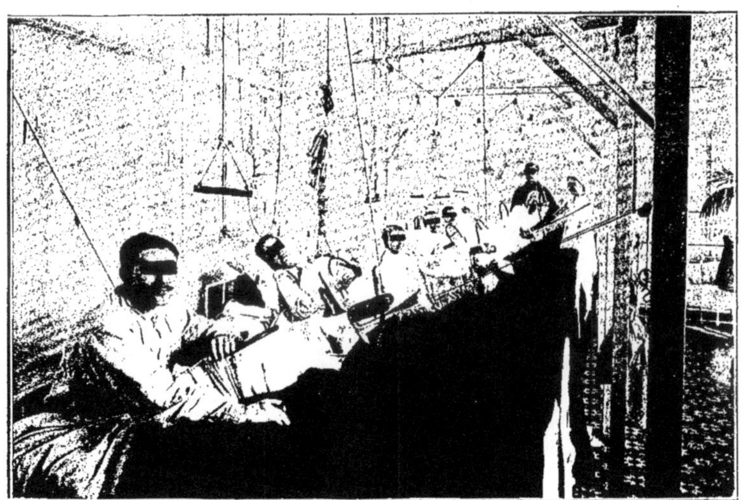

Fig. 68.
Disposition générale d'une salle pour appareillage à la Blake

cipitation. Ils réclament une assistance nombreuse et leur importance est des plus grandes. Nous avons vu bien des fois, *des pansements ainsi faits être les équivalents de la meilleure opération.* Nous avons pris le principe de ne retoucher à ces fractures que lorsque, après plusieurs bons pansements, quotidiens, le drainage ne s'est pas refait ni la température améliorée : dans ce cas seul nous réintervenons. Dans les salles de ce genre, encore plus qu'ailleurs, il faut une infirmière dont le dévouement soit sans limites et dont l'initiative soit constante. C'est un véritable poste de confiance, car il n'y a pas une collaboratrice plus immédiate et plus précieuse pour le Chirurgien.

« L'expérience a prouvé, a dit Calot (cité par Delorme) au chirurgien orthopédiste, qu'une longue patience permet de conserver des membres qu'il était à ses débuts tenté de sacrifier. »

Quant, au bout d'un certain temps, ces fractures diaphysaires sont en partie cicatrisées et désinfectées, et que par suite du grand fracas, il existe une perte de substance encore assez considérable, il y a intérêt à appliquer, pour obtenir une grande immobilisation, un grand appareil

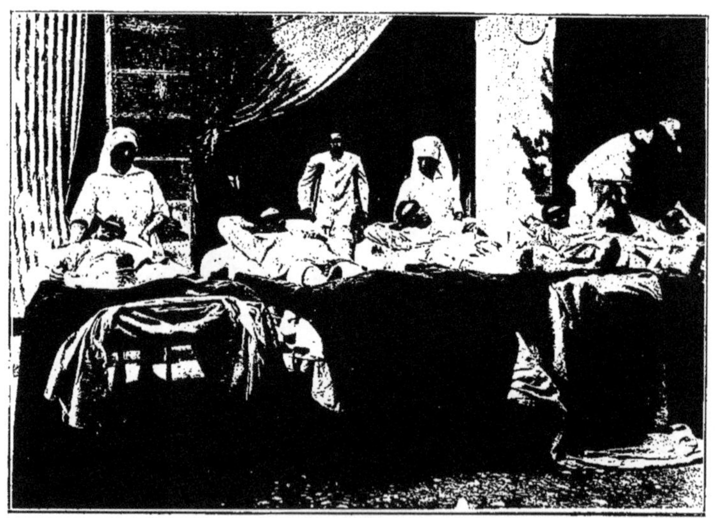

Fig. 69.
Galerie des retards de consolidation. — Cure héliothérapique.

plâtré avec extension directe. De cette façon, en même temps que la consolidation se termine, les malades sont transportés sous les galeries. L'on expose au soleil, les cicatrices inachevées, et c'est ainsi que ces blessés abrègent plus rapidement leur convalescence (Obs. 35 et 36).

D'autres fois, quoique la cicatrisation soit terminée, il existe un certain retard de consolidation. C'est dans ces cas, où nous avons recours à l'appareil de marche de Delbet, qui nous donne les meilleurs résultats. (*fig.* 70).

La méthode de suspension américaine, précédente a été tout spécialement préconisée encore par Tuffier, puis par Pierre Duval dans la préface du travail de Desfosses et Ch. Robert.

Tous ces auteurs se rattachent à l'unification usuelle de l'attelle de Thomas. Comme au Centre, avec Henri Béclère, ils conseillent le contrôle radiologique au lit du blessé avec le meuble de Ledoux-Lebard. Mais, dès que la suspension n'a plus raison d'être, ils remplacent l'attelle temporaire de Thomas, par un Alquier ou un Delbet.

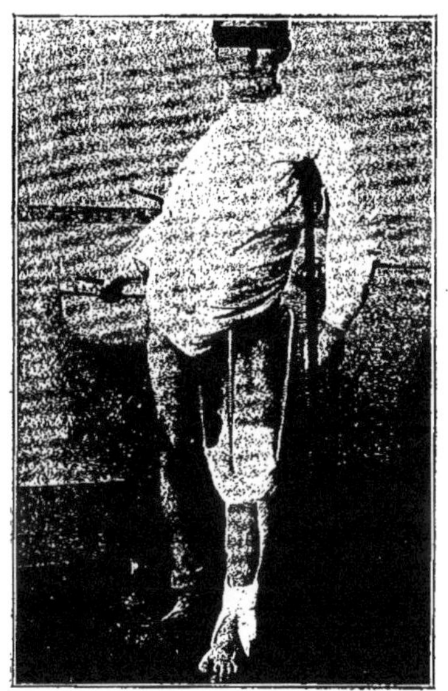

Fig. 70.
Appareil de Delbet pour retard de consolidation des fractures de cuisse.

Pour ces auteurs, comme conclusion, « l'attelle de Thomas « est celle du genre le plus simple, « sans filetage, sans vis, sans bou- « lons, sans articulations, impro- « visable n'importe où, par n'im- « porte qui sans outillage spécial. « Elle peut accompagner le blessé, « du moment où il tombe, jusqu'à « sa guérison. »

Personnellement, l'un de nous a eu l'occasion, étant au Groupe chirurgical mobile de l'Armée Française d'Orient, dirigé par M. le Médecin principal Le Filliâtre, d'appliquer cette attelle dans les hôpitaux de Florina et de Monastir, au cours de toutes les fractures de cuisses. Depuis trois années que nous y avons recours, nous en sommes devenus des partisans très convaincus.

L'on se souviendra cependant, toujours avec le Professeur Delorme, que la *raideur ou l'ankylose du genou*, est une conséquence trop habituelle du traitement des fractures de cuisse par coup de feu. Il faudra donc, quand on aura évité l'angulation du cal, faire assouplir les mouvements de l'articulation du genou.

OBSERVATION N° 35. — R. F. — 2e Bataillon de Marche d'Afrique. — Blessé le 5 avril 1918 à Grivesnes.

Diagnostic de la blessure : Fracture comminutive du fémur gauche au tiers moyen par balle.

Le blessé rentre au *Centre* LE 24 AVRIL 1918.

A ce moment, il présente une vaste plaie occupant la partie inférieure de la cuisse gauche, au niveau de la région moyenne, et une autre plaie au niveau de la région inférieure et externe, toutes deux communiquant entre elles.

A la radioscopie, LE 27 AVRIL, on constate une fracture du fémur gauche au

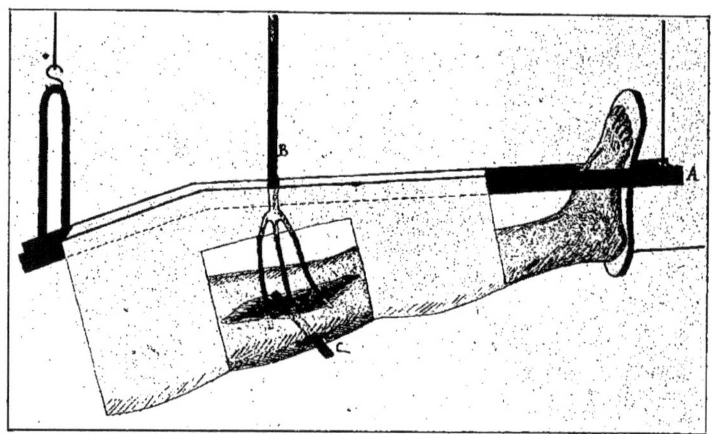

FIG. 71.
Grand champ fenêtré fixe, disposé en hamac, maintenant en position stable les deux fragments de la fracture et permettant le lavage continu et les pansements faciles de la fracture.
A. Attelle de Thomas ; B. Tube de Carrel en fourche ; C. Drainage déclive.

niveau du tiers moyen, avec un gros fracas osseux et de gros fragments longitudinaux à la face interne. (Radio 39).

LE 28 AVRIL, appareil de Blake en suspension et extension avec appareillage au Carrel.

LE 21 JUIN, drainage des plaies de la face antéro-externe et contre-ouverture dans la région des abducteurs.

LE 25 JUILLET comme la suppuration se tarie et que la consolidation apparaît satisfaisante, au cours d'une nuit, le blessé s'est décroché lui-même son membre et cesse l'extension. L'infirmière met le lendemain le membre inférieur dans une gouttière de Delorme.

LE 13 AOÛT, gonflement du genou et œdème de la jambe, 41° de température.

LE 15 AOÛT, le membre est raccroché. L'extension refaite, le genou dégonfle, la douleur disparaît ainsi que la température. Désormais, les suites de la fracture sont normales.

OBSERVATION N° 36. — P. A. — 60e Régiment d'Infanterie. — Blessé le 28 septembre 1918 à Tahure.

Diagnostic de la blessure : Plaie pénétrante de la cuisse droite avec fracture du fémur par balle.

Le blessé rentre au *Centre* le 9 octobre 1918.

Il présente une plaie très étendue de la face externe de la cuisse droite.

A la radiographie, faite le 10, l'on constate l'existence d'une fracture diaphysaire, région moyenne du fémur, dont les fragments sont peu désaxés.

En présence de cette lésion, l'on applique immédiatement un Blake en suspension et extension continue, qui permet facilement les pansements et assure le drainage, ainsi que la consolidation progressive. (Radio 40).

Fractures sus-condyliennes du fémur

Ces fractures qui siègent à cinq ou six centimètres au-dessus de la rotule, sont les *fractures du tiers inférieur du fémur.*

Au cours de celles-ci, le genou est élargi dans le sens transversal et le sens antéro-postérieur, et il existe de la mobilité anormale. Le *genou présente le plus souvent de l'épanchement.*

C'est à l'aide de la *radiographie* faite de profil, seule, que l'on se rend véritablement compte que le fragment intérieur bascule en arrière. La radiographie de face montre que le fragment supérieur est en abduction, contrairement à ce que nous avons observé pour les fractures du tiers supérieur.

La *consolidation de ces fractures est très lente ;* parfois quatre ou cinq mois. Il y a de la *raideur du genou*, et parfois de la *pseudarthrose.*

S'il s'agissait de fractures fermées, l'appareil à extension continue d'Hennequin, serait excellent, à condition de bien ouater le bandage « point d'appui » du petit fragment, qui est le point où repose toute la force de l'extension.

Malheureusement, il ne faut pas penser à cette méthode, pour le traitement de ces fractures compliquées de guerre.

Il serait également avantageux, dans cette variété, de fractures basses, de pouvoir exercer des tractions sur le fragment inférieur, le genou étant en flexion. De cette façon, les jumeaux qui attirent ce fragment inférieur en arrière, se relâcheraient, mais il est exceptionnel, même avec cette méthode, d'obtenir une réduction parfaite. Il est habituel, même dans les cas où l'on met la jambe en flexion sur la cuisse, de n'obtenir qu'une réduction défectueuse.

D'autre part, au cours des fractures compliquées de guerre, il existe ordinairement un épanchement du genou, qui tend souvent à l'infection, et pour lequel, la flexion du genou devient rapidement intolérable et pourrait laisser une réaction ankylosante avec ce vice de position.

Aussi, nous avons recours à l'appareil de Blake en extension directe et suspension, à l'aide d'une forme modifiée de l'attelle de Thomas. Cette méthode nous a donné les résultats les meilleurs surtout en présence de ces arthrites secondaires du genou. Avec cet appareil, comme l'indique Blake, la position de l'articulation ne bouge pas, c'est donc son repos absolu.

D'autre part, la question du drainage, grâce à l'élévation devient beaucoup plus simple et l'on peut aussi pratiquer l'irrigation continue à volonté.

Nous avons, au cours de ces fractures sus-condyliennes compliquées, insisté sur la question des épanchements secondaires infectés. Quoiqu'il n'y ait pas de fracture communiquant avec l'article, il existe souvent une *pyarthrose*, pour laquelle la *question du drainage est très importante.*

Dans ces cas, il y a lieu de remarquer que ces appareils à suspension sont ceux qui permettent le mieux le drainage naturel du *cul-de-sac rotulien*. De cette façon, grâce à l'élévation simple comme dans la méthode de Jaboulay, il est inutile de pratiquer une arthrotomie, soit latérale, soit transversale ; ni même l'arthrostomie de Fieux, pour obtenir un drainage constant de ce cul de sac supérieur.

Cette fracture sus-condylienne fémorale peut, malgré cet appareillage et cette suspension laisser encore longtemps chez le blessé, un *état général très grave*. En plus de cette réaction du genou, dont nous avons indiqué la méthode pour l'éviter, il existe fréquemment, au cours de cette fracture, une disposition très oblique du trait de fracture. Il en résulte une très grande étendue de cavité médullaire ouverte, en même temps qu'au niveau du fragment inférieur, une grande surface de tissu spongieux offerte ainsi tout naturellement à l'infection. C'est ce qui fait qu'il existe pendant longtemps, des phénomènes d'infection médullaire osseuse qui entraînent chez le sujet, de grandes oscillations thermiques, parfois également une diarrhée persistante par résorption septique. Et, c'est dans ces cas, où si le drainage du foyer de fracture particulièrement considérable, n'est pas bien assuré, l'on peut voir souvent, non seulement de la pyarthrose du genou, mais encore de l'infection de tous les tissus du voisinage, voire même des infections vasculaires et de graves hémorragies secondaires.

Deux fracturés de ce genre, nous ont paru particulièrement intéressants. L'un, venant du front, arriva au Centre suturé primitivement. En présence de certains symptômes avant-coureurs de la grande infection, l'on désunit de suite et l'on radiographia.

Malgré la désunion totale des plaies, l'infection du foyer de fracture continua, les bourgeons charnus de toute la loge se mirent à saigner. L'on fit de grands lavages et l'on tamponna minutieusement. En même temps, la cuisse devint énorme, l'état général préoccupant. Aussi, trois jours après, les hémorragies persistant, l'on voulut faire l'exploration complète de la lésion, mais il se produisit sur la table d'opération, une hémorragie telle que nous fûmes forcés de pratiquer sur le champ une circulaire plane économique qui assura seule la vie du sujet.

Pour l'autre cas, le blessé était porteur de trois lésions graves associées, il présentait une plaie énorme de la face externe de la cuisse, un épanchement infecté du genou, et à la radiographie, on constata l'existence d'une fracture très oblique en bec de flûte. (Fracture axile en enfilade de Delorme.) Ce second blessé nous donna également pendant longtemps une série d'ennuis : il est certain que par la suspension de Blake le genou se dessècha vite. En revanche, la plaie très étendue se recouvrit très rapidement d'un enduit d'aspect dyphtéroïde avec fausses membranes épaisses et généralisées à toute la plaie, que nous ne pûmes attribuer qu'à la gravité de l'état général du sujet et au gros choc traumatique. Par les pansements à l'éther, par les lavages continus, au Dakin, puis de toute la plaie au sérum, les surfaces cruentées revinrent progressivement belles. En même temps, nous nous occupâmes à remonter l'état général de ce gros blessé par les injections hypodermiques, d'huile camphrée, spartéine, strychnine, sérum sucré, ce qui fit qu'au bout de quelque temps, l'aspect général du blessé devint meilleur. Le pouls retomba aux environs de 100 pulsations, le genou devint normal et les plaies même, devinrent en voie de cicatrisation. En un mot, rien à ce moment ne semblait inquiétant dans les lésions de ce fracturé, et cependant la température tendait à être élevée, le soir, c'est qu'elle restait due aux phénomènes septiques de l'ostéo-myélite-traumatique résidant toujours au niveau du trait de fracture très étendu. Aussi, l'infirmière redoubla-t-elle d'activité dans ces lavages continus, pour que, autant que possible, un courant permanent put éviter la stagnation au fond de ce

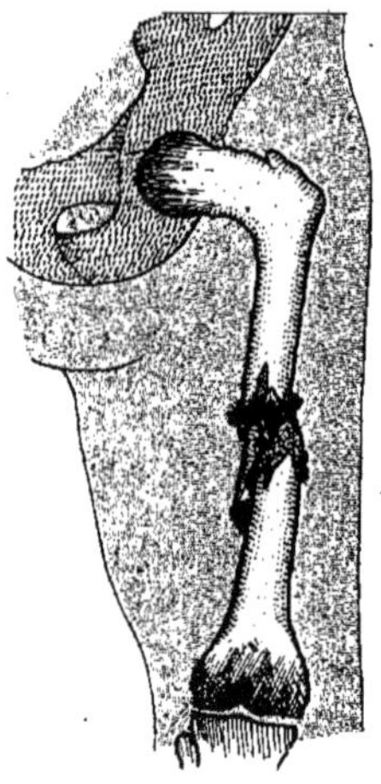

Radiographie 39.

Fracture traitée par l'appareil de Blake en extension directe avec bonne réduction.

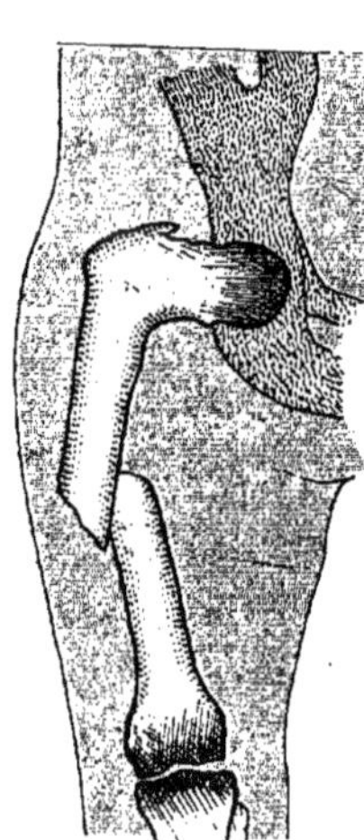

Radiographie 40.

Fracture traitée par une extension insuffisante et présentant une mauvaise réduction de fragments.

Fig. 72.

foyer. Pour ce second blessé, l'on peut dire que la conservation de son membre est maintenant assurée mais il en résulte, étant donnés les deux cas que nous venons de relater que la *gravité de ces fractures sus-condyliennes fémorales peut être très grande à plusieurs points de vue.* (Obs. 37 et 38).

OBSERVATION N° 37. — G. L. — 52e Régiment d'Infanterie. — Blessé le **11** Juin **1918** au Bois de Belleau.

Diagnostic de la blessure : Fracture esquilleuse du fémur gauche au tiers inférieur par balle.

Entre au *Centre de Fractures* LE 17 JUIN 1918.

Le blessé présente une large plaie suturée en partie au niveau de la face externe de la cuisse gauche.

A la radiographie, il existe une frature du fémur gauche à l'union du tiers moyen et du tiers inférieur. (Radio 41).

Il existe un chevauchement à déviation angulaire et le fragment inférieur bascule en arrière.

LE 18 JUIN, appareil à suspension et à extension continue.

LE 26 JUILLET drainage déclive de la fracture au niveau du tiers inférieur.

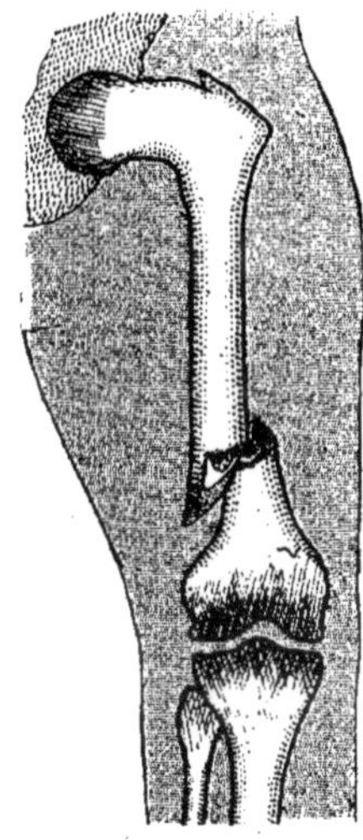

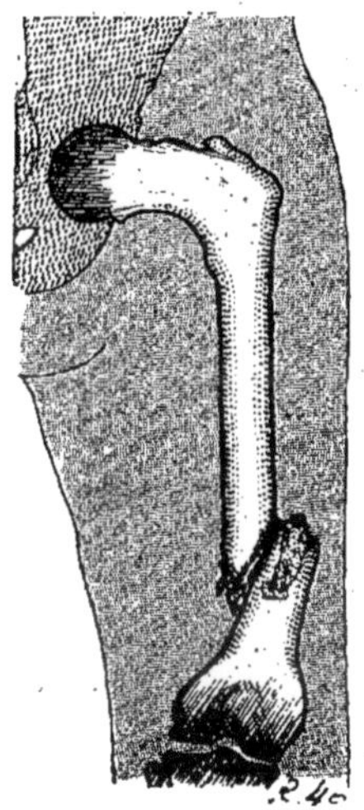

FIG. 73.

Radiographie 41.

Fracture traitée par l'appareil de Blake en extension. La réduction est bien axée.

Radiographie 42.

Fracture où l'extension n'a pas été suffisante et où la coaptation n'est pas correcte.

LE 2 SEPTEMBRE, on enlève l'extension, la fracture est à peu près consolidée et on appliquera un appareil de marche de Delbet pour terminer ce traitement. (Radio 37).

OBSERVATION N° 38. — L. A. — 34e RÉGIMENT D'INFANTERIE. — Blessé le 9 Juin 1918 au Poiron.

Diagnostic de la blessure : Plaie pénétrante par balle, avec fracture comminutive au tiers inférieur.

Entre au *Centre Spécial de Fractures* LE 9 JUIN 1918.

La cuisse présente à sa face externe une plaie très étendue, en partie suturée, et l'on désunit la suture sitôt l'entrée du blessé au *Centre*.

La cuisse est depuis très volumineuse, le genou est distendu, la température atteint 40°, et elle ne présente point de défervescence le matin.

A la radioscopie, fracture sus-condylienne du fémur droit, dont le fragment inférieur est dévié en arrière et en dedans. (Radio 42).

On appareille de suite le membre inférieur dans un appareil de Blake en extension directe. Les pansements deviennent faciles, l'épanchement du genou se draine sans arthrotomie, ou arthrostomie. La température descend progressivement. Par suite de l'extension continue en suspension, la réduction et la consolidation se présentent dans les meilleures conditions possibles. (Radio 39).

FRACTURES DU GENOU

Ces fractures comprennent les lésions osseuses de l'extrémité inférieure du fémur, qui d'abord *diaphysaires*, deviennent ensuite *épiphysaires*. A côté de ces fractures mixtes, il y a celles atteignant directement le *squelette de l'article*.

Les fractures juxta-articulaires fémorales, sont parfois uniquement *unicondyliennes et parcellaires*. D'autres fois, elles détruisent complètement un condyle et elles peuvent rentrer alors par leurs graves dégâts associés, dans la classe des fractures *multi-osseuses*, nécessitant une résection plus ou moins étendue.

Les fractures articulaires proprement dites, sont d'abord les fractures compliquées simples de la *rotule*. Celles-ci sont très rares, comparativement aux fractures multi-osseuses du genou. Pour qu'il y ait fracture unique de la rotule, il faut que le projectile pénètre latéralement dans la partie toute antérieure du genou. Ce fait ne se produit qu'exceptionnellement. Au contraire, quand le projectile pénètre d'avant en arrière et de bas en haut, il fracture la *rotule, puis les condyles fémoraux*. S'il pénètre d'avant en arrière et de haut en bas, il lèse les *plateaux tibiaux*. Enfin, quand le projectile pénètre dans l'axe même du genou, *rotule, fémur et tibia* éclatent et c'est là, la plus grave fracture multi-osseuse du genou.

Le traitement et l'appareillage de ces différentes fractures est très varié.

Fractures unicondyliennes du fémur

Ces fractures sont ordinairement parcellaires, créant une petite cavité infectée de tissu spongieux. Parfois, la *résection cunéiforme* de la lésion, forme dans ces cas, toute l'intervention.

Il s'agit là, d'interventions conservatrices, qui ne sont d'ailleurs pas toujours possibles, au point de vue de la statique et de la dynamique ultérieure de l'article, si ce n'est dans les cas de résections unicondyliennes internes fémorales ou tibiales, et encore faut-il que ces résections cunéiformes soient peu étendues. (Obs. 42).

Au contraire, les résections unicondyliennes externes totales fémorales ou tibiales, exposent aux déviations les plus importantes et les plus regrettables.

Il est actuellement de règle, de combler ces cavités régularisées opératoirement à l'aide de plasties musculaires et cutanées et de fermer primitivement toute l'articulation.

Dans ces cas, l'immobilisation qui nous semble la plus favorable, est celle à l'aide de l'*attelle de Beckel*, avec légère surélévation du pied.

Quand, pendant quelques jours, la température s'est maintenue normale et dès que les plaies sont cicatrisées, l'on devra mobiliser progressivement l'articulation du genou. C'est dans ces cas que la méthode de Wilhems pourra donner d'excellents résultats.

Cette méthode consiste en la *mobilisation active de l'article par le sujet lui-même.* C'est donc le blessé qui récupère lui-même sa fonction et nullement le Chirurgien qui ramène le retour de l'article à l'étendue normale de ses mouvements.

Mais, il faut se rappeler que pour les lésions cartilagineuses et transépiphysaires importantes, si celles-ci sont de nature à disloquer la statique articulaire, il faut préférer la résection typique.

Fractures de la Rotule

Les fractures compliquées de la rotule donnent lieu à deux types d'interventions différentes : soit *la suture*, soit *la patellectomie*, suivis également d'appareillages variés.

Dans le cas de fracture nette peu fragmentée, la suture après désinfection articulaire soignée, est la méthode indiquée, comme dans les fractures fermées de la rotule. (Obs. 39).

L'attelle de Beckel, avec surélévation du talon permet une immobilisation parfaite. Au bout de peu de jours, la réunion osseuse est suivie de mobilisation, puis de marche précoce, tout comme au cours du traitement des fractures fermées.

Quand la fracture compliquée est très morcelée, avec une disposition en mosaïque, la patellectomie est la seule intervention indiquée. Il s'agit alors là d'une véritable résection partielle du genou. (Obs. 40).

L'immobilisation doit être plus complète encore que dans le cas précédent. Il faut le repos articulaire maximum. Parfois, l'attelle de Beckel maintenue assez longtemps sera suffisante, et s'il n'y a pas de raideur articulaire consécutive, la marche avec ses différents temps sera possible, en ayant soin de recourir à une genouillère bien appliquée.

D'autres fois, il y aura à craindre de la raideur, l'on tiendra alors à l'obtenir complète, car ce sera là, la condition la meilleure de ce pis-aller.

Dans tous les cas, on essaiera si possible et d'une façon très précoce, a *méthode de Wilhems* et l'on en tirera rapidement tout le meilleur parti possible.

Fractures multi-osseuses du genou

Ce sont les fractures les plus fréquentes et les plus graves de cette région.

Ici, la rotule présente la disposition en mosaïque et cette lésion est associée à un éclatement fémoral, tibial ou fémoro-tibial.

Dans tous ces cas, la *résection du genou* est le seul traitement conservateur du membre.

Cette résection doit être parfois totale, portant sur les extrémités articulaires du fémur et du tibia, associée à la patellectomie.

Plus rarement, elle n'intéresse qu'une seule extrémité articulaire. Mais les résections typiques s'imposent, dès que la statique du membre se trouve compromise.

Toute résection semi-articulaire, doit d'ailleurs se compléter par l'ablation d'une mince tranche osseuse de l'extrémité articulaire opposée, de façon à enlever complètement le cartilage d'encroûtement et à accoler

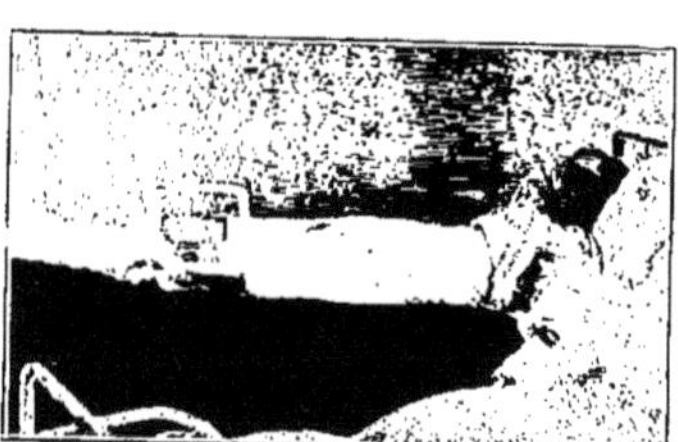

Fig. 74.
Immobilisation d'une résection totale et typique du genou.

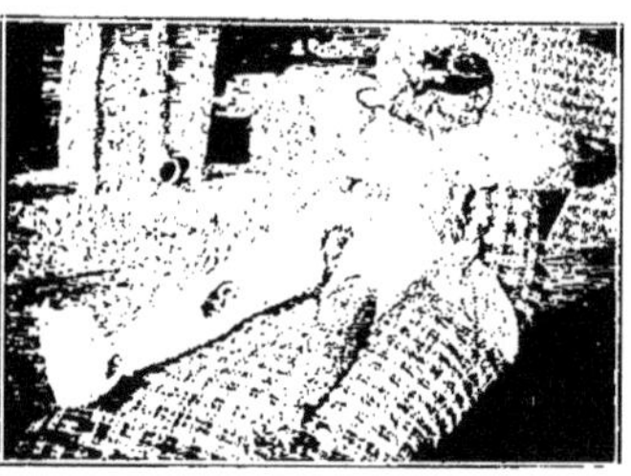

Fig. 75.
Immobilisation d'une résection partielle et atypique du genou.

les surfaces osseuses. L'on obtient ainsi le but rêvé : la soudure des extrémités osseuses. (Obs. 43).

A la suite de ces interventions, il faut immobiliser l'articulation aussi complètement que possible. C'est à l'aide du *double spica plâtré* interrompu au niveau du genou, et armé de quatre feuillards extensibles que l'on obtient cette immobilisation parfaite.

Au début, pendant la période de drainage, il y a intérêt à faire une mise au point large. Il ne faut pas rechercher le contact osseux, il vaut mieux interposer une compresse entre les surfaces osseuses réséquées. Puis, peu à peu l'on peut rapprocher les surfaces osseuses, grâce aux vis des feuillards. Il y a à veiller particulièrement à la subluxation en arrière du tibia comme au cours de la tumeur blanche du genou.

Aussi, pour l'éviter, en plus des feuillards extensibles antérieur et externes, faut-il armer le grand plâtre d'une attelle postérieure horizontale avec ou sans charnière, pour maintenir, dans l'intervalle des pansements, la parfaite coaptation longitudinale des surfaces réséquées. Ce grand appareillage évite toute douleur au blessé, assure un bon drainage de l'articulation, une cicatrisation rapide des plaies. L'on peut, grâce à lui, transporter l'opéré au soleil et la cure héliothérapique est ici des plus heureuses.

Combien de fois avons-nous vu ainsi, des opérés qui, avant leur appareillage, demandaient à ce qu'on leur coupe la jambe, tant la douleur due à la mobilité des surfaces réséquées était encore douloureuse, et qui peu de temps après, se réjouissaient de conserver leur cuisse et leur jambe.

OBSERVATION N° 39. — P. O. — BRANCARDIER AU 64e RÉGIMENT D'INFANTERIE. — Blessé le 29 Septembre 1918 à Somme-Py.

Diagnostic de la blessure : Fracture ouverte de la rotule gauche par éclat d'obus, avec deux fragments.

Le blessé arrive au *Centre* LE 9 OCTOBRE 1918.

Il présente, au niveau du genou gauche une plaie suturée. L'intervention a été pratiquée à l'Ambulance 3/6, l'article nettoyé, l'éclat préarticulaire extrait. On serre au fil de bronze et on immobilise en extension dans une gouttière ouatée. Au Centre, après avoir pris connaissance de la plaque radiographique ci-jointe, nous appliquons une attelle de Beckel. (Radio 43).

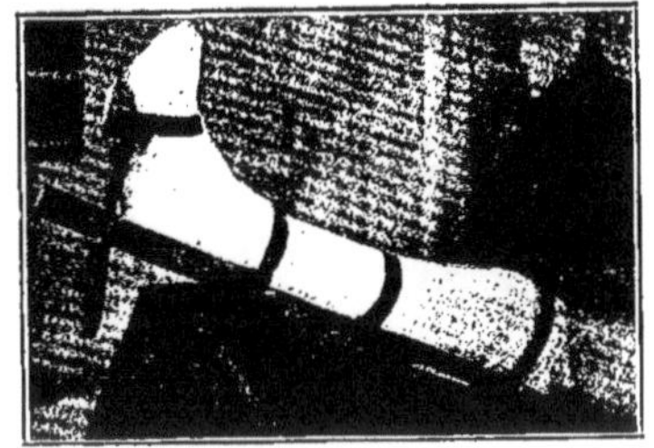

FIG. 76.
Immobilisation d'une suture de la rotule ou d'une patellectomie, attelle de Beckel.

OBSERVATION N° 40. — C. A. — 17e RÉGIMENT D'INFANTERIE. — Blessé le 26 Septembre 1918 à Souain.

Diagnostic de la blessure : Fracture comminutive de la rotule droite par éclat d'obus.

La rotule est en plusieurs morceaux.

Le blessé arrive au *Centre* LE 9 OCTOBRE 1918. Il a été opéré à l'Ambulance 3/6 avec épluchage de la plaie, ablation complète de la rotule, suture partielle de la peau, drainage par mèche et gouttière plâtrée.

L'état post-opératoire est des plus favorables; d'ici peu, on désappareillera et on fera radiographier pour voir la consolidation articulaire. (Radio 44).

OBSERVATION N° 42. — M. H. —278e RÉGIMENT D'INFANTERIE. — Blessé le 15 Juin 1918 à Méry.

Diagnostic de la blessure : Plaie pénétrante du genou droit, avec fracture du plateau tibial interne, par E. O.

Le blessé arrive au *Centre* LE 2 JUILLET 1918. Il est dans une gouttière venant de l'hôpital O. E. N° 45, où on a pratiqué la résection du plateau tibial interne. La plaie opératoire a bon aspect, l'état général est bon, mais le blessé souffre beaucoup, aussi doit-on l'immobiliser au Centre.

LE 6 SEPTEMBRE, on applique un grand appareil plâtré, prenant le bassin et le membre inférieur, avec feuillards.

LE 15 SEPTEMBRE, on draine une collection purulente du genou.

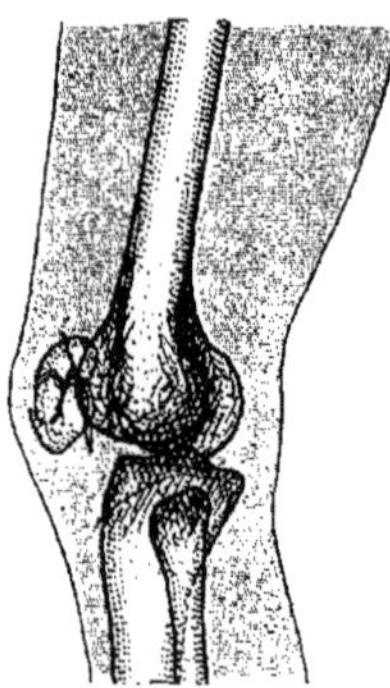

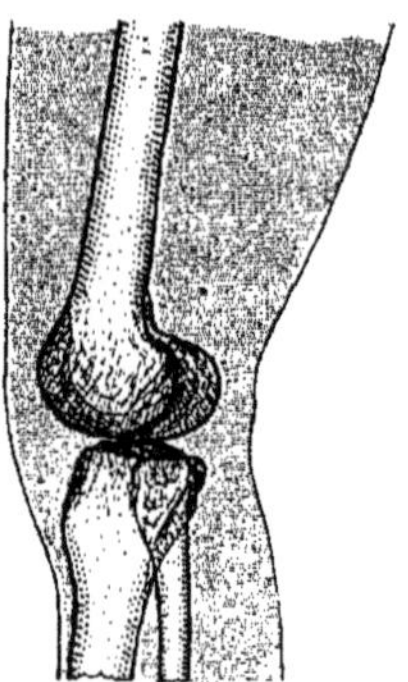

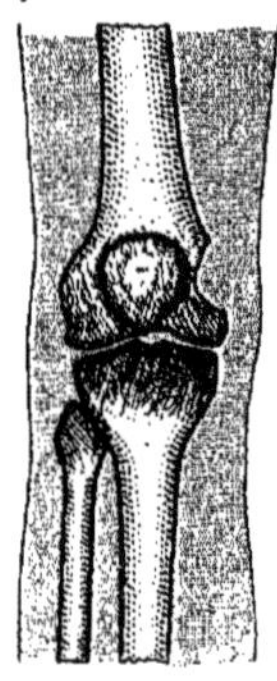

Fig. 77.

Radiographie 43. Suture d'une fracture transversale de la rotule.

Radiographie 44. Patellectomie d'une fracture en mosaïque.

Radiographie 45. Équillectomie et résection d'une fracture unicondylienne du fémur.

Désormais, l'état local et l'état général du blessé s'améliorent considérablement, mais on ne peut pas le mobiliser. L'on doit continuer la thérapeutique ankylosante et LE 16 OCTOBRE, on applique de nouveau un grand appareil plâtré avec double spica, et simplement fenêtré au niveau de la plaie. (Radio 45).

OBSERVATION N° 43. — A. L. — 99e RÉGIMENT D'INFANTERIE. — Blessé le 6 octobre 1918 près de Reims.

Diagnostic de la blessure : Fracture comminutive du genou gauche, avec lésion des condyles fémoraux et des plateaux tibiaux par balle.

Une large résection du genou a été pratiquée par l'auto chirurgicale n° 14. Le tendon rotulien a été suturé.

LE 25 OCTOBRE, le blessé arrive au *Centre*.

Le membre inférieur est immobilisé dans un grand appareil plâtré, permettant l'immobilisation avec anses latérales et postérieure permettant les pansements du genou.

L'état local est favorable et le blessé présente un bon état général. (Radio 46).

OBSERVATION N° 44. — D. M. — 412e RÉGIMENT D'INFANTERIE. — Blessé le 31 Août 1918 à Noyon.

Diagnostic de la blessure : Fracture ouverte incomplète de l'extrémité supérieure du tibia gauche par balle.

Le blessé arrive au *Centre* LE 14 SEPTEMBRE 1918.

Un curettage du foyer osseux a été pratiqué à l'auto chirurgicale n° 14.

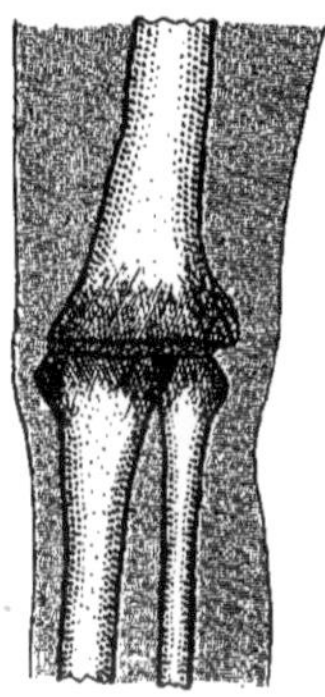

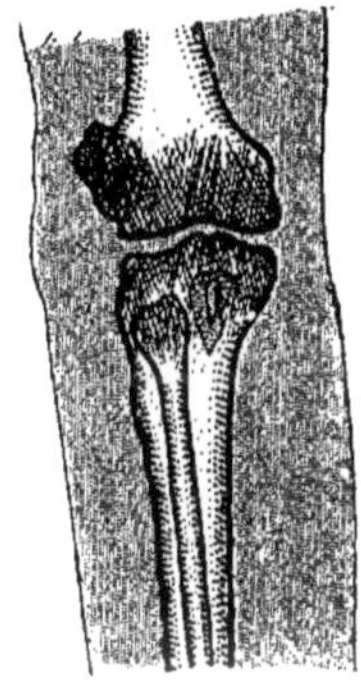

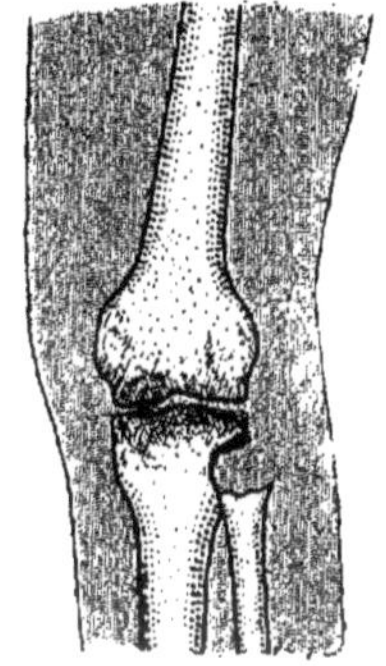

FIG. 78.

Radiographie 46. Résection du genou pour fracture multiosseuse.

Radiographie 47. Fracture sous-tubérositaire en séton du tibia.

Radiographie 48. Fracture sous-tubérositaire latérale du plateau tibial externe et de la tête du péroné.

LE 19 SEPTEMBRE, une radiographie révèle une perforation de la table antéro-interne de l'épiphyse tibiale supérieure. On met la plaie au lavage continu au Carrel.

LE 5 NOVEMBRE, la cavité tibiale n'ayant pas tendance à la cicatrisation, on pratique une plastie par glissement en tiroir. (Radio 47).

FRACTURES DES OS DE LA JAMBE

Les fractures de la jambe atteignent le plus souvent les deux os au niveau de la région moyenne, ou de la région supra-malléolaire. L'importance de ces types de fractures fait que nous les étudierons longuement, dans les chapitres suivants.

Il nous faut, cependant, signaler antérieurement, *les fractures de la région sous-tubérositaire.*

Fractures incomplètes de la région sous-tubérositaire du tibia

Parmi les fractures de la région supérieure de la jambe, nous avons reçu au Centre, un grand nombre de *fractures incomplètes des plateaux tibiaux.*

Rares paraissent être, les fractures totales des plateaux tibiaux, mais l'on rencontre au contraire, un grand nombre de ces *fractures parcellaires*, de la partie supérieure du tibia, et particulièrement du plateau externe de celui-ci. « Les collections radiographiques dit le professeur Delorme « accusent un nombre élevé de lésions de l'extrémité supérieure du tibia. « La lésion la plus fréquente est *la perforation.* »

Ici, il ne s'agit pas de difficultés de réduction, puisqu'il n'y a pas de mobilité anormale. L'on rencontre en revanche, *une cavité* plus ou moins irrégulière et infectée par le projectile. L'intervention opératoire, consiste ici, dans la régularisation des anfractuosités, dans leur désinfection, et dans leur cicatrisation.

La régularisation en est facile, mais étant donné le milieu spongieux et vasculaire, la *désinfection complète* y est très laborieuse, de même que *la réparation osseuse* et *la cicatrisation définitive*. L'on peut, dans ces cas, tenter *une plastie immédiate* et réunir par première intention. D'autres fois, l'on a recours au Carrel, suivi de lavages à l'éther, surtout dans les cas où le pus est odorant et enfin à l'héliothérapie. En tous cas, si la réunion par première intention ne réussit pas, la guérison complète demande beaucoup de temps, car il y a toujours à craindre dans cette région spongieuse, l'ostéite par propagation. Souvent, malgré les soins précédents, de la cavité fistuleuse émane une odeur de pus osseux, et cette fétidité est une raison nouvelle d'intervenir pour le Chirurgien après avoir longuement lavé à l'éther.

C'est dire que ce type de fractures incomplètes du plateau tibial est souvent *une fistule osseuse en germe*, et que son traitement comprendra, souvent, une série de résections de plus en plus étendues, interposées entre des séjours aux stations thermales, quelquefois enfin quand la cavité apparaîtra aseptique l'on pourra faire *une plastie*. (Obs. 44) par décollement et glissement suivant la méthode de Morestin.

L'immobilisation n'est pas utile ici, car il n'y a aucune réaction articulaire, le cartilage de conjugaison supérieur du tibia, n'entrant pas en rapport avec la synoviale. Il s'agit d'une véritable ostéite, dont la cure radicale rappelle en difficultés, celle des *autres os spongieux*, comme celle de *l'épine de l'omoplate*, des *os iliaques* ou du *calcanéum*.

Fractures de la partie supérieure du péroné

A la partie supérieure du péroné, les fractures par blessures de guerre, rappellent celle de la fracture de la tête du péroné de la vie civile. Toute l'importance et la gravité de celle-ci résident dans la *lésion du nerf sciatique poplité externe*. Celui-ci peut être sectionné primitivement ou comprimé ultérieurement par le cal. La résection modelante et la libération du nerf pourra donc s'imposer. Il pourra au cours de ces fractures de l'extrémité supérieure du péroné, apparaître des paralysies des muscles péroniers latéraux, avec varus equin du pied. D'autres fois, des névralgies très douloureuses entraînent souvent l'insomnie du blessé (Obs. 45) et nécessitent l'usage temporaire de quelques pilules d'opium, surtout tant que le foyer de fracture voisin n'est pas désinfecté. (Radio 48).

Fractures des deux os de la jambe dans la région sous-tubérositaire

Les fractures des deux os de la jambe, au niveau de la partie supérieure de celle-ci, sont assez rares, et entraînent des dégâts considérables, pour la *réduction* desquelles, il sera souvent nécessaire d'appliquer un appareil armé, prenant le genou et la partie inférieure de la jambe, et laissant la région de la fracture très accessible. *La consolidation*, à cause de la vascularisation y est très lente et il peut quelquefois, y avoir *un retentissement articulaire* plus ou moins ankylosant pour lequel il faudra un traitement mécanothérapique précoce et prolongé.

Fractures de la région moyenne des deux os de la jambe

La fracture des deux os de la jambe, au niveau de la région moyenne est fréquente. Dans les cas de grands déplacements, la réduction est ici plus facile qu'à la cuisse, car l'importance des masses musculaires y est moindre.

Les manœuvres de traction manuelles, sont en général suffisantes et à plus forte raison *l'extension continue*, qui restera toujours malgré tout, la méthode de choix.

Il faut dans la réduction, éviter *les déplacements* angulaires et la déformation en arc de cercle à concavité antérieure si fréquents à la suite de l'application des différentes gouttières. L'on doit enfin bien veiller à mettre *le pied à angle droit* sur la jambe, mais il faut que ce mouvement se passe bien dans l'article et non pas dans le foyer de fracture, ce qui serait encore une cause d'angulation.

Quelquefois, la fracture est double, à cette hauteur de la jambe, elle présente trois fragments ; parfois encore, la fracture du péroné n'est plus à la hauteur de celle du tibia. En tous cas, il faut être très *conservateur du tissu osseux*, pour éviter ultérieurement une pseudarthrose double, assez fréquente, et de cure délicate.

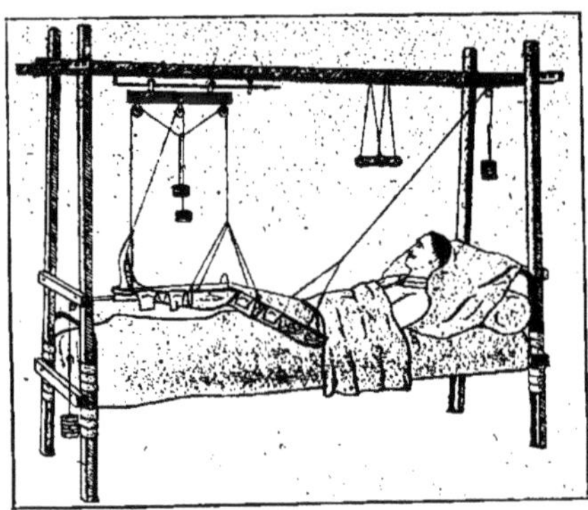

Fig. 79.
Appareil en suspension et extension à la Blake pour traitement des fractures compliquées de la jambe avec infection œdémateuse étendue et chevauchement.

Pratiquement, nous avons l'habitude au Centre d'appareiller différemment les fractures des deux os de la région moyenne de la jambe, suivant que la réduction et *la coaptation est facile*, ou suivant qu'elle est *difficultueuse*.

Dans ce dernier cas, il y a intérêt à pratiquer l'extension continue, selon la méthode de Blake, le genou étant fléchi. De cette façon, la réduction se fait progressivement, et elle est maintenue constamment. Les pansements sont aisés et le dégonflement du membre se fait rapidement.

Mais, au cours du traitement des fractures de jambe par cette méthode, comme au cours de celui des fractures de cuisse, il faut veiller avec un soin tout particulier à bien assurer en permanence la contre-extension et aussi une *extension suffisante*.

L'on peut avoir recours, soit au leucoplaste, soit au traumaplaste, soit à la guêtre de Miss Gassette, sur enveloppement ouaté. Ce sont là, en définitive, les moyens les plus courants, les plus simples et les plus pratiques. Si l'on vient à manquer de l'un de ces moyens, il faut immédiatement recourir à l'autre, faute de quoi, l'on aurait le regret au moment du désappareillage, de découvrir une consolidation avec angulation et un cal tibial à fleur de peau. (Obs. 46). Il va de soi que l'on évitera absolument au cours de cette extension, la production de toute espèce d'escarre.

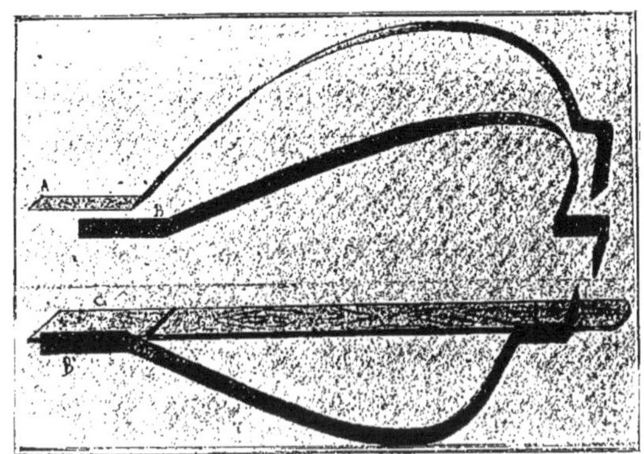

Fig. 80.
Les 4 feuillards fixes de l'appareil plâtré, jambier et pédieux pour fractures à bonne réduction primitive.
L'attelle supérieure et médiane forme cerceau au-dessous des couvertures.
Les deux attelles latérales permettent la contention de la fracture en même temps que l'abord facile des plaies pour leur pansement.
L'attelle inférieure et médiane est à charnière et forme un soutien horizontal et postérieur des fragments empêchant l'angulation en arrière.
Lorsque celle-ci est abaissée, le pansement des plaies postérieures devient très aisé.

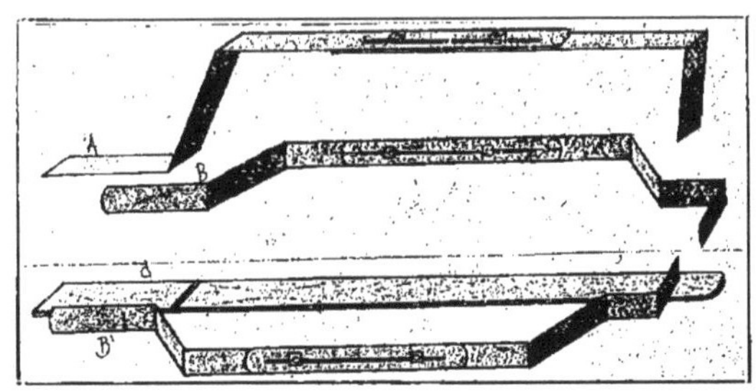

Fig. 81.
Les 4 feuillards angulaires extensibles pour les fractures à grands déplacements. Leur mise au point se fait sous les rayons après extension des fragments osseux à l'aide de l'étrier de Delbet.

Quand, après quelque temps de cet appareillage en suspension et extension, l'on se rend compte que la réduction est désormais assurée par un cal déjà constitué, l'on peut pour immobiliser plus complètement la fracture, lui appliquer *un appareillage plâtré armé* de quatre feuillards *définitif*, tel que nous avons l'habitude de les construire au Centre de Fractures. L'on se souviendra que la crête tibiale à l'état normal, aboutit sur le deuxième métatarsien.

Pendant la confection de ces derniers appareils, deux aides immobilisent l'un la cuisse, l'autre le pied à angle droit sur la jambe. En même temps l'on applique au-dessus et au-dessous de la plaie deux bracelets plâtrés, moulés et distants, l'un au niveau de la région du genou, l'autre au niveau de la partie inférieure de la jambe et du pied. L'on interpose ensuite, quatre feuillards, dont trois : un antérieur, un externe et un

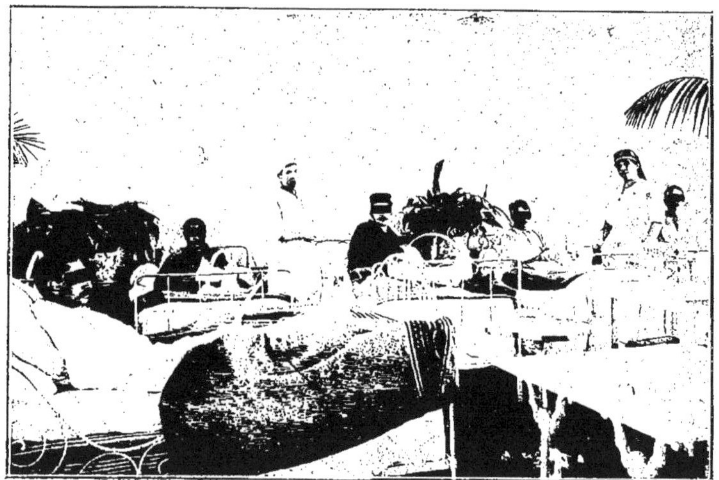

Fig. 82.
Appareils plâtrés du Centre, armés de 4 feuillards.

interne, peuvent être extensibles, et dont le quatrième postérieur est formé d'une tige droite, rembourrée, à charnière supérieure. (Obs. 46).

Le but de chacun de ces divers feuillards, est bien spécial. *Le feuillard antérieur* formant cerceau, protège la pointe du pied et le foyer de fracture, du poids des couvertures. *Les deux feuillards latéraux*, calent l'appareil sur le plan du lit, et rendent pour ainsi dire, l'appareil très stable. *Au quatrième feuillard postérieur*, est dévolu le rôle de support et de tuteur, pour le foyer de fracture. Il a pour action, d'éviter l'angulation des fragments, aussi bien antérieure que postérieure. Par sa mobilité, il permet d'autre part très aisément la surveillance et les pansements des plaies postérieures de la jambe ; nous lui attribuons un rôle très important et le considérons comme indispensable.

Cet appareil plâtré à feuillards, ainsi constitué nous a donné au Centre, d'excellents résultats. Nous avons l'habitude de l'appliquer primitivement aux fractures moyennes des os de la jambe dont la réduction nous semble très aisée, ainsi qu'à la fin du traitement des fractures à plus grand déplacement et bien réduites, avec consolidation en bonne voie, ainsi que nous venons de le dire.

Quelle que soit, d'ailleurs l'une ou l'autre des méthodes précédentes, auxquelles nous ayons recours, nous surveillons fréquemment, soit à

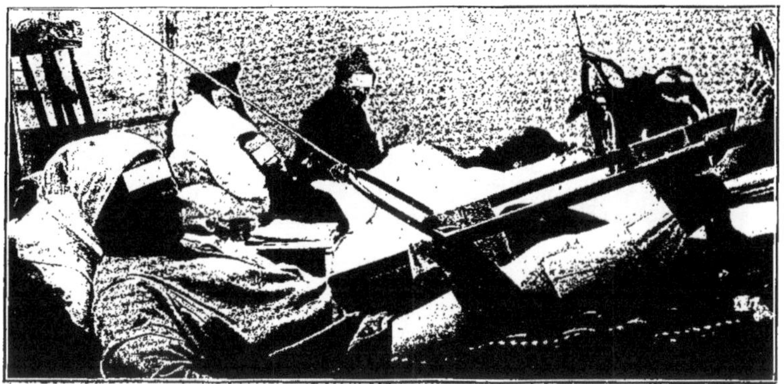

Fig. 83.
Appareillage en suspension et extension pour fracture avec œdème infectieux considérable.

l'aide de calques, de plaques ou de radioscopies à l'aide du *meuble roulant de Ledoux-Lebard*, la disposition des fragments et leur mode de coaptation. L'examen devra toujours être fait de face et de profil. Si la perte de substance osseuse est considérable, nous n'avons pas recours à une extension forcée. Dans ces cas, nous préférons coapter et tasser ces fragments. Il y a en effet, plus d'intérêt à perdre en longueur et à gagner en force. *Le raccourcissement de la jambe, n'est rien en comparaison de la pseudarthrose.*

Dans certains cas où nous savons, par l'investigation radiologique, que la réduction est difficultueuse, souvent encore, sans avoir recours à l'extension continue de l'appareillage de Blake, nous pratiquons *une mise au point de l'extension des fragments* à l'aide des feuillards *extensibles* de l'appareil plâtré précédent.

Pour cela, quand la dessiccation du plâtre est obtenue, en général le lendemain, nous appliquons pendant une demi-heure sur la botte plâtrée inférieure, un étrier de Delbet, avec à l'extrémité de sa corde, une douzaine

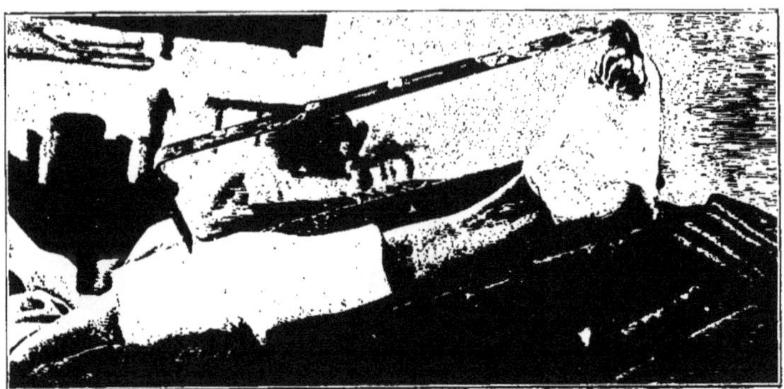

Fig. 84.
Appareil plâtré, armé des quatre feuillards précédents mais dont l'antérieur et les deux latéraux sont extensibles et le postérieur en charnière permettant la réduction de la fracture sous écran radioscopique en cas de mauvaise coaptation.

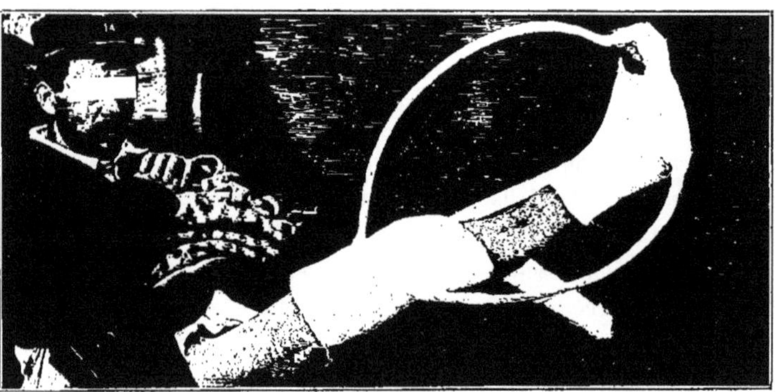

Fig. 85.
Appareil plâtré, armé de quatre feuillards habituels au Centre dans les cas où la radiographie indique une bonne coaptation naturelle des fragments.

de kilogrammes. Les feuillards extensibles sont d'abord mobiles, puis quand l'extension semble suffisante, ils sont bloqués successivement dans cette nouvelle disposition. L'on évitera encore ici, l'angulation antérieure des fragments, obtenue quand, au moment de la traction, on reporte le talon trop en avant. Pour cela, il faut placer le malade sur une table et faire le talon, la dépasser un peu.

Il existe d'autres cas de fractures des deux os de la région moyenne de la jambe, où *la consolidation est particulièrement lente.* Le maintien prolongé du blessé devient fastidieux pour celui-ci. L'air, trop limité de la salle, l'évolution lente de la cicatrisation, nous incitent à lui appliquer un appareillage qui lui permette *la sortie.*

L'appareil de marche de Reclus, avec « pied suspendu » nous rend, dans ce cas de soustraction du blessé du lit, les meilleurs services. C'est

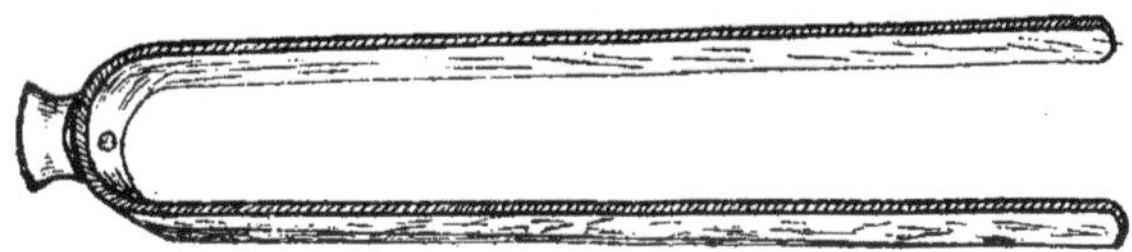

Fig. 86.
Feuillard avec caoutchouc (Reclus).

par série que nous appliquons ces appareils, qui sont toujours parfaitement tolérés. Ils présentent un étrier métallique prenant point d'appui au-dessus du foyer de fracture, et qui transmet directement au sol le poids du corps. Le blessé marche ainsi comme un amputé, son pied est inactif, mais il peut s'exposer lui-même au soleil, et son état général et son état moral, permettent beaucoup plus aisément un rétablissement et naturellement une reconstitution organique plus rapides des divers dégâts, causés par son accident. L'on placera toujours à l'extrémité du feuillard, une rondelle de caoutchouc qui évitera le glissement du pied sur le sol et permettra la sortie du blessé, même quand le terrain est humide.

A côté de l'appareil de Reclus, permettant la terminaison du traitement de la fracture « le pied suspendu », nous recourrons encore dans les cas nets de retard de consolidation, à la méthode de *marche directe de Delbet.* Ici, le jeu actif des muscles, des tendons, des articulations, permet la réparation des divers organes de la blessure. Dans cet appareillage, l'on réduit d'abord la fracture par l'extension continue momentanée, puis à l'aide d'attelles plâtrées partant des plateaux tibiaux, jusqu'à la plante du pied, l'on fixe cette extension. Autant nous sommes partisans du Reclus ou du Delbet, autant nous interdisons, à nos fracturés de la jambe, l'usage précoce des béquilles, car les blessés redoutant la douleur marchent sur la pointe, et l'équinisme est ainsi créé.

L'on voit donc, combien est varié le traitement de ces fractures de la région moyenne. Leur fréquence en est grande et ce sont là, pour ainsi dire, les vraies fractures de la jambe. Cependant, il est des cas où les fractures

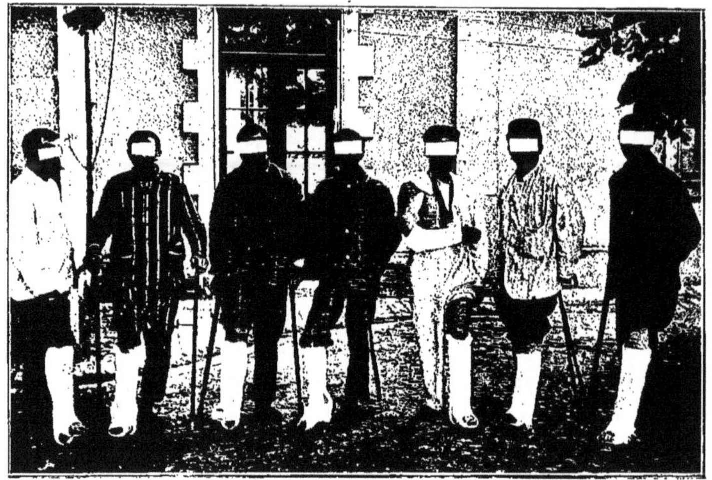

FIG. 87.
Groupe de blessés à retards de consolidation faisant des exercices de marche (Reclus).

de la région moyenne, ne frappent que l'un ou l'autre des deux os, et l'on se trouve encore alors en présence de dispositions anatomiques et de traitements différents.

Fractures de la région moyenne du tibia

Les fractures de la région moyenne du tibia seul, sont des fractures dont le traitement est souvent plus facile que dans le cas des fractures des deux os. Elles sont plus rares que ces dernières.

L'attelle péronière intacte, maintient en effet l'axe général du membre. L'immobilisation est presque spontanée. Celle-ci, en tous cas, est beaucoup plus facile que dans le cas de fractures du tibia et du péroné. Si le fracas osseux n'est pas trop considérable, l'appareil à bracelets plâtrés armés de feuillards donne un excellent résultat et évite très suffisamment *la synostose tibio-péronière.*

Mais, il n'en va pas de même dans les cas de fracture du tibia seul, accompagnée de grosses destructions osseuses. La longueur totale du membre étant conservée par intégrité du péroné et celle-ci dépassant de beaucoup la longueur des deux fragments tibiaux, d'ailleurs incoaptables, il peut en résulter une *pseudarthrose tibiale*, pour laquelle une ostéotomie péronière avec ou sans résection sera nécessaire. Ce sera ainsi la seule façon d'éviter une pseudarthrose ou une incurvation de la face interne de la jambe. (Radio 51).

Pour ces cas de fracture du tibia seul, avec perte étendue de substance osseuse, il ne s'agit donc pas seulement d'une question d'immobilisation. Celle-ci ne devient favorable et *suffisante*, que lorsque la coaptation tibiale a été rendue possible, par un *raccourcissement péronier* par exemple. A ce moment, l'on se trouvera en présence d'une fracture complète des deux os de la jambe, pour laquelle l'immobilisation définitive sera nécessaire, mais pour le traitement de laquelle l'extension devra être modérée et plutôt remplacée par un certain « tassement » osseux. Dans certains cas encore l'on laissera le péronier intact, mais l'on pratiquera une greffe osseuse qui formera la meilleure cure de cette pseudarthrose tibiale.

Fractures de la région moyenne du péroné

Au cours de ces fractures, les déplacements sont, en général, peu marqués, quoiqu'ils tendent à combler l'espace interosseux.

La synostose tibio-péronière n'a pas d'importance, pourvu que les fragments n'altèrent pas le trajet du nerf musculo-cutané, et que la mortaise tibio-péronière reste puissante. Au cours de ces fractures, l'usage des *appareils de marche* donne le meilleur résultat. (Radio 52).

Fractures supra-malléolaires des deux os de la jambe

La gravité de ces fractures est considérable, parce qu'assez souvent le trait de fracture atteint l'*articulation du cou-de-pied* et aussi, parce que *le petit segment inférieur* rend la réduction et l'immobilisation assez difficultueuses.

Fractures des deux os

Quand la fracture supra-malléolaire présente une direction transversale, la réduction en est facile, et l'on pourra pour son immobilisation, appliquer sitôt le gonflement disparu, *un appareil plâtré à anses fixes ou à anses extensibles*, des types qui sont habituellement en usage au Centre de Fractures.

Plus souvent, il est regrettable que les esquilles de la fracture soient allongées, atteignent *l'articulation du cou-de-pied*, entraînent de l'élargissement de la région et surtout de la mortaise tibio-péronière. Il est des cas où l'on rencontre un véritable éclatement tibio-péronier, gênant considérablement la réduction.

C'est dans les cas de ce genre, où il est également très difficile de prendre *un point d'immobilisation inférieur puissant*. La botte plâtrée, sur laquelle viennent se fixer les feuillards, n'enveloppe qu'en partie la plante et la surface dorsale du pied. Aussi, cet appareillage n'est-il parfois que temporaire, sitôt que la consolidation partielle et la cicatrisation le permet, il faut souvent refaire cet appareillage, pour mieux mouler et plus largement immobiliser le cou-de-pied. Il faudra ici, réséquer d'une façon plus ou moins atypique la botte plâtrée, de façon qu'en même temps qu'elle permet l'immobilisation, elle laisse à découvert, les plaies qui doivent être régulièrement traitées.

Dans ces cas, c'est cependant *l'appareil plâtré* qui donne les meilleurs résultats, car il est peut-être plus aisé à exécuter que d'appliquer sur un enveloppement ouaté, la *guêtre de Miss Gasselle*, pour obtenir une extension suffisante. L'accès des pansements est ici moins facile et surtout la mobilité du siège de la fracture et celle de l'articulation tibio-tarsienne, restent considérables, et forment là un grand défaut de ce dernier type d'appareillage.

Car, il faut à tout prix immobiliser l'articulation tibio-tarsienne, en même temps que le foyer de la fracture. L'immobilisation est le traitement le meilleur pour éviter *l'infection articulaire secondaire.* Quand cette immobilisation est insuffisante, l'on voit les différentes synoviales tibio-tarsiennes et parfois tarsiennes proprement dites, s'infecter. Le pied devient volumineux, le malade souffre horriblement, spontanément et pendant le pansement. Il présente des oscillations élevées de la température qui altèrent son état général et peuvent rendre la situation des plus inquiétantes. Ordinairement tous ces symptômes articulaires secondaires, n'existent pas, ou du moins disparaissent rapidement si l'immobilisation de la fracture et celle de l'article ont *été* bien assurées. (Obs. 47).

Il faudra, au cours de cet appareillage, veiller à une série de *détails orthopédiques*, du plus haut intérêt.

L'on devra éviter *la déformation arquée à concavité postérieure* due ordinairement à l'action active du triceps sural. Il faudra prévenir également *la déformation concave en avant* consécutive, au cours de l'immobilisation et que nous avons vu possible, à la suite du traitement des fractures de la région moyenne de la jambe par la gouttière plâtrée ordinaire.

Il faudra encore veiller *aux incurvations latérales* dues à une réduction insuffisante et incorrecte des fractures péronières et tibiales.

En un mot, la réduction et la contension des fractures supra-malléolaires est toujours très difficile, en raison même de la multiplicité des os atteints, du voisinage articulaire et de la brièveté constante du fragment inférieur. Il faut toujours trouver cependant, un point d'appui inférieur suffisant. Dans le cas où le chevauchement des fragments est trop considérable, la réduction, le lendemain de l'appareillage, sera encore indiquée. L'on fera *de l'extension sur le fragment inférieur*, à l'aide de l'étrier de Delbet et les feuillards ayant été entièrement desserrés seront ensuite bloqués, avec bonne mise au point. Dans les cas où la coaptation est presque naturellement suffisante, l'on appliquera de suite un appareil à pont fixe, après réduction et extension manuelles.

Dans toutes ces fractures des deux os de la région supra-malléolaires, l'on aura soin d'appliquer l'attelle postérieure à charnière. Elle permettra d'éviter le plus certainement les déviations angulaires postérieures.

Fractures supra-malléolaires du tibia

Au cours de cette fracture uni-osseuse, il faudra surtout éviter les *déviations latérales*. L'attelle péronière intacte permet, si l'on sait en profiter, une réduction parfaite, mais il faut appliquer très vite, un appareil plâtré à feuillards fixes ou à feuillards extensibles, pour obtenir et maintenir une bonne réduction.

Cette fracture tibiale peut encore être, suivant la disposition des fragments purement diaphysaire ou diaphyso-épiphysaire, puis secondairement articulaire. Dans ce dernier cas, les mêmes dangers que précédemment se retrouvent, arthrites et synovites. Il faut surtout prévoir et éviter une complication orthopédique regrettable, *le pied plat valgus ou varus*, suivant que le fragment tibial inférieur se trouve ou en dehors dans l'espace inter-osseux, c'est-à-dire entraînant le pied en valgus, ou bien en dedans avec un pied en varus. Pour la réduction de toutes ces fractures du cou-de-pied l'on connaît d'ailleurs l'importance des beaux travaux de Destot.

Mais, en général, le pronostic de cette fracture de la malléole interne est bénin, probablement en raison de la petite étendue de la surface articulaire. Avec une bonne immobilisation et une bonne réduction anatomique celle-ci est favorable, mais nous verrons à la fin de ce chapitre, des fractures supra-malléolaires, que malgré cette reconstitution anatomique, les troubles fonctionnels sont fréquents et peuvent persister un certain temps, au cours de ces lésions.

Fractures supra-malléolaires du péroné

La fracture uniquement supra-malléolaire du péroné, est d'un pronostic en général très favorable. Elle ne gêne pas le fonctionnement de l'articulation du cou-de-pied, il n'y a à redouter au cours de celle-ci, qu'une lésion possible *du musculo-cutané* au contact des péroniers latéraux, ou une perte de substance étendue, empêchant la consolidation.

Cependant la *pseudarthrose du péroné*, quand celle-ci est au-dessus de l'interligne, malgré sa synostose péronéo-tibiale ne présente qu'une gravité minime.

Il n'en est pas de même des fractures du péroné, quand elles atteignent la malléole et l'articulation du cou-de-pied. Il peut résulter dans ces cas, *un élargissement de la mortaise péronéo-tibiale*, un déplacement secondaire de l'astragale, et finalement un pied plat valgus traumatique. Heureusement, celui-ci s'améliorera et même guérira facilement par le port d'une chaussure à semelle surélevée, suivant le bord interne de la voûte plantaire.

A ces fractures isolées de la malléole péronière, correspond la même réduction et la même immobilisation que pour les autres fractures sus-malléolaires de la jambe. Celles-ci doivent être précoces, et très souvent l'appareil de marche de Delbet, après naturellement extension à l'aide de l'étrier de ce même auteur, permettra un excellent résultat dans la rapidité de la consolidation et la conservation de la souplesse du cou-de-pied.

En un mot, au cours de toutes ces fractures supra-malléolaires du tibia ou du péroné, l'on doit veiller avec un soin jaloux, *à la conservation et à la reposition normale des malléoles*. Autant, *l'astragalectomie* est en effet une excellente opération, parce qu'elle respecte les malléoles tibiales et péronières qui permettent un excellent contact de la jambe et du pied et une parfaite réduction, autant la destruction et surtout *la résection unimalléolaire ou bimalléolaire* sont des actes traumatiques ou chirurgicaux regrettables. Il s'agit donc là, de lois très importantes du traitement orthopédique des lésions du cou-de-pied, dont l'application ne souffre pas de défaut.

*
* *

Nous devons, en terminant cette **étude des fractures des os de la jambe,** rappeler *une série de complications fonctionnelles*, qui s'appliquent aussi bien aux fractures de la région moyenne, qu'à celles des fractures sus-malléolaires ou de la région inférieure.

Il peut persister assez longtemps, après la consolidation de ces fractures *des œdèmes* de la jambe ou du cou-de-pied, qui diminueront d'ailleurs dans la suite, grâce aux contractions musculaires et à la mobilité articulaire.

En général, *la douleur* suit d'ailleurs une marche parallèle à celle de l'œdème. Elle diminue et disparaît à peu près en même temps.

Quant à *la raideur articulaire*, elle est fréquente après les fractures sus-malléolaires, mais la reprise de la marche assouplit presque toujours l'articulation si bien qu'aucune gêne ne persiste, sauf dans les mouvements extrêmes, comme dans la position accroupie, ou au cours de la montée d'un escalier. Dans tous ces cas, il va sans dire de quelle importance est donc le traitement de ces fractures, à l'aide *des appareils de marche*, quand la réduction et la cicatrisation en permettent l'usage.

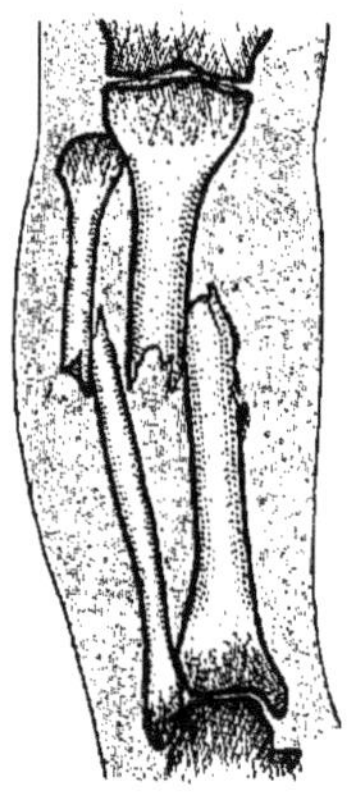

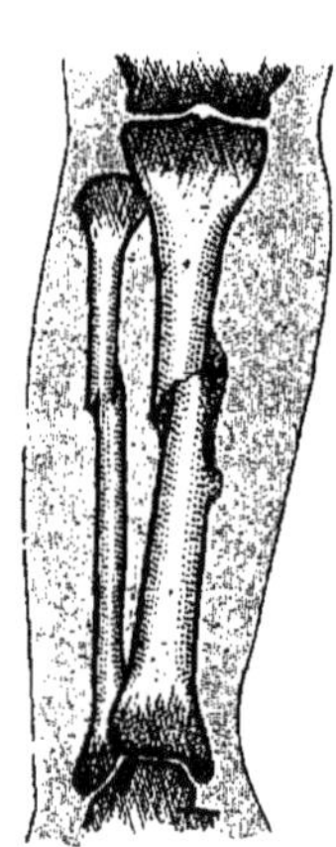

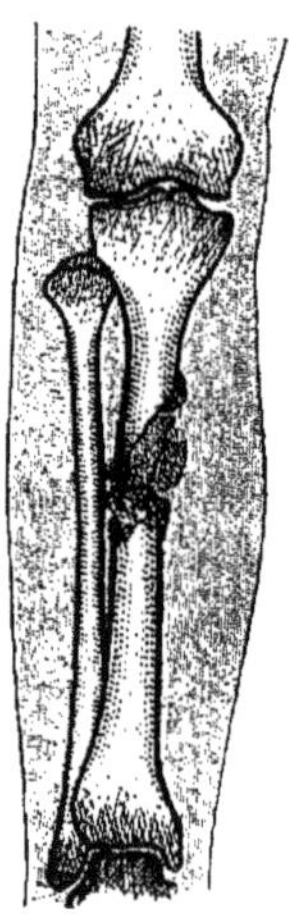

Fig. 88.

Radiographie 49. Fracture de la région moyenne des deux os de la jambe.

Radiographie 50. Fracture précédente réduite par l'extension à la Blake.

Radiographie 51. Fracture du tibia, le péroné intact forme attelle pour la consolidation.

Le raccourcissement est encore une suite d'ailleurs commune au cours de toutes les fractures de la jambe, quel qu'en soit la hauteur. Il entraîne un abaissement correspondant du bassin, mais au delà de trois centimètres de raccourcissement, l'abaissement compensateur du bassin n'est plus suffisant, et la boiterie apparaît.

Il ne faut cependant pas croire, *que tous les cals*, plus ou moins réguliers en baïonnettes ou angulaires, compromettent les fonctions d'un membre d'une façon définitive. La réduction anatomique est rarement parfaite et il n'y a que dans les cas de déviation latérale en valgus ou varus du pied, dans les cas de déviation antéro-postérieure, qu'il existe parfois pendant un temps assez long, des tiraillements et une grande gêne de la marche. Ordinairement, à la longue, il se produit, en même temps qu'un nivellement de la déformation, une grande amélioration fonctionnelle.

Dans tous ces troubles consécutifs, l'on peut conseiller l'usage des

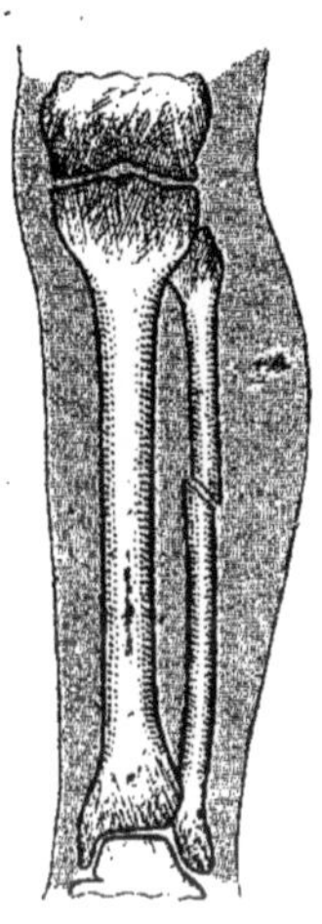

Radiographie 52.
Fracture de la région moyenne du péroné.

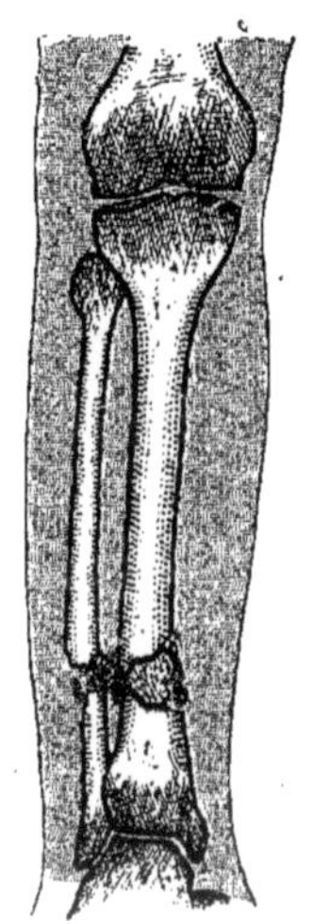

Fig. 89.
Radiographie 53.
Fracture sus-malléolaire des deux os de la jambe.

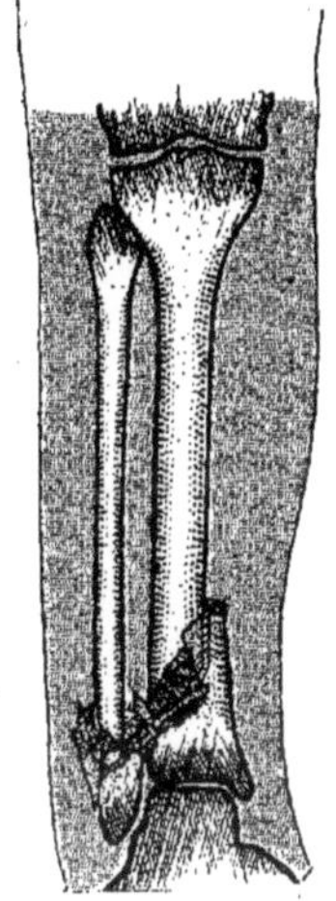

Radiographie 54.
Fracture bi-malléolaire.

méthodes massothérapiques et physiothérapiques. Une saison dans une station hydrominérale comme Bourbon, Bourbonne ou Salies, peut encore produire ici le meilleur des effets.

FRACTURES DU COU-DE-PIED

Les fractures du cou-de-pied peuvent frapper, soit la pointe des malléoles et l'astragale, soit le calcaneum. Elles atteignent donc, tout particulièrement *l'arrière-pied.*

Ces fractures quel qu'en soit le type, ont ceci de particulier, qu'étant donnée la constitution de la région anatomique, le drainage et l'immobilisation doivent être parfaits, faute de quoi, celles-ci se compliquent très facilement *d'ostéo-arthrite grave.*

Le cou-de-pied et le pied deviennent gros, gonflés. La température monte rapidement à 38°5-39°. L'état général s'altère. Le blessé éprouve des douleurs très vives et il présente de l'inappétence, de l'insomnie, qui finissent par le miner et mettre le Chirurgien dans la situation pénible d'être obligé de recourir à l'amputation. Et, cela se comprend, en vertu des nombreuses synoviales tibiotarsiennes et tarsiennes proprement dites et des gaines des nombreux tendons qui passent tout autour du cou-de-pied. L'on comprend donc, combien au cours du traitement de ces différentes fractures, *l'intervention opératoire doit être précoce et suffisante.* Celle-ci est indispensable, même dans les cas de fractures partielles, car elles peuvent être, même ici, le point de départ de réactions articulaires très redoutables. (Obs. 48).

Fractures osseuses parcellaires

Un projectile peut pénétrer au niveau d'une des surfaces osseuses de l'articulation du cou-de-pied, et à l'aide d'une plaie borgne et d'une *cavité*, s'y loger sans créer d'irradiation de fracture.

L'ablation du corps étranger, le nettoyage de la loge, suffisent à arrêter la marche infectieuse. Souvent, l'on pourra faire une réunion par première intention.

L'immobilisation sera ensuite urgente, pour permettre de localiser définitivement cette infection primitive. Un appareil plâtré à anses fixes, immobilisant bien la jambe et le pied, permettra une réparation osseuse et une cicatrisation rapides. Sitôt le tissu reconstitué, on enlèvera l'appareil et progressivement la marche sera reprise, suivant la méthode de Wilhems. Parfois, cependant, la mise d'une simple attelle de Beckel permettra, dans certains cas, une immobilisation suffisante.

Fractures de la tête de l'astragale

Quand la fracture atteint *la tête* de l'astragale, et qu'elle entraîne un éclatement de celle-ci, la gravité de la lésion est plus grande ; elle a atteint *l'articulation astragalo-scaphoïdienne*. La résection de cette tête peut devenir nécessaire, mais elle suffit à amener un résultat cicatriciel et fonctionnel excellent, quand elle est suivie d'une immobilisation comme dans les cas précédents. La réunion par première intention est plus rarement possible. Il faut drainer les surfaces fracturées, mais quand la cicatrisation est finie, il faudra s'empresser de recourir à la mobilisation méthodique. (Obs. 48).

Fractures du corps de l'astragale

Dans les cas d'éclatements étendus de l'astragale, envahissant le *corps* de l'os, il est nécessaire de faire *l'ablation complète de celle-ci.*

Dans ces cas, l'ablation simple d'une partie du corps astragalien, entraîne la chasse de la tête de l'astragale. Le résultat orthopédique ainsi obtenu, est fâcheux, car le pied s'ankylose et reste douloureux. Il faut donc, au cours de cette lésion grave, faire une astragalectomie totale.

Ceci fait, l'immobilisation du pied sur la jambe doit être particulièrement rigoureuse. Le bracelet du pied doit, comme l'indiquent tous les orthopédistes, déborder les orteils et notamment ***soutenir le gros orteil***, jusqu'à dépasser l'ongle. De cette façon, l'on soutient le tendon fléchisseur propre du gros orteil, qui passe au bord postérieur de l'astragale. Celui-ci, quoique n'ayant pas été atteint, peut sans cela se prendre dans le bloc fibreux de réparation. Il faut, de même, mettre le pied à angle droit sur la jambe, dans la position très précise que nous avons déjà antérieurement signalée.

De cette façon, l'astragalectomie permet le drainage parfait et l'appareillage, puis une immobilisation complète et correcte avec un résultat orthopédique définitif excellent.

Fractures des malléoles et de l'astragale

Nous avons déjà vu, au cours du traitement des fractures sus-malléolaires, l'importance de la conservation des malléoles. Or, il est des cas, où le projectile peut atteindre, à la fois, les malléoles et l'astragale.

L'on sait, que la perte de la malléole tibiale, s'accompagne d'un déplacement du pied en dedans et en haut. La résection de la malléole péronière, est suivie d'une torsion du pied en dehors. C'est, des deux malléoles, cette dernière qui a la plus d'importance, il faut donc s'attacher de façon toute particulière, à sa conservation.

En effet, suivant le conseil d'Ollier : *il est de beaucoup préférable au point de vue orthopédique, d'enlever l'astragale en conservant les malléoles, que de sacrifier les malléoles, pour conserver l'astragale.*

Il en résulte donc, qu'au cours des fractures malléolaires, et astragalienne associées, il faut enlever l'astragale et conserver soigneusement les malléoles ou leurs esquilles, celles-ci formeront dans la suite, des cals latéraux articulaires des plus importants.

Le drainage en X d'Ollier, l'immobilisation à l'aide d'un appareil plâtré à anses, seront encore le meilleur moyen, comme au cours de l'astragalectomie, d'obtenir la meilleure organisation nouvelle de ce pied, dont le squelette est tellement bouleversé. Assez souvent, au cours de ces fractures multi-osseuses du cou-de-pied, quand les plaies sont cicatrisées, il y a intérêt, pour obtenir une bonne consolidation orthopédique des malléoles, à appliquer *un ou plusieurs plâtres moulés* de la jambe et du pied, pour éviter toute déviation ultérieure.

Fractures du calcaneum

Au cours des fractures de l'arrière-pied, le calcaneum est également fréquemment atteint, mais cependant dans des zones variables.

Le tiers antérieur de l'os, qui répond à la grande apophyse et le tiers postérieur sont beaucoup moins fréquemment atteints que la partie moyenne ou thalamus qui répond directement à l'articulation sous-astragalienne. *La lésion du thalamus* est donc particulièrement grave, puisqu'elle entraîne fatalement une ankylose sous-astragalienne.

La lésion qu'entraîne le projectile au niveau de ces différents fragments n'est souvent qu'une plaie borgne, avec projectile inclus; d'autres fois, il s'agit de fracture de part en part du segment.

Quoiqu'il en soit, la plaie borgne, malgré l'extraction d'obus laisse souvent, à sa suite, un foyer d'ostéite chronique et le séton calcanéen nécessite de même pour son drainage complet, une intervention plus large qui est *la résection calcanéenne.*

Au cours de celle-ci, l'on aura soin de conserver en bas la semelle osseuse plantaire, en haut la grande apophyse et en arrière, l'insertion du tendon d'achille et l'on obtient ainsi d'excellentes suites orthopédiques et fonctionnelles.

Cette *anse calcanéenne d'Ollier*, donne ensuite une ossification et une solidité parfaites finales. La grande Apophyse protège l'articulation cuboïdienne. (Obs. 49).

En présence de blessés ayant subi ce type d'intervention précédente, nous immobilisons le pied avec un appareil plâtré, armé, permettant l'immobilisation totale, le pansement aisé de la cavité et une consolidation aussi angulaire que possible de la plante du pied.

L'étude radiographique des fractures du tarse, doit d'ailleurs être bien connue du Chirurgien.

Le tarse est une région dont les radiographies sont difficiles à lire et il est nécessaire pour voir clairement les lésions de ces os multiples, d'avoir *des repères radiographiques très précis.* Nous tenons à rappeler ces notions capitales.

Pour *le calcaneum,* le repère le plus important est le thalamus ainsi que l'a montré *Destot.* Il est le siège des fractures les plus fréquentes. Celles-ci sont des plus graves parce que le thalamus, comme nous l'avons déjà vu cliniquement, forme *le lit de l'astragale.* Aussi, quand on examine une radiographie de fracture calcanéenne, le premier point à élucider est de s'assurer que la lésion intéresse ou n'intéresse pas celui-ci. Normalement la surface du thalamus est surélevée par rapport à la partie postérieure de l'os, ce qui fait que si la surface thalamique s'abaisse au-dessous du niveau des tubérosités, on peut en conclure à un enfoncement du thalamus.

La trabéculation du calcaneum et sa régularité permet encore d'infirmer ou d'affirmer certaines lésions, tel le tassement dans le voisinage de la fracture.

Enfin, on se rendra compte, par une radiographie de face de l'élargissement de l'os par rapport aux malléoles et de l'éclatement de sa corticale.

Auprès du thalamus calcanéen, *Destot* a encore montré l'importance *de l'apophyse externe de l'astragale.*

Cette apophyse est un bon repère pour le diagnostic des fractures du *col ou du corps astragalien.* Ce diagnostic, on le sait, est très important, parce que en cas de fracture du col ou autrement dit si la fracture est située au-devant de l'apophyse, la lésion traumatique est minime, tandis qu'en cas de fracture postérieure à l'apophyse, c'est-à-dire s'il y a fracture du corps, il y a indication d'astragalectomie.

En plus, pour ces fractures de l'astragale, il faudra examiner non seulement les déplacements en masse des fragments, mais leur rotation sur eux-mêmes et l'orientation nouvelle des surfaces articulaires.

OBSERVATION N° 45. — B. L. — 170e RÉGIMENT INFANTERIE. — Blessé le 2 octobre 1918 à Orfeuille.

Diagnostic de la blessure : Fracture comminutive du col du péroné droit par balle, section du sciatique poplité externe.

Le blessé arrive au *Centre* LE 9 OCTOBRE 1918.

Une esquillectomie avec débridement de l'orifice d'entrée et de la sortie du projectile a été pratiquée à l'Ambulance 10/13. A son arrivée, le blessé présente des plaies de bon aspect.

LE 9 OCTOBRE, une radiographie relève une perte de substance osseuse considérable.

LE 18 NOVEMBRE, on applique un appareil plâtré à 4 anses. (Radio 48).

OBSERVATION N° 46. — R. V. — 299e RÉGIMENT D'INFANTERIE. — Blessé le 9 Juillet 1918.

Diagnostic de la blessure : Fracture ouverte de la jambe droite à l'union du tiers supérieur avec le tiers moyen.

Le blessé arrive au *Centre* LE 17 JUILLET.

LE 20 JUILLET, on enlève, sous somnoforme, une grande esquille au niveau de la diaphyse tibiale.

LE 25 JUILLET, on applique un appareil plâtré à anses fixes, car la réduction semble manuellement et apparemment très facile.

LE 24 AOÛT, la radiographie, relève un chevauchement considérable des fragments. Aussi, LE 29 AOÛT, on en enlève l'appareil plâtré armé et on applique un appareil de Blake avec suspension et extension continue.

LE 4 SEPTEMBRE, à la radiographie, on constate une excellente réduction de la fracture. (Radio 49 et 50).

OBSERVATION N° 47. — G. J. — 70e BATAILLON CHASSEURS ALPINS. — Blessé le 17 juillet 1918.

Diagnostic de la blessure : Fracture esquilleuse de la jambe droite sus et bi-malléolaire, par balle.

Le blessé arrive au *Centre* LE 18 JUILLET.

On a pratiqué à une ambulance du front, l'esquillectomie du tibia et la suture totale des plans superficiels.

Immobilisation dans une gouttière. Pas de réaction infectieuse du foyer de fracture, mais déformation considérable, œdème généralisé à tout le membre.

LE 20 AOÛT 1918, appareil plâtré à 4 anses.

Une plaque radiographique faite le 28 AOÛT, montre que sous ce gonflement énorme, il existe un véritable éclatement sus et bi-malléolaire et que la consolidation n'existe pas.

L'on met un Blake en suspension et élévation, LE 15 OCTOBRE, pour faire disparaître l'œdème, mieux réduire la fracture qui a déjà été si difficultueuse pour appareiller à l'aide du plâtre à anses.

LE 6 NOVEMBRE, le dégonflement devient net, il semble y avoir une amélioration dans la réduction et la consolidation se fait progressivement. (Radio 53).

LE 20 NOVEMBRE, calot plâtré moulé.

OBSERVATION N° 48. — B. A. — 369e RÉGIMENT D'INFANTERIE. — Blessé le 12 avril 1918 à Cavolly.

Diagnostic de la blessure : Plaie pénétrante en séton du cou-de-pied droit avec fracture sus-malléolaire du péroné, lésion de la malléole interne et de la tête de l'astragale par éclat d'obus.

Le blessé arrive au *Centre* LE 17 AVRIL 1918. On constate une plaie en séton du cou-de-pied avec orifice d'entrée au niveau de la région sus-malléolaire interne, et orifice de sortie au niveau de la région sus-malléolaire externe. Les plaies ont bel aspect.

LE 18 AVRIL 1918, la radiographie montre l'existence d'une fracture sans esquilles de la malléole péronière, et des fissures de la malléole interne et de la tête de l'astragale.

LE 3 MAI, on draine un abcès situé au niveau de la malléole externe. Malgré le repos au lit et ce drainage, le cou-de-pied reste toujours très œdématié. La radiographie faite LE 30 MAI, fait constater de l'ostéite de la tête de l'astragale.

LE 7 JUIN 1918, on pratique un évidement du foyer d'ostéite. Cependant, le blessé souffre toujours, le pied et la jambe sont œdématiés. La température ne descend pas.

LE 15 JUIN, on applique un appareil plâtré, à 4 anses.

Aussitôt, l'état général et local du blessé se transforme complètement, le membre diminue, la cicatrisation se produit, l'état général devient excellent. Le blessé part au Centre de Mécanothérapie le 15 OCTOBRE. (Radio 54).

OBSERVATION N° 49. — B. F. — 70e RÉGIMENT D'INFANTERIE. — Blessé le 19 avril 1918 à Castel.

Diagnostic de la blessure : Plaie par balle du pied droit, avec broiement calcanéen à sa partie antérieure.

Le blessé arrive au *Centre* LE 6 MAI 1918. Il présente deux vastes plaies opératoires au niveau des faces interne et externe de la région tarsienne du pied droit. Les deux plaies communiquent, suppurent abondamment, l'œdème est considérable.

La radiographie, montre le 16 MAI, la lésion antérieure du calcanéum, mais comme le lit de l'astragale apparaît légèrement atteint, on applique un appareil plâtré fenêtré immobilisant l'article. Malgré cela, le pied reste volumineux et continue à suppurer au niveau des 2 fistules. Il s'élimine de la poussière d'os un peu chaque jour. Plusieurs fois, on veut réintervenir en même temps qu'il semble qu'une amélioration survient.

LE 3 NOVEMBRE, une nouvelle radiographie, fait constater dans l'ensemble, les mêmes lésions que celles du 16 mai.

LE 14 NOVEMBRE, on intervient de nouveau : incision en L. Les péroniers latéraux sont réclinés en avant. Trépanation au maillet et à la gouge. Évidement de toute la cavité en respectant la corticale talamique et l'anse calcanéenne d'Ollier. Éversement au fil de bronze du lambeau superficiel. On opère à l'aide d'une bande d'Esmarch. Traitement au Carrel pendant 15 jours, puis héliothérapie.

FRACTURES DES MÉTATARSIENS
ET DES ORTEILS

Les fractures du tarse et des orteils, ne présentent pas dans l'ensemble, d'appareillage spécial différent de celui des fractures du tarse postérieur.

L'attelle de Beckel, angulaire droite, par exemple, suffira à soutenir tout le squelette de la plante et celui des divers orteils. Il n'y aura que pour *le premier métatarsien et le gros orteil* où l'on veillera tout particulièrement à la conservation aussi intégrale que possible du squelette et à l'extension correcte de ses fragments.

L'on sait, en effet, pour la statique du pied, la grande importance de l'articulation métatarso-phalangienne du gros orteil. C'est là le point le plus important de la sustentation du corps.

L'on radiographiera donc les lésions de cet os, avec un soin minutieux, l'on réséquera sans faiblesse, mais aussi sans excès, et l'on immobilisera en extension. L'on pourra à ce point de vue, prendre encore une *attelle du type de Thomas modifié*, comme pour le métacarpe et les doigts, *mais angulaire droite*. Celle-ci sera maintenue au niveau du cou-de-pied, par un bracelet plâtré, et elle prendra la même disposition pour l'extension du gros orteil, que celle que nous avons relaté pour celle des doigts.

Quant aux lésions des autres orteils, il n'y est pas possible d'y appliquer le même procédé. La faible longueur des orteils, rend la traction de ceux-ci impossible. Aussi, l'on recourra simplement pour leur traitement, soit à l'attelle de Beckel, soit à un plâtre angulaire moulé de la jambe et du pied, en ayant soin de le fenêtrer au niveau de la fracture compliquée.

Ici, encore, il faudra au cours de ces différentes fractures, conserver le plus possible *la mobilité des autres orteils.*

II. — AUTRES VARIÉTÉS DE FRACTURES OUVERTES AVEC PLAIES ÉTENDUES

Telles sont les différentes fractures ouvertes avec plaies étendues.

Nous avons vu que chacune de celles-ci, suivant le segment de membre atteint, sont très différentes et par leurs dégâts anatomiques et par leurs appareillages variés.

A côté de ce premier groupe de fractures de beaucoup le plus important, nous devons encore passer en revue quatre autres types de fractures, dont l'évolution générale est très particulière. Ce sont :

Les fractures en séton par balles ;

Les fractures suturées primitivement ;

Les polyfractures des membres ;

Et *les fractures avec complications hémorragiques et infectieuses nécessitant l'amputation.*

CHAPITRE III

FRACTURES EN SÉTON PAR BALLE

L'allure clinique et le traitement des *Fractures en séton par balle* sont en effet d'une bénignité et d'une simplicité de traitement très grandes.

Il est vraiment démontré à l'heure actuelle, par les faits cliniques que *le danger d'infection*, au cours des fractures par séton par balle est très minime. La balle aseptique dans son trajet, ne laisse souvent même pas de débris osseux inquiétants.

La symptomatogie en est des plus simples. Deux orifices ponctiformes, celui de sortie étant le plus grand.

A la radiographie, l'on voit parfois un véritable éclatement de l'os. Les esquilles peuvent parfois être disséminées et désaxées. Ce n'est précisément pas le plus ou le moins de désordre osseux, qui fait la gravité de la blessure. Ce sont uniquement *les dimensions de la plaie cutanée*

Le fait tentant et le seul à éviter, est d'agrandir ces blessures ponctiformes, de les drainer. A la suite de ces interventions, l'on peut voir survenir, en effet, des complications infectieuses inexistantes antérieurement. Le membre peut alors présenter du gonflement, de la rougeur, et le blessé de la température. Il s'agit là d'une série de symptômes de nature infectieuse, qui n'existaient pas avant cette malencontreuse intervention.

Aussi, le traitement de ces sétons par balle avec fracture, et orifices cutanés étroits est-il celui *d'une véritable fracture fermée.*

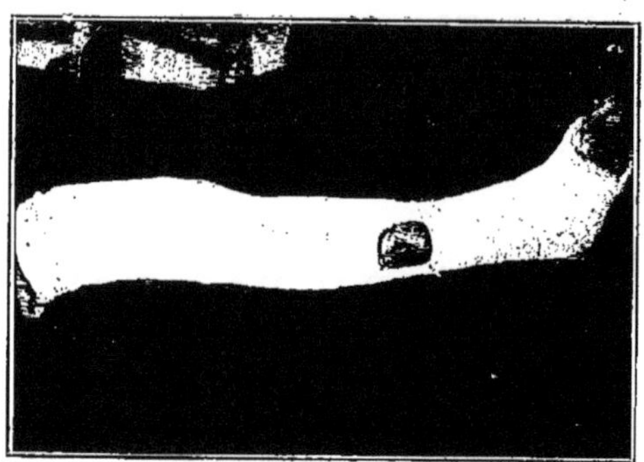

FIG. 90.
Fracture de la jambe.

L'on se borne à obturer chaque orifice à l'aide d'une rondelle d'emplâtre de Vigo.

L'on immobilisera immédiatement dans un plâtre moulé et fenêtré, soit thoraco-antibrachial, soit pelvi-fémoral, par exemple, s'il s'agit de fractures, soit du bras, soit de la cuisse.

L'on fenêtrera simplement cet appareil pour le pansement des petites plaies en y faisant une réserve comme par le contact autour de la plaie d'un corps rond, tel un verre. Quelque soit donc le siège de la fracture, le mode du traitement sera le même que ci-dessus.

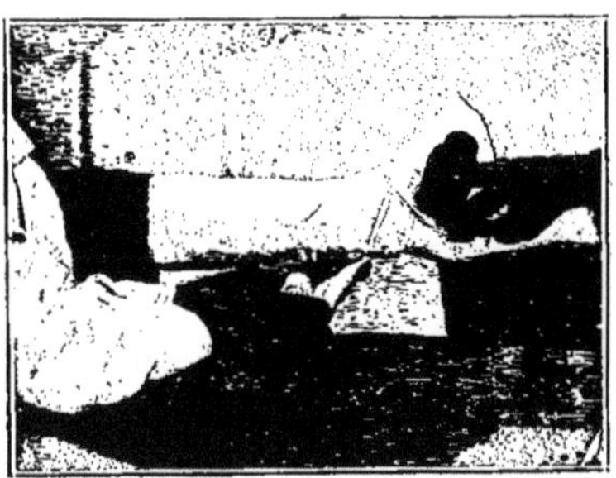

FIG. 91.
Fracture du calcaneum. Réserve d'une fenêtre à l'aide d'un verre ou d'un objet rond quelconque.

Cette simplicité d'évolution et de traitement, font que nous avons cru utile de rappeler ici qu'au point de vue général, dans les cas de ce genre, l'acte opératoire devient un danger et que tout le traitement doit se borner à l'acte orthopédique, avec simple surveillance chirurgicale.

Nous avons eu l'occasion de rencontrer dans les envois du front dirigés sur le Centre, de nombreux sétons par balles, soit *diaphysaires*, soit *articulaires*.

Les sétons par balle diaphysaires huméraux, antibrachiaux, fémoraux et de la jambe ont été traités, soit par des gouttières d'Hennequin ou d'Hergott et mieux encore par des appareils plâtrés moulés et fenêtrés placés en position orthopédique correcte. (Obs. 50).

Les sétons par balle articulaires de l'épaule, du coude, du poignet, de la hanche, du genou ou du cou-de-pied ont été ordinairement immobilisés correctement dans des appareils plâtrés moulés, donnant à l'article, le maximum de dimensions, la position fonctionnelle la meilleure et assurant une légère fenêtre de surveillance. Dans tous ces cas articulaires, la durée de l'immobilisation a été courte pour permettre le retour rapide du mouvement. *La méthode active de Wilhems* leur a été appliquée durant le séjour même au Centre de Fractures. (Obs. 49).

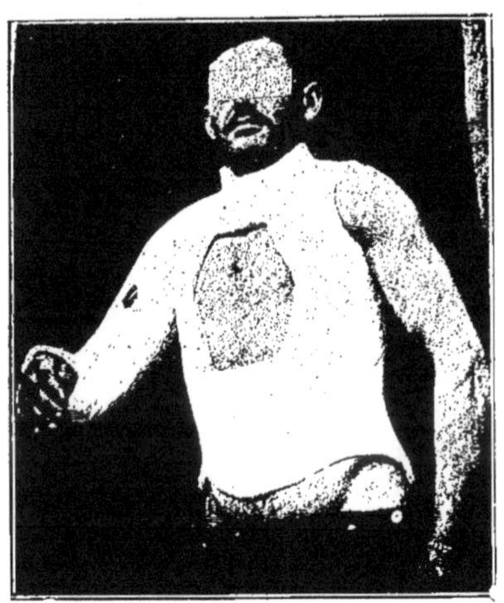

FIG. 92.
Fracture humérale

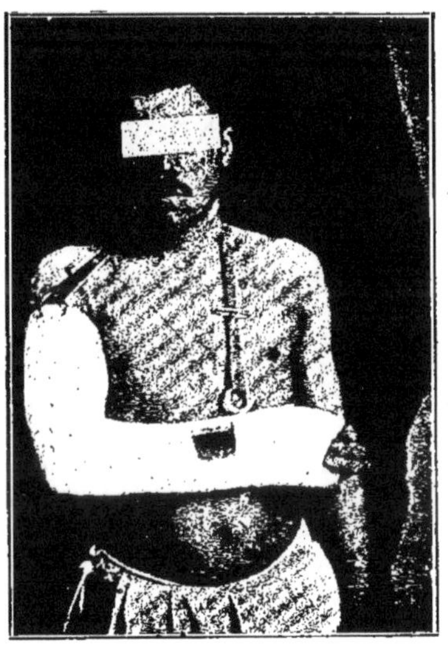

FIG. 93.
Fracture de l'avant-bras (cubitus, en pronation molle).

L'on devrait même si l'on suivait exactement les conseils de M. Wilhems inciter le blessé à commencer *à mouvoir lui-même sa jointure* dès le lendemain de l'opération, telle une ponction aseptique du genou, pour hémarthrose consécutive à un séton par balle.

L'immense avantage de cette pratique est d'éviter les lésions plastiques, les rétractions, la tendance à l'ankylose et surtout de permettre d'assurer l'écoulement des liquides. D'abord limités, ces mouvements actifs exécutés par le blessé sans aide, arrivent bientôt à acquérir une grande amplitude. Ils sont facilement obtenus au coude, au cou-de-pied, au genou.

La même méthode est d'ailleurs appliquée avec le même avantage aux lésions articulaires par balle qui n'ont pas nécessité d'intervention sanglante.

OBSERVATION N° 49. — A. — CAPORAL AU 338e RÉGIMENT D'INFANTERIE. — Blessé le 29 juillet 1918 à Fère-en-Tardenois.

Diagnostic de la blessure : Séton transversal pénétrant du coude droit, avec fracture esquilleuse de l'extrémité inférieure de l'humérus par balle.

Le blessé arrive au *Centre* LE 15 AOÛT.

Il présente les deux orifices d'un séton transversal de la région du coude. Le membre est volumineux, il y a un appareil de Delbet.

A la radiographie, il existe une fracture juxta-articulaire de l'humérus droit. Malgré l'appareil de Delbet, le membre reste toujours très volumineux, très douloureux, aussi avant d'appareiller cette fracture du coude, malgré que la lésion fut créée par balle, nous devons la drainer.

LE 17 AOÛT, la fracture est drainée, le coude pendant quelques jours est mis dans de grands bains et le 6 SEPTEMBRE, comme la radiographie a indiqué l'existence d'une fracture avec engrènement, on applique un Alquier modifié, suivant le modèle du *Centre*. Le membre diminue de volume, l'état général du sujet devient très bon, l'appareil est enlevé LE 20 OCTOBRE, car la consolidation existe.

Pendant quelques jours, on remplace le drain par des crins pour assurer le drainage et la mobilisation articulaire est commencée à partir du 15 NOVEMBRE.

OBSERVATION N° 50. — P. J. — 54e BATAILLON DE CHASSEURS. — Blessé le 18 juillet à Dammart.

Diagnostic de la blessure : Fracture esquilleuse avec déplacement, au tiers supérieur de l'humérus gauche.

ENTRÉ LE 25 JUILLET au *Centre Spécial de Fractures de Cognac.*

LE 1er AOÛT, les deux petites plaies du séton par balle, paraissant cicatrisées, on pose un appareil d'Hennequin, pour extension de l'humérus.

LE 4 SEPTEMBRE, la radiographie, indique une excellente reconstitution osseuse et réduction.

CHAPITRE IV

FRACTURES SUTURÉES PRIMITIVEMENT

Au cours de certains convois, nous avons reçu une série de Fractures *opérées et suturées primitivement.*

Les suites opératoires de ces fractures et les soins à leur donner, sont encore très spéciaux.

Ici, *les pansements* doivent être très rares et indiqués uniquement par la courbe thermique. En revanche, *l'immobilisation* de la fracture doit être très soigneusement assurée. La guérison des plaies y est très rapide, le temps de consolidation seul n'est pas particulièrement accéléré.

Il est cependant arrivé des cas où nous avons dû *désunir* rapidement ces plaies, d'une façon subite et bien malgré nous.

Il s'agissait de blessés, chez qui le transport fut brusqué. Il s'en suivit une fatigue du voyage,d'autant plus qu'ils présentaient une immobilisation parfois insuffisante. Telles furent les suites opératoires immédiates, anormales, et aussi leurs incidents dangereux.

Aussi, il y aurait grand intérêt, comme on l'a déjà conseillé, à ce que ces blessés soient, autant que possible, suivis sur place pendant un temps assez long, par leurs opérateurs eux-mêmes. Il ne faudrait pas qu'ils subissent les fatigues et les imprévus d'un voyage parfois long. Leur température doit être constamment surveillée et il faut désunir sans retard, si la nécessité s'en présente. En somme, dans ces cas de fractures fermées primitivement, *une surveillance extrême doit exister.*

En revanche, pendant le laps de temps simplement suffisant de l'évacuation, l'infection peut apparaître ainsi que des complications secondaires véritablement inquiétantes et foudroyantes.

C'est de cette façon, que nous avons été appelés à pratiquer l'une des deux seules amputations que nous avons faites au Centre de Fractures pendant un séjour de près de huit mois.

Il s'agissait d'un blessé présentant une fracture sus-condylienne du fémur réunie primitivement, dont nous avons au cours de l'étude de celles-ci, relaté l'observation.

Nous avons d'autre part, remarqué combien heureuses étaient les suites opératoires des différentes *fractures condyliennes du genou* de même que *celles du cou-de-pied,* traitées par cette méthode. Aucune réaction thermique, cicatrisation rapide, conservation fonctionnelle très favorable.

Certaines lésions qui imposaient jadis la résection primitive : telle une fracture détachant par exemple un condyle, en divisant en deux parties la tête humérale, peuvent fort bien guérir par désinfection et fermeture simples. Ainsi que le dit Fiolle « la méthode qui s'applique actuel-
« lement à la plupart des cas d'*infection synoviale, c'est la conservation et*
« *la mobilisation actives précoces.* Si, au contraire, l'infection persiste,
« malgré le traitement, il ne faut pas temporiser et recourir de bonne
« heure à la résection qui, pratiquée dans les dix premiers jours, donne
« des résultats favorables ».

L'on voit donc, combien *favorables sont les suites des fractures suturées primitivement, à condition que les soins post-opératoires soient assurés d'une façon très méthodique.* Il s'agit vraiment là d'une méthode idéale pour une reconstitution et une cure rapide. Il suffit seulement de savoir combien, tant soit peu négligée, elle peut avoir de graves conséquences.

La suture complète primitive, se fait surtout au genou, au cou-de-pied. L'épaule, le coude, le poignet seront, en général, drainés. Les résections ne sont pas en principe suturées primitivement.

En un mot, *la méthode de Delore* ou suture primitive, est absolument indiquée dans le traitement précoce des plaies synoviales avec ou sans corps étranger. (Obs. 51).

OBSERVATION N° 51. — M. R. — 412e RÉGIMENT D'INFANTERIE. — Blessé le 11 juin 1918.

Diagnostic de la blessure : Fracture esquilleuse des deux os de la jambe droite au tiers inférieur.

Le blessé arrive au *Centre* LE 20 JUIN 1918.

Une suture totale a été pratiquée dans une Ambulance du front, après esquillectomie partielle.

Le blessé présente un état local et un état général excellents en arrivant au Centre. La température est normale. Il n'est immobilisé que par une gouttière.

LE 23 JUIN, on applique un appareil plâtré à quatre attelles, comme le type du Centre.

LE 14 NOVEMBRE, la consolidation est parfaite, mais il existe de la raideur du pied droit, ce qui fait qu'on l'évacue sur le Centre de Mécanothérapie.

CHAPITRE V

POLYFRACTURES DES MEMBRES

Les Polyfractures des membres forment encore une classe de fractures à part.

Elles peuvent se rattacher à trois types. Ces fractures multiples peuvent frapper dans sa continuité, soit *le même segment de membre, soit le même membre*, soit à la fois, *deux membres différents*, comme un membre supérieur et un membre inférieur.

Polyfractures du même segment de membre

Dans les cas de fractures multiples d'un même segment de membre (Fractures doubles et triples de Delorme), fractures multiples du même humérus, ou fractures du même fémur à plusieurs niveaux, par exemple, le fait particulier à ce type de fracture est la *difficulté de réduction et d'immobilisation de ces fragments.*

Il y a beaucoup à redouter une *consolidation angulaire avec raccourcissement, une pseudarthrose* et s'il s'agit de deux os, comme l'avant-bras ou à la jambe, il y a à craindre *une synostose.*

L'on voit donc, combien dans ces cas, il y a nécessité de prendre une plaque radiographique de face et de profil des lésions, puis de faire une bonne correction, sous écran radioscopique et enfin d'obtenir une bonne immobilisation orthopédique.

Dans ces cas, l'on aura recours, en général, *à l'immobilisation plâtrée armée de feuillards*. Les plaies multiples sont en effet, souvent étendues, et cet appareillage permet de les *panser aisément*.

Dans ces mêmes cas, le *contrôle radiographique* répété est encore absolument indispensable. *La réduction* se fait facilement sous l'écran, et elle est assurée par le visage et la mise au point des écrous des feuillards. Il ne faudra désappareiller qu'après un dernier examen concluant (Radio 57).

Polyfractures de deux segments du même membre

Parfois, l'on rencontre simultanément, une fracture du bras et de l'avant-bras ou une fracture de la cuisse et de la jambe. Il faut donc recourir ici, à un appareillage qui permette le *traitement des deux fractures*, sans qu'il nuise en quoi que ce soit à l'une ou l'autre.

La difficulté en est parfois très grande. La mobilité est considérable, les plaies sont étendues et le voisinage est plus ou moins proche des articulations.

Dans ces différents cas, *les appareillages anglo-américains* sont excellents. Grâce à leur extension ils permettent une bonne réduction des fractures atteignant les deux segments. En même temps, les pansements sont plus faciles et le drainage parfait. Les articulations voisines conservent leur mobilité.

Pour une fracture du bras associée à une fracture de l'avant-bras l'appareillage pourra être le suivant. Le bras sera immobilisé en suspension avec traction directe au niveau de la région du coude, l'avant-bras sera réduit en élévation à angle droit sur le bras, avec la main en supination forcée. (Obs. 52). (Radio 58 et 59).

Dans les cas de fracture de cuisse associée à une fracture de jambe, avec encore plaies étendues, l'extension directe de l'une et de l'autre fracture, à l'aide d'une attelle de Blake en élévation, formera encore un système d'appareillage parfait.

Plus tard, au cours du traitement, quand la cicatrisation est plus avancée, la consolidation bien amorcée, on peut terminer le traitement, *en modifiant l'appareillage.*

Un bras et un avant-bras par exemple, présentant chacun une fracture pourront être moulés en extension à angle droit à l'aide d'un calot avec l'avant-bras en supination ; une cuisse et une jambe peuvent être immobilisées dans un appareil de marche de Delbet, métallique pour la cuisse, plâtré pour la jambe.

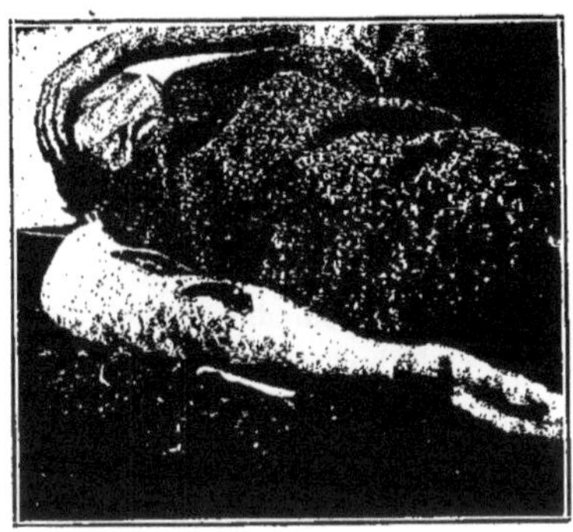

FIG. 94.
Plaies étendues accompagnant une fracture du bras et de l'avant-bras (obs.52).

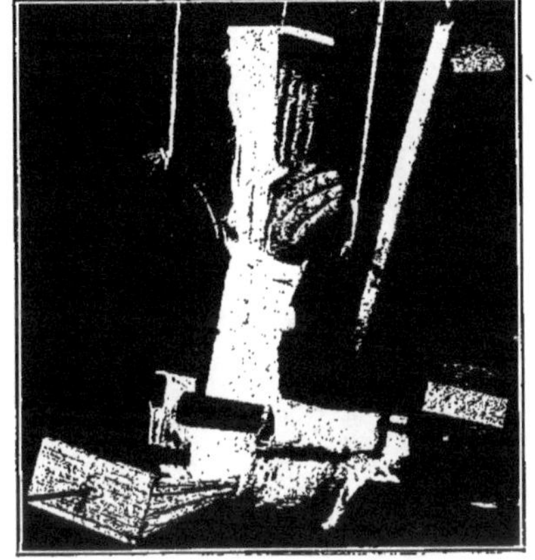

FIG. 95.
L'appareillage des fractures précédentes, ne peut se faire qu'à l'aide du Blake avec double extension à angle droit (obs. 52).

Le principe devra toujours être le même, réduire, immobiliser ces deux fractures dans une *position favorable au traitement de ces deux lésions, sans sacrifier la lésion de l'une, à celle de l'autre.*

Polyfractures frappant à la fois le membre supérieur et le membre inférieur

Au cours du traitement de ces fractures, le malade sera assez souvent *condamné au séjour au lit.* C'est là que *l'appareillage américain*, pourra encore être très utilement employé, puisque le blessé étant couché, s'offre tout naturellement à ce genre d'appareillage.

En tous cas, il sera souvent utile et indiqué, de traiter par la suspension la fracture de la cuisse ou de la jambe. Quant à la fracture du membre supérieur, il sera possible ou de la traiter de la même manière, ou d'y opposer un appareil d'immobilisation plâtré à anses. Le choix de l'un ou de l'autre de ces appareils résultera du type variable des lésions.

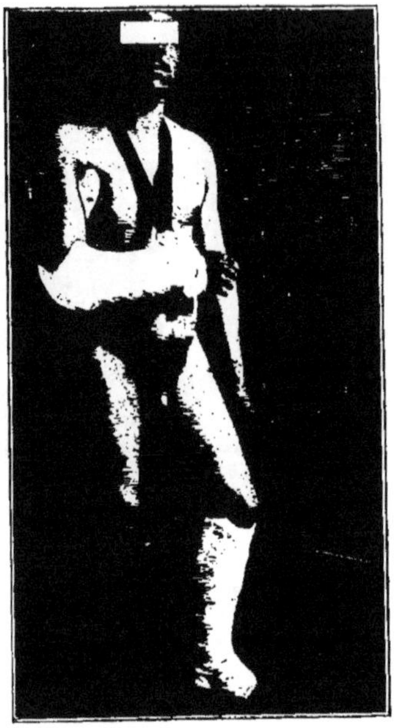

Fig. 96.
Appareillages pour fracture du bras (Alquier) et fracture de la jambe (Reclus) permettant la marche immédiate.

Cependant, quoiqu'il y ait ici, en même temps une fracture du membre supérieur, et une fracture du membre inférieur, il n'est pas fatalement nécessaire de conserver le blessé au lit, parce qu'il présente cette dernière fracture.

Nous préférons, au contraire, au Centre, appareiller si possible et le bras et la jambe ou la cuisse de telle façon que le blessé atteint de ces fractures, puisse cependant *s'adonner au lever et à la marche*. Il nous arrive parfois, par exemple, d'appliquer aux Polyfracturés dès leur arrivée, un Alquier de bras et un Delbet de cuisse, ou de jambe, de marche. (Obs. 51).

Nous différons en ceci des Anglo-Américains. Nous avons toujours au cours du traitement de nos fracturés, le grand désir de leur permettre de reprendre aussi vite que possible, *une existence se rapprochant de leur vie habituelle ;* à notre avis, ce genre de traitement ne peut qu'aider à la guérison plus rapide de ces différentes lésions, et nous l'avons érigé en principe dans nos appareillages du Centre.

OBSERVATION N° 51. — D. J. — 3e Régiment de Zouaves. — Blessé le 30 août 1918 à Noyon.

Diagnostic de la blessure : Séton du bras droit au tiers inférieur avec fracture de l'humérus et séton jambe gauche au tiers moyen avec fracture esquilleuse du péroné, les deux par balles.

Entré au *Centre* LE 14 SEPTEMBRE 1918.

A l'arrivée au *Centre*, l'on constate que les deux sétons ont été débridés. Les deux fractures ne sont pas immobilisées.

LE 20 SEPTEMBRE 1918, on applique un Alquier modifié, pour la fracture

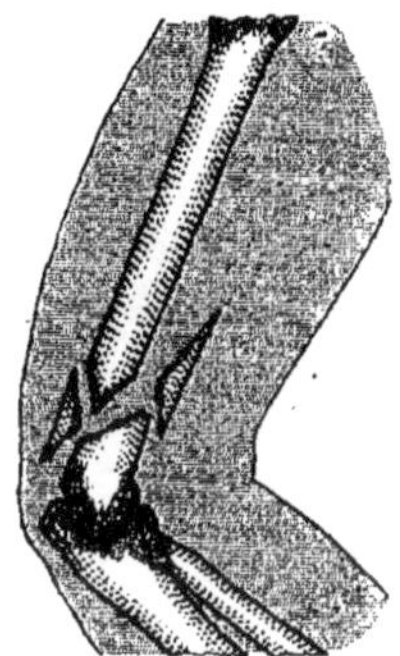

FIG. 97.
Radiographie 55.
Alquier pour humérus.

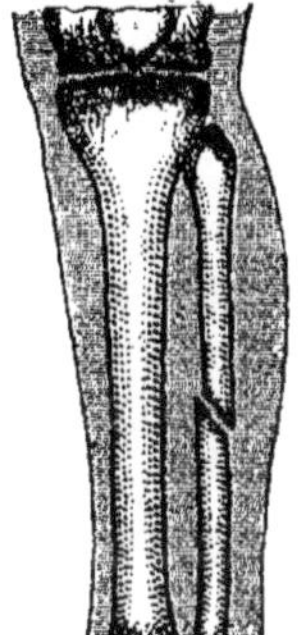

FIG. 98.
Radiographie 56.
Reclus pour péroné (marche).

Appareillage Alquier pour humérus et Reclus pour jambe chez le même blessé.

humérale droite avec plaie interne et l'on appareille la fracture du péroné gauche, à l'aide d'un appareil de marche de Reclus.

LE 10 NOVEMBRE, les deux fractures sont consolidées et le blessé est dirigé sur le Centre de Physiothérapie. (Radios 55 et 56).

OBSERVATION N° 52. — A. B. — 338e RÉGIMENT D'INFANTERIE. — Blessé le 22 septembre 1918 à Fismes.

Diagnostic de la blessure : Fracture ouverte du bras droit, au tiers inférieur, et de l'avant-bras droit, au tiers supérieur, par éclats d'obus.

Le blessé rentre au *Centre* LE 15 AOÛT 1918.

Il présente deux plaies étendues, l'une au tiers inférieur du bras, l'autre au tiers supérieur de l'avant-bras. Étant donné ces deux plaies étendues, il est impossible d'appliquer tout espèce d'appareil prenant point d'appui sur ces plaies. Il faut cependant pratiquer une extension continue du bras avec immobilisation et une extension continue de l'avant-bras avec immobilisation en supination forcée.

Il n'y a qu'un appareil de Blake à angle droit, pour permettre l'appareillage adéquat de ces deux fractures.

L'extension est donc pratiquée horizontale pour la réduction directe de la fracture humérale. L'on y associe une extension verticale, avec la main en supination forcée, pour l'avant-bras. De cette façon, l'appareillage est excel-

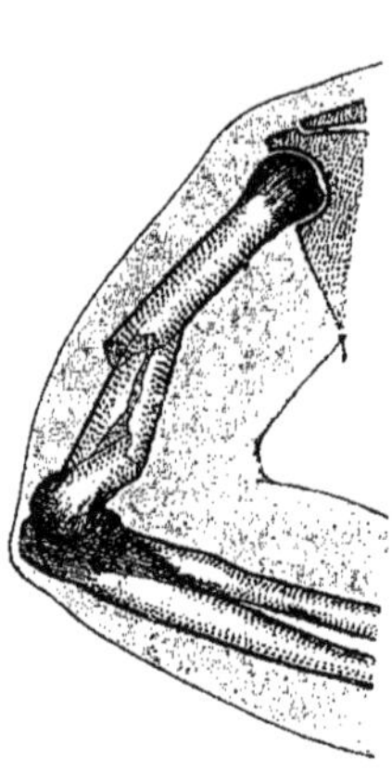

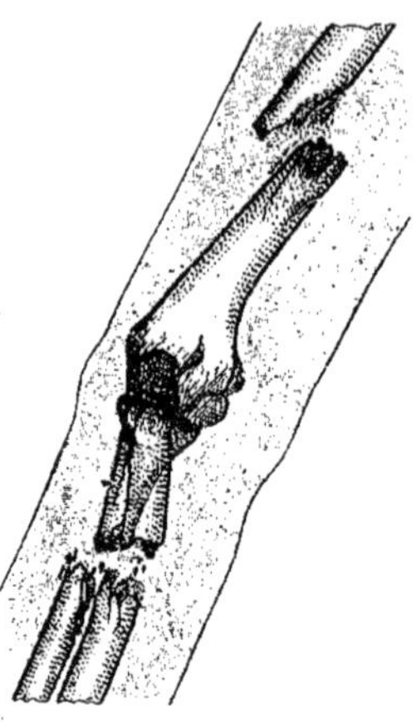

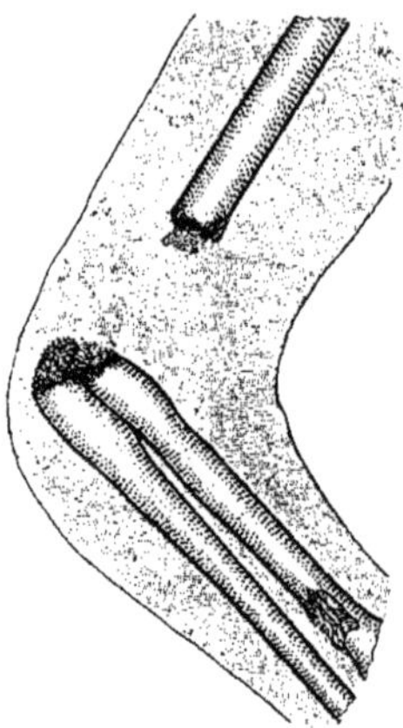

Fig. 99.

Radiographie 57. *Polyfracture d'un même segment de membre.* Multiple de l'humérus (Alquier modifié du Centre).

Radiographie 58. *Polyfracture de deux segments différents* (humérus et avant-bras), appareillage à la Blake à angle droit.

Radiographie 59. *Polyfracture des deux segments d'un membre.* Coude et avant-bras (calot fermé à angle droit où l'on peut tenter l'accrochage huméro-cubital).

lent. Les deux fractures sont bien réduites. Les plaies sont respectées et faciles à panser. Enfin, toutes les articulations et entre autres, celle du coude, conservent leur mobilité. (Radio 58).

CHAPITRE VI

TRAITEMENT INITIAL DES FRACTURES DE LA COLONNE VERTÉBRALE A L'AIDE DU LIT DE LORENZ ET DE L'ÉLÉVATEUR DE LADOUX

Nous avons eu l'occasion de recevoir, dans un convoi venant directement du front, au cours de la marche précipitée et glorieuse de nos armées, un blessé atteint de fracture de la colonne vertébrale dorso-lombaire.

Ce blessé arriva sans appareil d'immobilisation spécial et il sembla véritablement que son séton abdomino-thoracique n'eût permis la révélation d'une fracture complète vertébrale, qu'au cours des déplacements et des heurts causés par le long voyage de ce blessé.

Ce furent d'abord des *symptômes abdominaux* paraissant répondre à l'orifice d'entrée et à une partie du trajet du séton qui se manifestèrent sous forme de péritonisme, vomissements, même douleurs appendiculaires qui nécessitèrent, au début, l'usage de la diète hydrique, de l'hypodermie et des applications de glace sur l'abdomen.

En même temps que ces phénomènes de plaie de l'abdomen se dissipaient, on vit survenir certains *symptômes ménagés :* raideur, de la nuque, vomissements, enfin, des *symptômes douloureux du côté de la colonne vertébrale*. L'orifice de sortie juxta-vertébral permit l'écoulement d'une petite quantité de liquide septique. Puis de la paresse vésicale et certains phénomènes paralytiques au niveau des jambes survinrent. Cette évolution composée ainsi d'une série de phases cliniques distinctes ne fut pas au début sans nous préoccuper à ce point que nous songeâmes un instant à laparatomiser ce blessé abdominal, puis le diagnostic de *fracture de la colonne vertébrale* s'imposa manifestement et nous n'eûmes plus qu'à immobiliser ce blessé.

Nous trouvâmes, en effet, que notre premier devoir au cours de cette fracture vertébrale était de *l'immobiliser* de même que c'est la règle pour toute fracture; d'autre part, il nous fallait trouver un dispositif d'appareil qui tout en immobilisant tout le corps, permît encore le *drainage de la fracture et les pansements*.

Il nous sembla que la confection d'un *lit plâtré de Lorenz*, reposant sur *un lit élévateur* dût former, au début, une association thérapeutique favorable, en attendant d'appliquer quelques mois après *un corset de Sayre*, d'abord le blessé étant assis et plus tard s'il le fallait, un autre corset, cette fois, non plus correcteur, mais uniquement de soutien, le blessé étant moulé dans la station verticale.

Pour confectionner le lit de Lorenz, il faut retourner le fracturé sur le ventre, et ouater suffisamment toute la région dorsale. Pour pratiquer cette délicate immobilisation, il est très possible de donner cette nouvelle position ventrale immobilisation ventrale au blessé, sans réveiller chez lui une douleur véritablement pénible et nécessitant l'anesthésie.

Dès que le blessé a pris la position ventrale, on peut lui assurer que toute douleur est désormais finie, car il n'y aura plus à le mobiliser durant toute la séance.

Le temps le plus important, pour ainsi dire, est celui de ce *ouatage très régulier de toute la surface cervico-dorso-lombo-jambière*. Il faut veiller ici, à ce que ce ouatage, présente une parfaite *uniformité* et il faut, de-ci de-là, donner quelques coups de ciseaux, pour que cette surface ouatée se moule parfaitement sur toute l'étendue à recouvrir. L'on a, d'ailleurs, eu soin d'appliquer *un pansement aseptique*, au niveau de la plaie vertébrale et l'on pratique de même *une réserve* dans le revêtement ouaté, de même que l'on va la réserver au niveau des différentes couches du lit plâtré de Lorenz.

La surface ouatée est immédiatement recouverte d'une grande feuille *de tarlatane souple* qui permettra plus facilement un contact uniforme du lit plâtré qui nous reste à appliquer. *Ce lit plâtré* est composé de 18 épaisseurs de tarlatane gommée et il comprend pour ainsi dire 4 *segments. Le premier segment*, correspond au cou, il est cintré à sa partie supérieure pour mieux encercler la région occipitale. *Le segment qui répond aux épaules* est, de même, cintré au niveau de chacune d'elles,

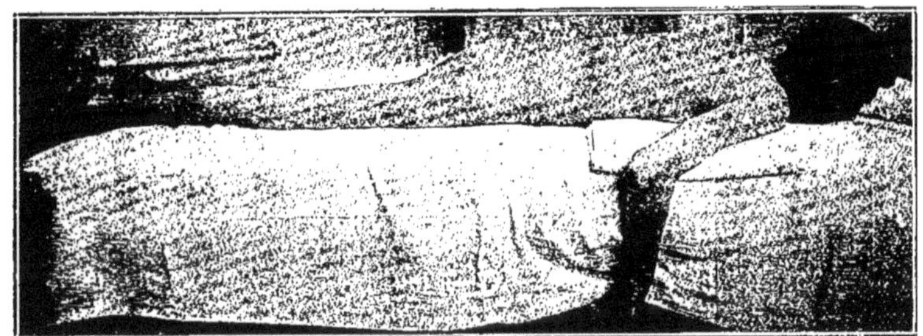

FIG. 100.
Position ventrale, indolore pour le blessé.

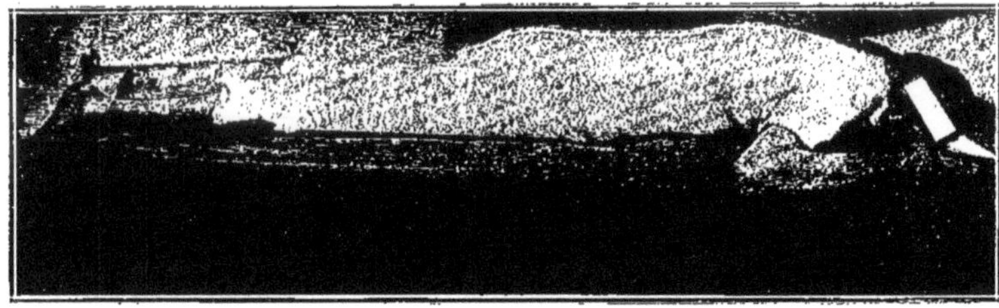

FIG. 101.
Ouatage très épais et régulier pour application du lit comme le patron (*fig.* 102).

pour mieux les entourer. *Le segment thoraco-pelvien* présente deux fenêtres, une supérieure qui correspond exactement au voisinage de la fracture, une inférieure qui dégage largement la région anale. Les bords latéraux de ce segment sont de même cintrés dans l'ensemble avec deux échancrures médianes pour obtenir un meilleur moulage. *Le quatrième segment* répond à la face postérieure de la racine des deux cuisses, il est encore échancré pour chacune d'elles à son extrémité postérieure, pour empêcher toute compression plâtrée au niveau des creux poplités.

Notre fracturé, ainsi appareillé, continua malgré son immobilisation à faire des poussées de température : c'est qu'il présentait un foyer de fracture, qui *se drainait mal.* Nous allâmes donc inciser tous les décollements qui existaient au-dessus et au-dessous de la lésion. Nous plaçâmes au fond de chacun de ceux-ci un drain et pour permettre à la Dame Infirmière de panser régulièrement et de surveiller ces drainages, nous eûmes recours à *l'un des lits élévateurs de blessés, fabriqués par Ladoux,* qui permet ainsi de donner à ce gros blessé les soins les plus précis et les plus complets, sans mobiliser sa fracture et créer chez lui de nouvelles douleurs.

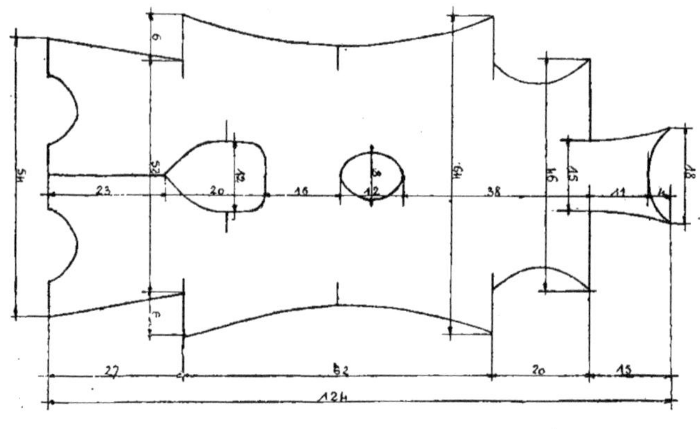

Fig. 102.
Patron du lit de Lorenz.

Ce lit élévateur est composé d'un cadre de dimensions suffisantes pour que le blessé puisse y reposer à l'aise et qui s'élève très aisément à l'aide d'une manivelle, enroulant régulièrement deux cordes situées à chaque extrémité du lit élévateur.

Nous devons à propos de ce lit insister sur les grands services qu'il nous rend pour le traitement complet et confortable de nos très gros blessés. C'est ainsi qu'il nous est encore très utile dans les cas de *fractures sous-trochantériennes du fémur,* accompagnées si souvent d'escarres sacrées et pour le pansement desquelles le lit élévateur forme véritablement un adjuvant très heureux.

Tels sont les soins et l'appareillage que nous avons donnés à ce fracturé de la colonne vertébrale arrivé à l'Hôpital 5, avec des symptômes généraux, péritonéaux, et nerveux très inquiétants. Nous avouerons même qu'avant d'immobiliser cette fracture vertébrale, étant donné ces symptômes abdominaux, nous nous demandions véritablement de quelle façon nous pourrions l'appareiller tout en conservant *une surveillance suffisante de l'abdomen*. Le lit de Lorenz, par sa gouttière unique dorsale et fenêtrée, nous a très facilité cette tâche.

Actuellement, ce fracturé a complètement passé sa première phase

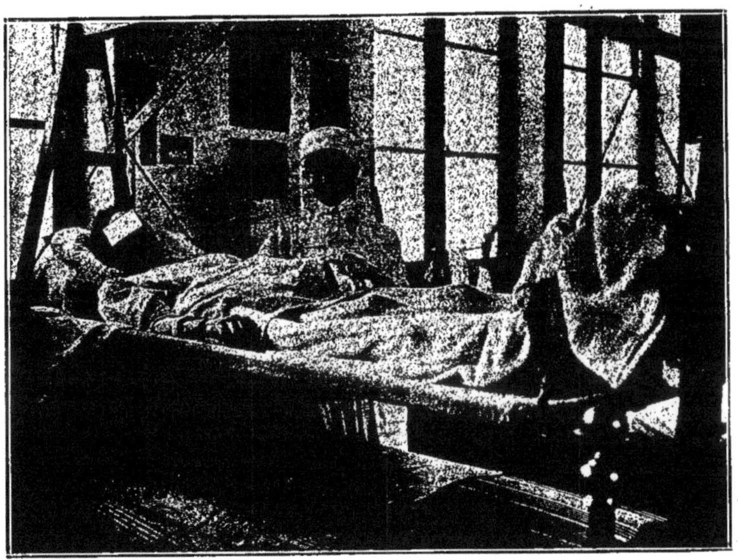

Fig. 103.
Fracture vertébrale immobilisée dans un lit de Lorenz reposant sur le lit élévateur.

vitale critique. Nous lui avons appliqué un corset de Sayre en légère extension qui lui permet depuis plus d'un mois l'exercice de la marche.

Il semble que toute cette manière de faire puisse, dans des cas du même genre, rendre les mêmes services. D'abord, pour le transport d'un fracturé, cette gouttière indolore et très simple à exécuter peut beaucoup faciliter la tâche.

D'autre part, en présence d'un état général grave, ou de plaies associées à la fracture, il y aura également, semble-t-il, grand intérêt à se borner, comme thérapeutique, au lit de Lorenz fenêtré associé à l'usage d'un lit élévateur. Notons en passant la modicité du prix de revient d'un tel lit, comparativement à celui d'une gouttière de Bonnet.

Il faut, cependant, insister sur le point très important, qu'il y a grand intérêt à revêtir tout le contour de l'appareil d'un tissu imperméable que l'on aura soin de fixer extérieurement. Sans cela, parfois, l'écoulement d'urines chez ces sujets présentant des troubles sphinctériens pourra altérer et souiller les parties de l'appareil voisines de ces organes et ramollir et souiller celui-ci.

En tous cas, en présence de blessés de ce genre, il est indispensable

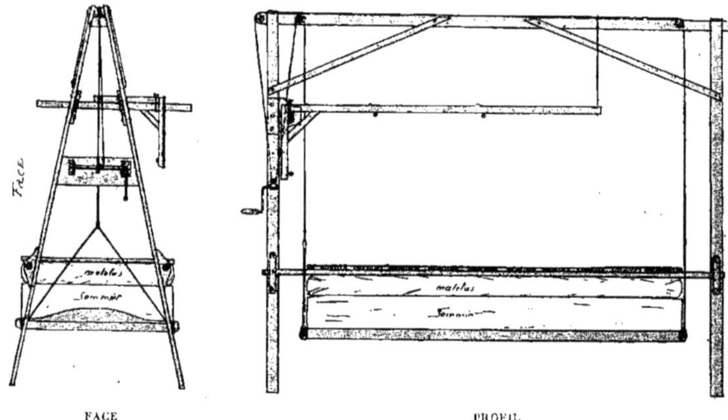

Fig. 104.
Lit élévateur Ladoux.

de procéder encore, le plus rapidement possible, au traitement suivant conseillé par Roussy et Lhermitte :

« Il faut se garder de cette sorte de fatalisme néfaste qui consiste à « dire que lorsque la moelle ou son entourage sont touchés par le trauma- « tisme, le malade est perdu. »

Il faut désinfecter le trajet du projectile et les cavités communiquant avec ce trajet. Guillain et Barré considèrent que la *méningite purulente* est la plus importante des causes de mort dans les lésions médullaires. Pour eux, il faut donc *désinfecter opératoirement* et souvent, dans un cas récent, pratiquer une suture primitive et, dans un cas plus ancien, une désinfection méthodique à la Carrel. Qui plus est, le général Bonomo, Délégué médical italien, à la Conférence interalliée, considère qu'il faut une *inter-*

vention aussi précoce pour les lésions vertébro-médullaires, que pour les lésions cranio-céphaliques. Mais il faut savoir que ces interventions précoces du rachis sont très schoquantes et pour Villandre, il faut, de préférence, recourir à *l'anesthésie régionale* de Pauchet.

Le traitement des *escarres*, chez ces blessés, est encore du plus haut

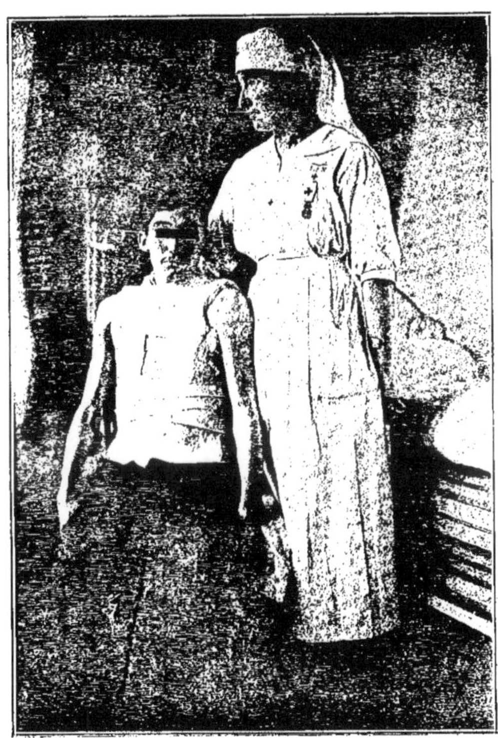

Fig. 105.
Application d'un corset de Sayre en suspension et fenêtré pour le pansement.

intérêt. Il faut que ceux-ci reposent sur un lit bien sec et sur un matelas doux. Ceux-ci devraient toujours remplacer le coussin pneumatique. Ce dernier est en effet dangereux, parce qu'il étrangle la partie qu'il doit préserver. La Dame Infirmière doit éviter toutes les souillures par les urines et les matières. Ce sont elles qui sont les principales sources d'infection locale. Or, il faut surtout éviter celles-ci plutôt que de les traiter. Pour Roussy, les *escarres sacrées*, *trochantériennes* ou *talonnières* seront pansées trois ou quatre fois par jour, avec de la gaze aseptique. On les exposera si possible au soleil ou à l'air chaud, ou enfin on les badigeonnera avec la solution ainsi composée :

Goménol	200
Eucalyptol	100
Teinture d'iode	20
Éther	1000

et tous les auteurs sont encore d'accord pour recourir aux appareillages à suspension totale, permettant une mobilisation facile des blessés.

Enfin, il faudra veiller à ce qu'ils aient *un réchauffement total* et éviter les réchauffements locaux par bouillottes, qui risquent de créer des brûlures qui s'ajouteraient à la gravité des escarres.

Il faudra encore, chez des blessés aussi fragiles, ne jamais recourir aux pansements humides ou mouillés.

CHAPITRE VII

FRACTURES DU BASSIN

Les fractures du bassin sont assez nombreuses chez les hospitalisés du Centre de Fractures.

Ces fractures sont les unes *pelviennes proprement dites ;* les autres à la fois *pelviennes et coxo-fémorales*.

Nous n'insisterons pas longuement sur ces dernières, car, au cours du chapitre sur les fractures de la hanche, nous avons déjà eu l'occasion de les rencontrer.

Rappelons, cependant, l'association possible des fractures de l'ischion et même du sacrum et du coccyx associées aux fractures fémorales. Au cours de celles-ci, le séton présente un orifice d'entrée coxo-fémoral et un plus large orifice de sortie sacré ou ischiatique (*fig.* 106).

Pendant nos huit mois au Centre de Fractures, nous avons eu l'occasion de donner nos soins à toute une série de blessés de ce genre. Nous avons dû, chez ceux-ci, drainer ou esquillectomiser, en même temps, les deux foyers fracturés et de la hanche et de la fesse.

L'on comprend donc, en présence d'un *séton de la hanche et du bassin*, l'intérêt de demander au radiographe une épreuve, non seulement de la hanche, mais aussi des régions sacrée et ischiatique. Cette lésion de la hanche réclame donc également une radiographie de l'hémi-bassin correspondant.

Quant à *l'appareillage* de ces fractures trochantériennes ou coxo-fémorales, nous avons souvent éprouvé une certaine difficulté à l'exécuter, car le hamac soutenu par le panier pelvien du centre, ou le grand spica pelvien et fémoral plâtrés moulés, sont le plus souvent impossibles à appliquer au niveau de ces larges plaies fessières, accompagnées souvent elles-mêmes d'escarres de cette région.

Pour certains de ces cas, nous n'avons pu mieux faire que de recourir

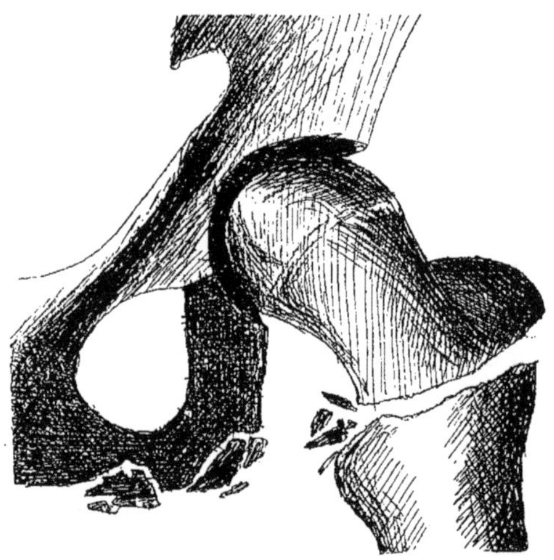

Fig. 106.
Séton trochantérien-ischiatique.

à la *grande attelle antérieure abdomino-cruro-jambière* comme au cours du traitement consécutif des réséqués de la hanche de Berck (*fig.* 60).

Ces fractures du bassin et de la hanche demandent donc une double intervention, un appareillage et des soins spéciaux qu'il ne faut pas ignorer.

Mais ce ne sont pas là les vrais fractures du bassin. *Les fractures pelviennes* proprement dites sont très importantes, non seulement du fait de la *gravité immédiate* de leurs lésions, mais aussi de celui *des séquelles infectieuses* très tardives qu'elles peuvent entraîner.

Ces fractures sont tantôt *incomplètes*, en copeaux ou en tunnel, dans les cas rares de séton diaosseux et pariétal.

A côté de celles-ci, les fractures perpendiculaires au bassin frappant *les deux tables de l'os iliaque ou du sacrum* sont plus fréquentes. Au niveau des crêtes ou des bords de ceux-ci, ce sont de véritables encoches que crée le projectile. Au sein même de leurs surfaces, ce sont des perforations complètes, accompagnées d'une pénétration plus ou moins profonde du projectile.

Les lésions osseuses pariétales en copeaux ou en tunnel guérissent ordinairement assez vite, après une régularisation de leur foyer.

Mais ce qui fait la caractéristique véritable des fractures du bassin,

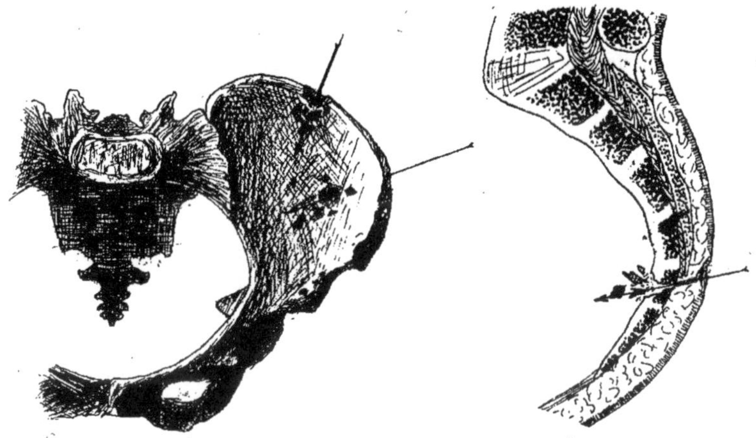

Fig. 107.
Séton iliaque avec esquilles internes.

Fig. 108.
Séton sacré avec esquilles profondes.

ce sont surtout les *perforations complètes* plus ou moins centrales, accompagnées de lésions viscérales profondes.

Actuellement tous les chirurgiens sont d'accord, pour reconnaître que la cause fréquente de ces suppurations osseuses interminables, appelées *ostéites iliaques*, réside dans l'existence à l'intérieur du bassin *d'esquilles perdues*, formées aux dépens de la table interne de l'ilion, de l'ischion ou du sacrum.

Ces fractures, surtout celles de l'os iliaque (*fig.* 2) ou du sacrum (*fig.* 3), ne peuvent être mieux comparées qu'à celles de la *voûte du crâne*. Dans l'un et l'autre cas, en effet, l'orifice d'entrée de la table externe est ordinairement régulier, arrondi et plus ou moins tracé à l'emporte-pièce. L'orifice de sortie de la table interne est au contraire accompagné d'un large *éclatement osseux*. Aussi cette table interne présente-t-elle, à ce niveau, de nombreuses et parfois grosses esquilles, plus ou moins éventaillées et éparpillées, au milieu du revêtement musculaire et aponévrotique profond. Ce sont celles-ci qui entraîneront des suppurations interminables de l'ilion, de l'ischion ou du sacrum, si l'on n'a pas été à la recherche de toutes ces esquilles profondes.

La radioscopie de ces fractures est d'ailleurs des plus difficultueuses. Elle n'est pas explicite pour la cure de ces lésions. L'on apercevra bien, à l'aide d'un stylet opaque, le siège de la perforation, mais il sera impossible de lire sur l'épreuve, l'existence, le siège, le nombre de ces esquilles situées au delà de l'os. C'est pourquoi le chirurgien devra toujours, malgré l'épreuve radiographique négative quant aux esquilles profondes, penser à *la possibilité de leur existence* et à leur *recherche minutieuse*.

Les interventions, dans les cas de ce genre, devront débuter par la création d'une large voie d'accès qui restera d'ailleurs dans la suite la source de pansements très faciles. Le rayon précis d'un *miroir de Clar* permettra l'exploration complète de la lésion osseuse par l'extrémité digitale gantée. Cette exploration sera complétée par la recherche de tous les séquestres ramenés délicatement à l'aide d'une curette forte et mousse.

L'on touchera ensuite la région esquilleuse au chlorure de zinc, l'on tamponnera minutieusement pour 48 heures à la gaze iodoformée. L'on pansera ensuite régulièrement au *Dakin pendant une quinzaine* et, dans les cas où le tissu osseux semblera ramolli et atteint d'ostéite, l'on soumettra ensuite ces opérés à des séances *d'héliothérapie* ou de *lampe à arc*. Parfois enfin, l'on complétera cette cure par un traitement dans une *station hydro-minérale*.

Ce sont ces fistules osseuses, leur origine spéciale aux dépens de fragments de la table interne, qui forment bien *la caractéristique de ces fractures spongieuses du bassin* et de ces ostéites iliaques, plutôt que les lésions intestinales initiales sous forme de fistules temporaires que nous rencontrerons parfois au Centre.

Quant aux *fractures du pubis*, compliquées souvent de lésions vésicales ou uréthrales, nous ne les voyons pas ; elles sont centralisées de leur côté, dans les *services spéciaux des affections des voies urinaires*.

CHAPITRE VIII

FRACTURES AVEC COMPLICATIONS HÉMORRAGIQUES ET INFECTIEUSES NÉCESSITANT L'AMPUTATION CIRCULAIRE PLANE ÉCONOMIQUE

Une fracture radiographiée, correctement opérée et drainée, puis bien appareillée, doit se consolider et se cicatriser sans « à-coup ». Nous devons, en principe, au Centre de Fractures, rester constamment en face d'elle, *conservateurs à outrance*.

Malgré tout, il reste quelques cas, tout à fait exceptionnels, où nous sommes dans l'impérieuse nécessité de devenir *mutilateurs*.

Parfois, en effet, après un long transport, une fracture juxta-articulaire, avec lésions étendues, peut arriver finalement au Centre, sans appareil d'immobilisation véritable et avec une interruption involontaire dans la régularité des pansements.

D'autres fois, il s'agit d'une fracture suturée primitivement, qui vient à présenter entre son évacuation de l'Hôpital de la zone des Armées et à son arrivée au Centre de Fractures, des phénomènes d'abord de rétention, puis subitement d'infection suraiguë.

Dans ces deux cas, nous avons été appelés à voir survenir des phénomènes *d'une septicémie foudroyante :* hémorragies secondaires, répétées d'abord par le transport du blessé, ensuite dans l'Hôpital de l'intérieur où il a séjourné, en attendant son évacuation définitive au Centre.

A l'arrivée au Centre, les blessés de ce genre, présentent un teint jaunâtre, un état d'énervement particulier. Leur sensibilité à la douleur est extrême, leur pouls est rapide, leur température hyperthermique. Souvent, la nuit, ces hémorragies d'abord petites se reproduisent. L'interne de garde appelé, tamponne la plaie, puis le suintement, plus ou moins abondant, s'arrête. En même temps, le membre est volumineux et empâté.

Sitôt une nuit de repos passée, l'on a radiographié, installé un lavage continu au Carrel, pansé minutieusement, redrainé au point déclive. L'on fait de la suspension à la Blake, pour permettre la diminution de l'infection et de l'œdème.

Malheureusement, l'état d'énervement persiste, la température ne descend pas, le bras est toujours gros, et une nouvelle hémorragie se reproduit encore la nuit suivante.

L'on décide aussitôt de réopérer. Le blessé a été antérieurement remonté. On lui a fait huile camphrée, stychnine, spartéine, sérum sucré. L'on compte drainer la fracture, mais l'on est prêt à pratiquer la pire intervention, si la nécessité vient à s'en imposer.

C'est que souvent, en effet, au moment où l'on veut drainer, au moment où le drain délicatement passé en séton permet l'écoulement d'une simple sérosité, d'infiltration, sans pus vrai, l'on assiste à l'irruption d'une *hémorragie secondaire nouvelle.* L'on croit d'abord à l'évacuation d'un hématome accumulé antérieurement. En réalité, il n'en est rien. Il s'agit là, à côté de ces bourgeons charnus infectés, pour ainsi dire hémophiliques, et à côté de capillaires nombreux, ouverts et sans tendance à l'obturation, d'infection de collatérales plus ou moins volumineuses et plus ou moins nombreuses. L'altération de ces vaisseaux est plus étendue qu'elle ne le semble. Elle est diffusée à toute la cavité infectée. Il ne faut pas songer à en faire l'hémostase directe et le tamponnement serait illusoire et criminel.

En effet, le blessé est déjà de la plus grande fragilité. Il est véritablement infecté à l'extrême. Son foie, son rein sont en moindre résistance. Son opération sera pénible, longue et minutieuse, si l'on veut s'attacher à l'hémostase vasculaire directe. Après tout, d'ailleurs, il conservera ce membre œdématié, infecté, infiltré, d'aspect physique cadavérique et si l'on lui laisse ce boulet, ce n'est peut être pas *d'hémorragie* qu'il disparaîtra, mais certainement *d'infection et de septicémie*. Il restera condamné à bref délai.

En effet, ces blessés, par suite de *leur infection seule*, succomberont très vite à cette septicémie subaiguë avec fièvre à grandes oscillations, amaigrissement chronique, grande pâleur, qui donnent à ces blessés une apparence *d'anémie extrême*. Elle ne correspond pas à une destruction globulaire, mais comme l'ont bien montré Varay et Roland, à un grand abaissement du taux de l'hémoglobine. On pourrait se demander s'il y a une infection du sang. Cependant, les médecins ont constaté la stérilité du sang, il faut donc comme le dit le professeur Hartmann, admettre une véritable *toxémie*.

Il faut donc savoir prendre, sur-le-champ, à côté de sa responsabilité, sa décision opératoire et *l'exécuter séance tenante*. Il ne s'agit plus là de ces 40° et plus, si fréquents chez les blessés du Centre atteints de grosses fractures de cuisse, et dus à l'étranglement d'un drain, l'insuffisance d'une extension ou d'une suspension et pour lequel nous restons patiemment conservateurs et pleinement confiants en un simple drainage déclive. Chez ceux-là, il s'agit d'une résorption septique passagère. Chez ceux-ci, tous les tissus sont infectés ; le drainage ne suffit pas, il faut une amputation large associée au drainage le plus complet (Obs. 60).

C'est pourquoi, un garrot maintenu serré à l'aide d'un drain est placé immédiatement par un des aides à la racine du membre infecté. Le champ opératoire, sus-jacent à la fracture, est circulairement isolé. Puis, l'on pratique l'amputation. L'on a donné quelques bouffées de somnoforme pour le drainage. L'anesthésie pour l'amputation est continuée à l'éther, selon la méthode d'Ombredanne.

Au bistouri ou au couteau, peu importe, étant donné l'urgence, l'on pratique sans mouvements inutiles, *la circulaire plane*. Rapidement, à l'aide du rétracteur, l'aide récline tous les tissus sus-jacents, puis l'on scie sans ruginer. L'on va vite aux pédicules, l'on met quelques points en U sur les vaisseaux musculaires. L'on enlève le garrot, et revise l'hémostase. L'on panse en irriguant largement à l'éther, en ayant soin de faire un cornet de taffetas chiffon. Pour le premier pansement, l'on serre légèrement les bandes et l'on conseille à l'infirmière de maintenir, durant la première journée, le moignon surélevé.

Aussitôt au lit, l'opéré reçoit des piqûres d'huile camphrée, une de

RELEVÉ de quelques types de courbes thermiques, rencontrées ordinairement au cours du traitement de fractures de cuisse

COURBE THERMIQUE I

Blessé L. — Importance de la disposition de l'appareillage au cours du traitement d'une fracture sus-condylienne du fémur par le Blake avec trait de fracture en bec de flûte.

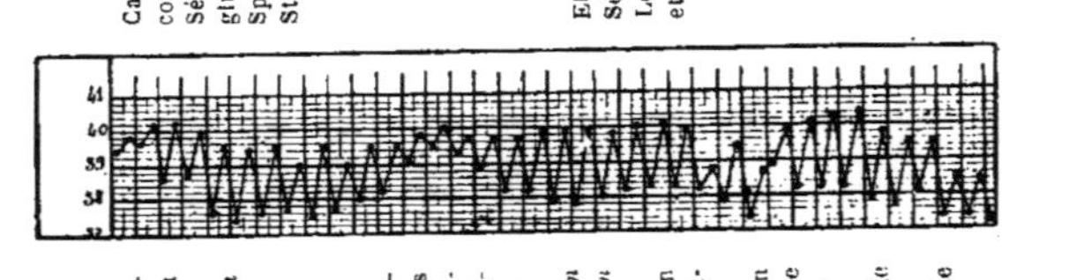

COURBE THERMIQUE II

Blessé R. — Multiplicité et variabilité des incidents infectieux et du traitement au cours de l'évolution d'une autre fracture sus-condylienne du fémur.

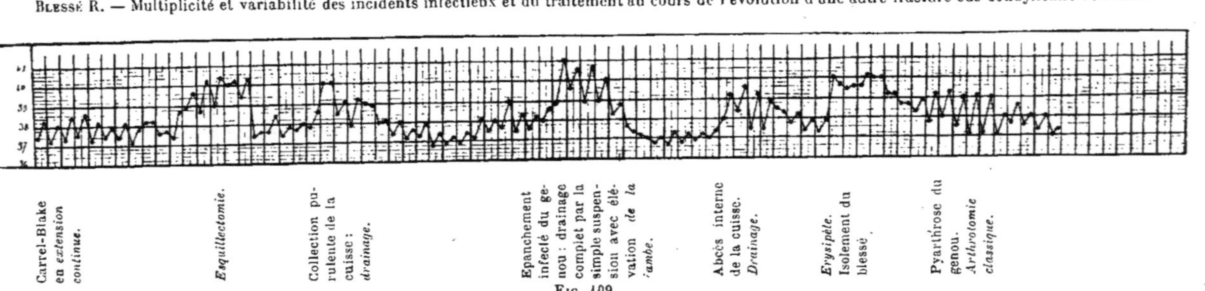

Fig. 109.

COURBE THERMIQUE III

Blessé A. — Fracture incomplète sous-trochantérienne fémorale avec trait de fracture très oblique, ostéomyélite et ostéoperiostite étendue.

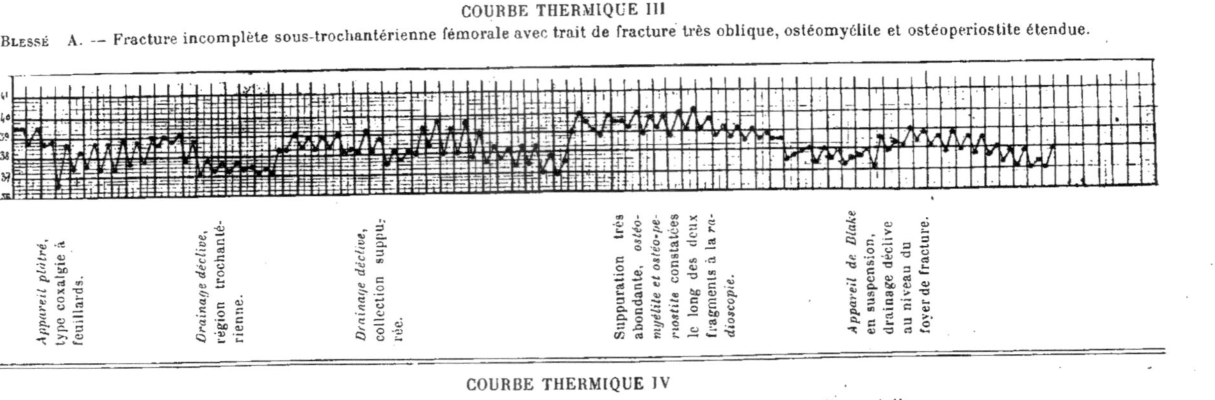

COURBE THERMIQUE IV

Une fracture avec complications hémorragiques et infectieuses avant et après l'amputation.

41
40
39
38
37

Hémorragie.

Hémorragie. Infiltration diffuse du bras.

Amputation.

Sérum sucré, sparteine, strychnine, huile camphrée.

Pansements à l'éther. Plaques grisâtres sphacéliques de la tranche.

Pansement au Carrel.

Appareillage.

Fig. 109 *bis*.

spartéine, une de strychnine, 500 de sérum sucré. L'après-midi, il boit un peu d'eau bouillie, d'eau et de cognac, d'eau et de champagne. Ces gros infectés hémorragiques peuvent se rafraîchir très vite, sans crainte de vomissements.

Le pansement est refait chaque jour à l'éther. On le précède d'un lavage au Dakin faible pour éviter tout suintement sanguin. L'hypodermie précédente est continuée environ pendant une semaine. Parfois, il arrivera que la langue apparaîtra plus sèche, le teint plus jaunâtre et que le thermomètre marque une température plus élevée pendant deux ou trois jours. Il s'agira alors d'une plaque plus infectée, d'une zone de la surface opératoire. Il se forme à sa surface une couenne grisâtre ; il faudra alors renouveler, matin et soir, le pansement en même temps que le lavage. Cette thérapeutique désinfectante amènera bientôt la chute de ces tissus, qui prendront bientôt l'aspect sphacélique. Sitôt la chute de ceux-ci, la température s'améliorera, le teint s'éclaircira, les tissus redeviendront roses et normalement cruentés.

L'higroïne permettra le décollement des pansements adhérents, il en sera de même du tulle gras.

Dès que toute la surface opérée a pris uniformément cet aspect de vitalité, l'on songe à *la réparation et à la cicatrisation du moignon.*

CICATRISATION
DU MOIGNON CIRCULAIRE PLAN
PAR UN PROCÉDÉ D'EXTENSION
TRANSPORTABLE

Nous avons, à ce propos, remarqué les excellents effets de *la méthode d'extension américaine*, à laquelle nous a initiés le capitaine Meuble, Chirurgien de l'Hôpital américain de Talence, et nous avons l'habitude, au Centre, d'y recourir pour la cicatrisation rapide des amputés, par circulaire plane économique.

Le procédé opératoire précédent présente, en effet, le grand avantage d'assurer *le drainage le plus étendu possible*. Grâce à lui, bien des amputés recouvrent *la vie*, alors que toute autre méthode d'amputation et de fermeture plus complètes n'assureraient pas le succès de la conservation de leur existence.

En revanche, cette méthode ne donne pas les *riches lambeaux des procédés classiques*. Il faut donc, très rapidement, se préoccuper de la cicatrisation de la plaie, à la suite de cette intervention. La méthode américaine, telle que nous allons l'exposer, nous offre, dans les cas de ce genre, les garanties les plus grandes. Bien appliquée, elle évite d'une façon certaine la retouche opératoire du moignon.

Au cours de notre visite dans son service, le capitaine Meuble a bien insisté également auprès de nous sur ces gros avantages. Pendant qu'un aide attire à pleines mains le fourreau cutané, sus-jacent à la circulaire, l'on entoure le membre, en une zone nettement élevée, à l'aide d'un collier plâtré. Pendant la confection de celui-ci, l'on a eu soin d'interposer entre les bandes circulaires un feuillard léger, en forme de lyre renversée. Au cours de cette même séance d'appareillage, l'on a encore appliqué, antérieurement au plâtre, à l'aide de leucoplaste un autre appareillage de contre-extension composé d'une grande circulaire, maintenant à leur extrémité supérieure quatre bandes longitudinales de traction.

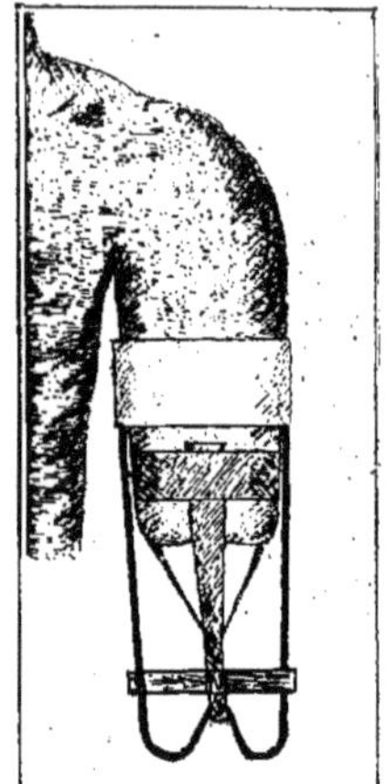

Fig. 110.
Appareillage pour une amputation du bras.

Le faisceau de celles-ci réunies est prolongé par une bande centrale unique qui est finalement attachée au centre du feuillard extrême. Tel est le système d'extension et de contre-extension du tissu cutané. La mise au point de la traction est assurée quotidiennement à l'aide d'un simple petit tourniquet de bois, qui permet ainsi la plus grande et rapide traction de la peau.

Un point seul dans le traitement, ainsi que nous l'avons déjà vu, est encore capital : c'est *l'extension précoce*. Faute de quoi, les lèvres des lambeaux deviennent adhérentes dans la profondeur, et ne permettent plus la plastie progressive par glissement autour de l'extension continue. Cette précocité de l'extension est indispensable pour le succès cicatriciel.

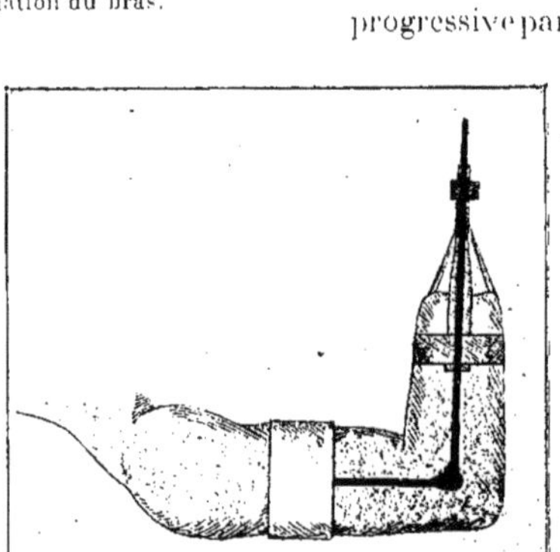

Fig. 111.
Appareillage pour une amputation de l'avant-bras avec articulation mobile des feuillards au mieux du coude.

De cette façon, l'étoffe cutanée est constamment débitée, selon les besoins de l'extension et par suite de la cicatrisation.

Un autre avantage résulte encore de cette méthode : c'est le *lever précoce du blessé.*

Au bout de dix jours, quinze jours, sitôt que la plaie est complètement désinfectée, et qu'elle apparaît nettement en voie de réparation, l'on peut permettre à l'amputé ainsi appareillé d'aller et venir, muni d'une béquille. L'on comprend l'importance de ce *traitement, pour ainsi dire de marche.* L'état général de l'amputé s'améliore rapidement. Son moral est parfait. Il entrevoit déjà le moment où, quittant l'hôpital, il pourra se faire définitivement appareiller et rentrer chez lui. Les articulations sus-jacentes à l'articulation se mobilisent, récupèrent leur force et leur puissance. Elles se préparent à l'appareillage « au pilon ».

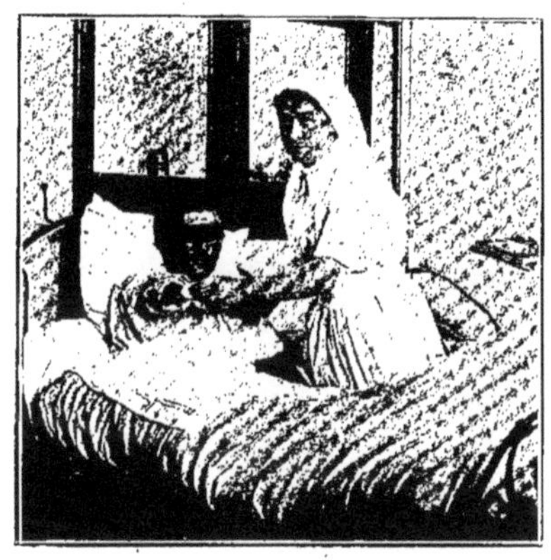

Fig. 112.
Plaie du moignon photographiée le 10e jour de l'appareillage.

Qui plus est, dans les cas d'amputation de l'avant-bras ou de la jambe, une modification heureuse de l'appareillage leur permet *le mouvement de l'articulation du coude ou du genou.* Dans ces cas, le bracelet plâtré encercle le bras ou la cuisse, le feuillard est articulé au niveau du coude ou du genou, et l'extension se fait toujours aussi bien malgré cette modification au niveau du moignon antibrachial ou jambier.

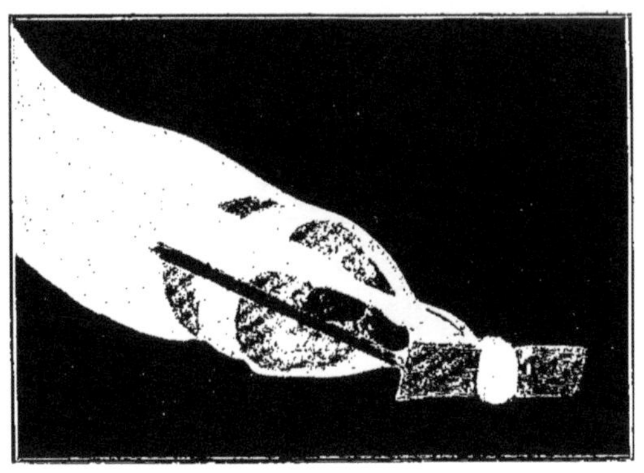

Fig. 113.
Application très précoce de l'extension.

Tel est, au Centre de Fractures, le procédé opératoire complet auquel nous avons l'habitude de recourir dans les cas extrêmement rares, où nous sommes forcés, malgré nous, de devenir mutilateurs.

Nous considérons, en effet, notre Centre comme un musée de fractures d'une richesse des plus variées. Notre devoir est de conserver avec un soin des plus jaloux l'intégralité de celui-ci. Ce n'est qu'exceptionnellement, seulement « quoad vitam », que nous amputons.

Notre devoir d'orthopédistes étant de lutter, autant qu'il nous est possible, « quoad fonctionem ».

Ce procédé portatif de réfection progressive de la cicatrice est véritablement admirable.

Le professeur Broca dit dans ses *Séquelles ostéo-articulaires des plaies de guerre*, au cours de son chapitre sur les « Moignons à retoucher » : « Je m'élève une fois « de plus contre la systématisation « que l'on a voulu faire de l'amputation « en saucisson » perpen-

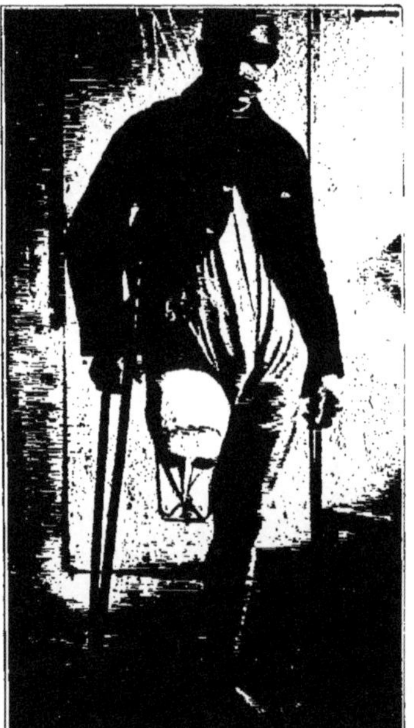

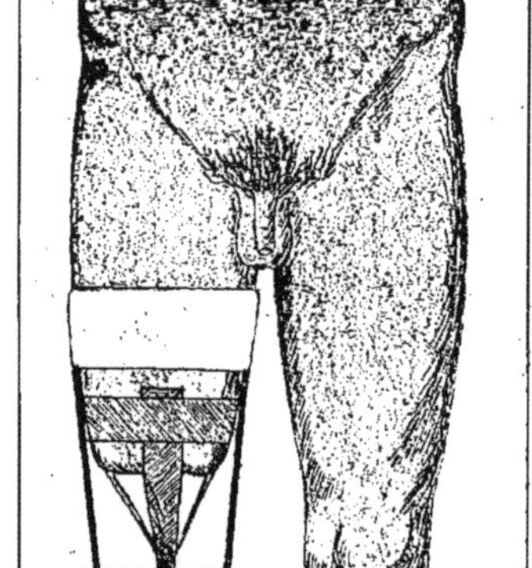

Fig. 114.

Amputé de cuisse appareillé en promenade. Appareillage d'une cuisse.

« diculairement à l'os sectionné. Plus on aura ménagé primitivement les « chairs au-dessous de la tranche osseuse et moins on aura par la suite « à raccourcir l'os pour adapter sa longueur à la leur. »

Il est certain que la retouche, quand elle était nécessaire, devenait une véritable et nouvelle amputation.

Le professeur Depage nous en décrit la technique telle qu'il la pratique à son Ambulance de la Panne. L'on taille une grande compresse présentant un orifice de la grandeur de la surface bourgeonnante et on la fixe à l'aide d'un surjet aux bords de l'orifice cutané circonscrivant la plaie bourgeonnante.

L'on retourne ensuite la compresse pour en faire un sac et après avoir rempli celui-ci de compresses, on le tord.

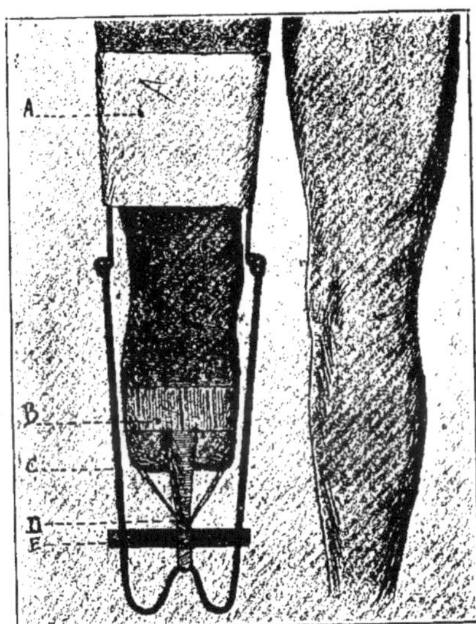

A. Bracelet plâtré; B. Bracelet de leucoplaste; C. Feuillards articulés pour la mobilité simultanée de la jambe en extension; D. Les 4 leucoplastes diamétralement opposés 2 à 2, dont la traction progressive et nécessaire se fait à l'aide du petit tourniquet de bois; E. Le tourniquet.

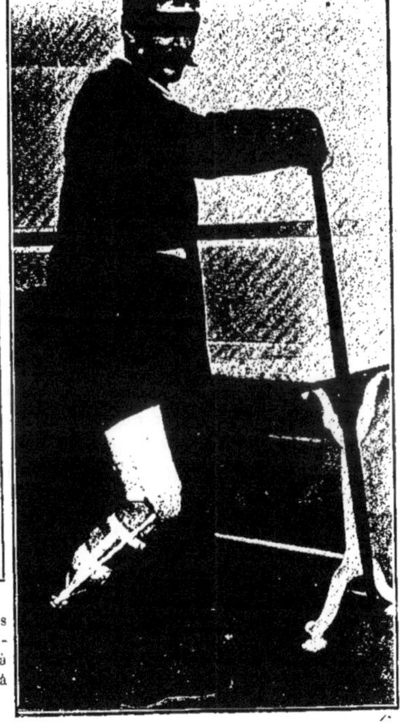

Fig. 115.

Appareillage d'une jambe avec articulation mobile du genou.

Amputé de jambe appareillé et mobilisant son genou.

L'on obtient ainsi un point solide que l'on peut tendre et l'on scie l'os. Toute la partie à enlever reste adhérente au sac.

Mais, comme le dit Broca, *l'infection des plaies de guerre est beaucoup plus tenace que celle des plaies dont nous avons l'expérience en chirurgie civile.*

Plusieurs fois, après des rectifications même tardives, l'on peut avoir des phlegmons graves tendant à la diffusion rapide. Il peut survenir des poussées érysipélateuses et l'on a même vu des cas exceptionnels tétaniques.

Ici, avec cet appareillage d'extension américain portatif, la cicatrisation est rapide, progressive. N'ayant même pas ruginé au cours de l'intervention le périoste, nous n'aurons pas à craindre l'élimination d'une virole osseuse ou de ses fragments en forme d'ergots. La réserve cutanée primitive, amenée au-dessous de la circulaire de leucoplaste, assure d'une façon définitive une quantité d'étoffe très large pour le recouvrement intégral du moignon. A l'heure actuelle nous ne comprenons plus de circulaire économique sans appareillage ainsi constitué pour la cicatrisation parfaite. Elle ne laissera plus craindre l'arrêt dans la cicatrisation et finalement la constitution d'un moignon conique.

OBSERVATION N° 60. — R. Ed. — 93e Régiment d'Infanterie. — Blessé le 3 octobre 1914 à Sainte-Marie.

Diagnostic de la blessure : Plaie pénétrante du coude droit, avec fracture compliquée des condyles de l'humérus.

Le blessé rentre au *Centre* le 18 août 1918.

Il a eu plusieurs hémorragies au niveau de son trait de fracture. Il est très fatigué, le teint jaune, il présente 40° le matin et le soir, le pouls est rapide, le bras est très volumineux. On installe un traitement au Carrel continu, l'on élève le bras, pour aider à la résorption de l'œdème.

Les hémorragies secondaires se reproduisent cependant, la nuit, et l'état général reste très inquiétant.

Le 26 août, l'on veut drainer l'œdème du bras et voir quelle est véritablement la source des hémorragies. Il se produit à ce moment une hémorragie très grave qui nécessite une amputation circulaire plane économique d'urgence. Pansements à l'éther, spartéine, strychnine.

Quinze jours après, on applique un appareil extension portatif, qui rapidement amène une réserve d'étoffe cutanée constante. La cicatrisation large et complète est définitive trois semaines après cette application.

III. — SÉQUELLES VARIÉES DES FRACTURES DE GUERRE

Les séquelles des fractures de guerre peuvent porter sur les systèmes *osseux*, *nerveux*, *musculaire* et *articulaire*.

Les plus importantes de toutes, au Centre de Fractures, sont les *séquelles osseuses* qui ne sont, en réalité, que des fractures ou vicieusement consolidées, ou encore fistuleuses.

Nous aborderons d'abord l'étude de celles-ci, étant donné leur fréquence à notre Hôpital. Nos fractures ne doivent, en effet, ne nous quitter que bien cicatrisées et bien consolidées. Aussi, gardons-nous contact avec nos blessés jusqu'à leur guérison complète. C'est là, en réalité, pour le blessé et le chirurgien, le grand intérêt du Centre.

CHAPITRE IX

SÉQUELLES OSSEUSES ORTHOPÉDIQUES

Cals difformes

Les cals difformes, au cours des fractures de guerre, résultent parfois d'une *destruction osseuse étendue*, entraînant une déviation de l'axe général du membre. Ils peuvent relever encore d'un *défaut d'appareillage*, dû à l'insouciance ou l'indocilité du blessé ; il s'agit alors d'une extension continue, qui a été insuffisante ou interrompue.

Le cal difforme peut présenter seulement un certain degré *d'hypertrophie*, sans déviation axiale proprement dite. Souvent une compression ouatée, méthodique ou encore un massage local régulier pourront amener une régularisation de cet épaississement. Dans ces cas, il s'agit souvent de ces cals, très apparents sous la main qui palpe, et cependant invisibles à la radiographie. L'on comprend que dans cette sorte d'hypertrophie périostique, la compression ou le modelage puissent diriger et régulariser la calcification proprement dite. Nous avons rencontré plusieurs fois des cals de ce genre, au cours des fractures de guerre aseptiques, telles que les sétons osseux par balle.

D'autres fois, la difformité du cal est plus accentuée. Il s'agit *d'angulation véritable*, consécutive encore à une insuffisance de l'extension ou de l'appareillage. Dans ces cas, deux procédés de traitement s'offrent, suivant encore le degré d'organisation de la difformité.

Quand la résistance du cal n'est pas considérable, que celui-ci n'est pas très organisé, l'on peut à l'aide de l'ostéoclasie manuelle, avec ou sans anesthésie générale, réduire l'angulation de la fracture (Radios 60 et 61).

D'autres fois, le cal vicieux angulaire est *constitué*. Il est déjà puissant et semble même définitif. Dans ces cas, l'on aura recours après l'anesthésie, *à la résection modelante*, à l'aide du maillet et de l'ostéotome. Cette résection devra être suffisante pour corriger la difformité osseuse et pour permettre également la production d'une bonne cicatrice cutanée, mobile et puissante.

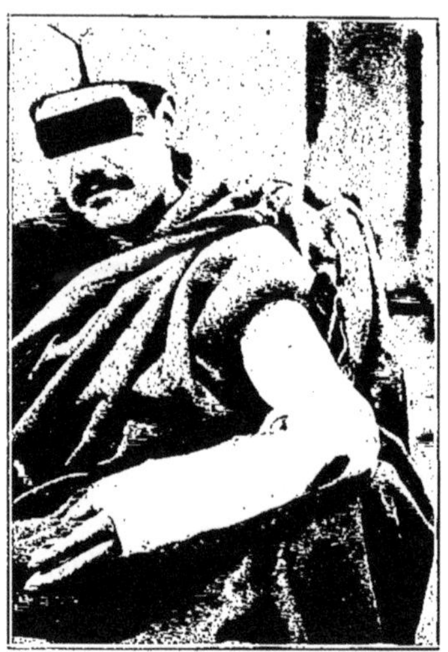

Fig. 116.
Traitement de la pseudarthrose par tassement élastique.

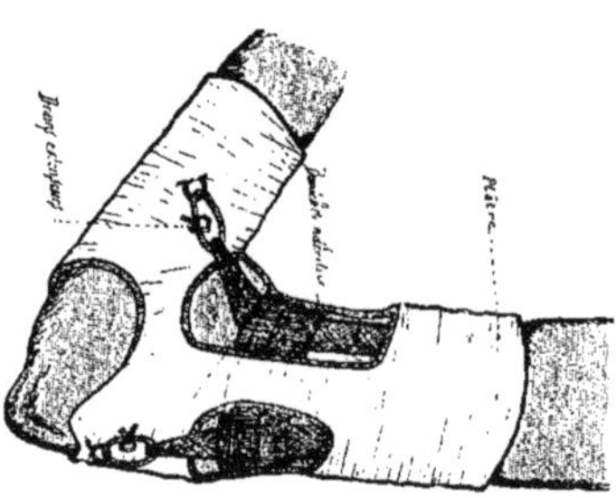

Fig. 117.
Croquis de l'appareillage de tassement, sous-jacent au plâtre précédent.

C'est pourquoi, dans ces résections modelantes, l'on aura soin de n'opérer qu'en milieu aseptique. Ce sera là, la meilleure façon d'obtenir une cicatrice souple et nullement adhérente.

Au cours de ces ostéoclasies manuelles ou de ces résections modelantes il arrivera parfois, que l'on sera entraîné ou par les manœuvres de force ou par l'amincissement des fragments, à produire *une nouvelle fracture*. Cet accident n'aura aucune espèce d'inconvénient, ce sera là une facilité pour réduire plus correctement l'angulation précédente.

Enfin, dans certains cas, l'on aura recours au redressement de la déviation par *appareils plâtrés successifs* (Obs. 53).

Nous rappellerons au cours de ce chapitre, *les cals difformes* que nous devons, par un appareillage correct, absolument éviter.

Ce sont, *au niveau de l'humérus :* la crosse sous-tubérositaire, la baïonnette diaphysaire, et dans la région suscondylienne, le cal antérieur proéminent qui limite les mouvements du coude.

A l'avant-bras : le cal en losange, en X, en Y, en ⫽⑊, suivant que les fragments prennent telles ou telles dispositions anormales, dans l'espace interosseux. Il résulte souvent de ceux-ci du cubitus varus ou du cubitus valgus de la main sous-jacente.

Au niveau de la cuisse : l'on rencontre la coxa-vara cervicale, le cal en crosse de la région sous-trochantérienne, le cal en baïonnette transversal de la région diaphysaire et le cal en baïonnette antéro-postérieur de la région suscondylienne.

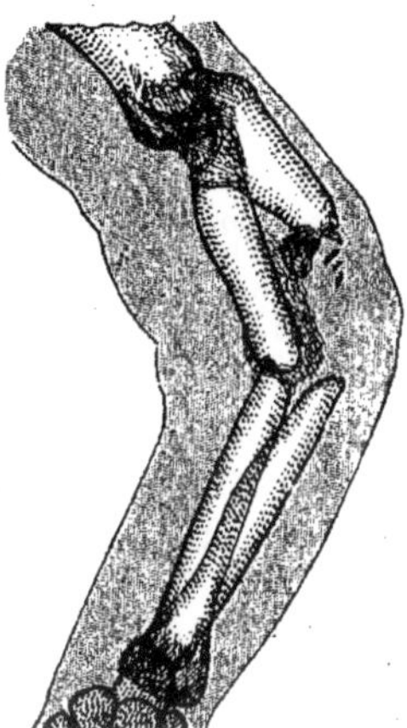

FIG. 118.
Radiographie 60.
Cal angulaire consolidé de l'avant-bras.

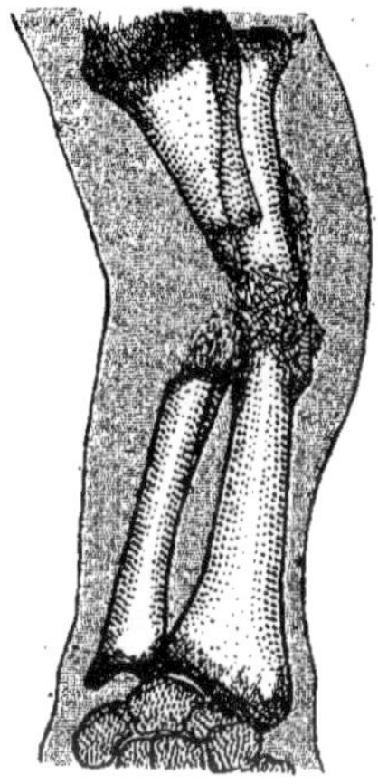

FIG. 119.
Radiographie 61.
Ostéoclasie et immobilisation en rectitude du cal.
L'avant-bras a été placé en supination.

A la jambe : c'est le tibia angulaire et le tibia recurvatum.

Au cou-de-pied : les cals vicieux en varus, valgus, talus, équin du pied.

Ce sont tous ces cals difformes, que l'on doit, dans le Centre de Fractures, s'efforcer d'éviter par un appareillage correct soutenu et contrôlé. *Les prévoir, c'est en faire le meilleur traitement orthopédique* (*fig.* 60 à 75).

Ankyloses vicieuses

A côté de ces lésions diaphysaires, nous avons encore à envisager les lésions articulaires, entraînant à leur suite des ankyloses plus ou moins vicieuses.

Nous avons vu, au cours des appareillages des différentes fractures articulaires et des différentes résections, la position optima d'immobilisation qui leur convient. *Prévoir les ankyloses vicieuses, est encore en effet la meilleure des façons de les traiter.*

Nous n'insisterons donc pas plus longtemps sur ces complications. Nous signalerons cependant encore, dans ces cas d'ankyloses vicieuses, l'utilité *des appareils plâtrés, moulés et successifs,* amenant avec ou sans ankylose une correction progressive de ces difformités.

De même, nous signalerons le rôle très important de la *mobilisation précoce* qui, entre les mains de Wilhems, a donné au cours des raideurs et de certaines ankyloses vicieuses précoces, un traitement préventif des plus heureux.

Synostoses

Les synostoses ne se rencontrent qu'au cours des *fractures de l'avant-bras et de la jambe,* c'est-à-dire au niveau des segments des membres, dont le squelette est constitué de deux os.

La synostose radio-cubitale est d'un pronostic fonctionnel très grave, car, à sa suite, les mouvements de rotation de la main deviennent impossibles. L'espace interosseux se comble par les fragments qui se désaxent et présentent ensuite des positions de « décalage ».

Aussi, évitera-t-on ces synostoses radio-cubitales, si l'on a soin *d'immobiliser les fractures de l'avant-bras en supination forcée.* Dans cette position, les deux os de l'avant-bras présentent une position complètement parallèle, car ils sont ainsi en supination et à la partie supérieure et à la partie inférieure. Ils se consolident ainsi avec un espace interosseux complètement libre et récupèrent, dans la suite, toute leur capacité fonctionnelle.

La synostose péronéo-tibiale est d'un pronostic moins grave, étant donné qu'il n'y a aucun mouvement de rotation de l'un de ces os autour de l'autre. L'envahissement de l'espace interosseux péronéo-tibial, par le

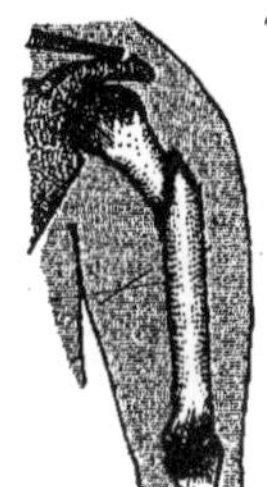

Radiographie 62.
Crosse sous-tubérositaire humérale.

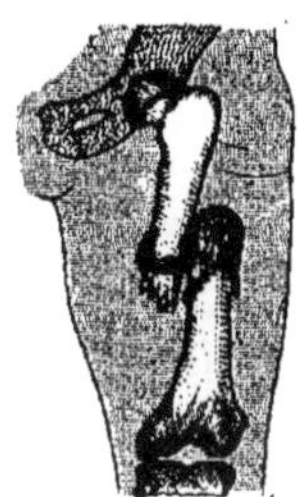

Radiographie 63.
Baïonnette diaphysaire humérale.

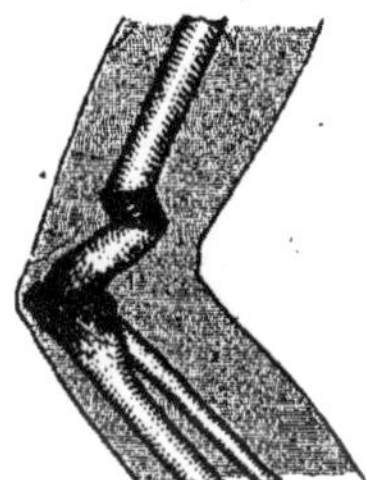

Radiographie 64.
Angulation sus-condylienne antérieure humérale.

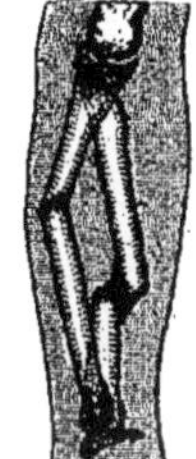

Radiographie 65.
Losange antibrachial.

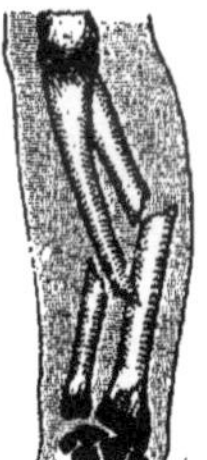

Radiographie 66.
x antibrachial.

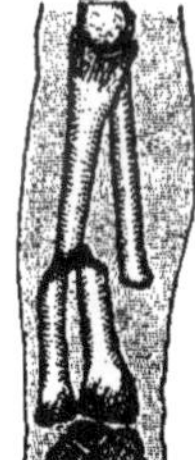

Radiographie 67.
y renversé antibrachial.

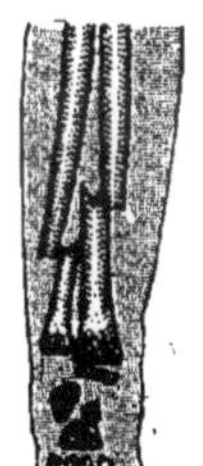

Radiographie 68.
Deux accents circonflexes antibrachiaux.

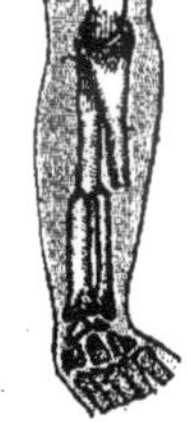

Radiographie 69.
Main bote radiale.

FIG. 120. — Principaux cals difformes et principales ankyloses vicieuses absolument indésirables.

cal difforme de la fracture de ces os, n'entraîne donc pas de gêne dans la fonction de la jambe ou du pied. Celle-ci n'est uniquement constituée que par l'extension et la flexion.

Seule, *la synostose péronéo-tibiale inférieure* pourrait entraîner des déviations malléollaires, élargir l'articulation du cou-de-pied et pertuber son fonctionnement.

Ce vice de consolidation péronéo-tibial sera d'ailleurs évité au cours des fractures de la jambe, en pratiquant *une coaptation régulière des fragments*. Il faudra assurer la réduction correcte par l'extension continue, à l'aide de l'étrier de Delbet et contrôler radiographiquement dans l'appareil d'immobilisation cette bonne réduction.

Et, quand l'on n'aura pas pu éviter par un appareillage classique et

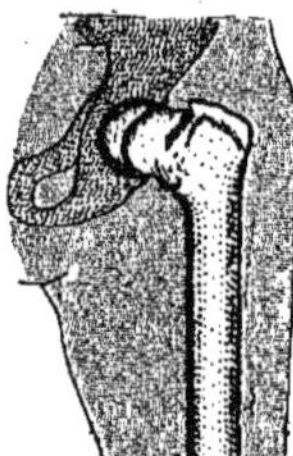

Radiographie 70.
Coxa-vara.

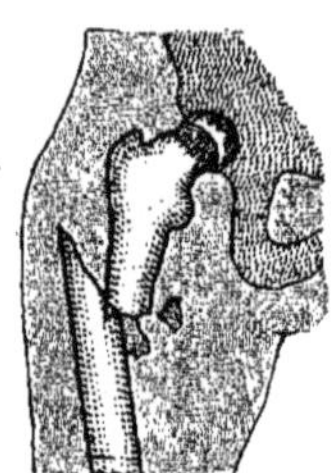

Radiographie 71.
Baïonnette transversale diaphysaire humérale, entraînant la disposition en crosse.

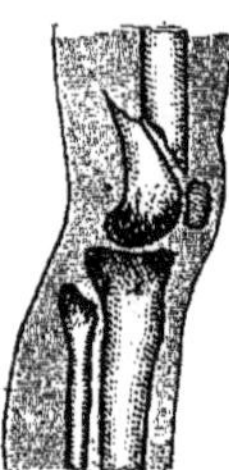

Radiographie 72.
Baïonnette antéro-postérieure sus-condylienne humérale.

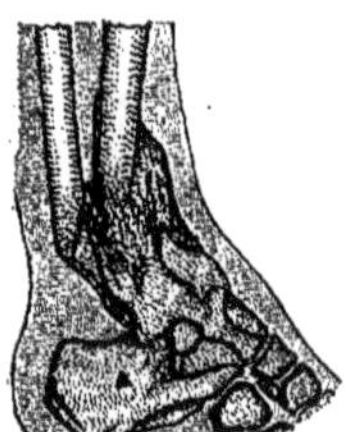

Radiographie 73.
Tibia angulaire et recurvateur.

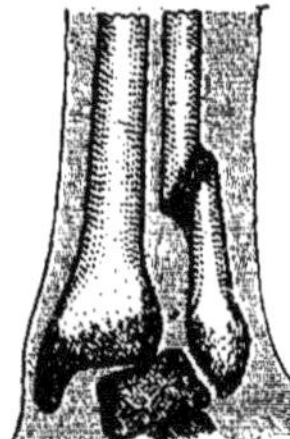

Radiographie 74.
Diastasis peronéo-tibial.
Luxation astragalienne.

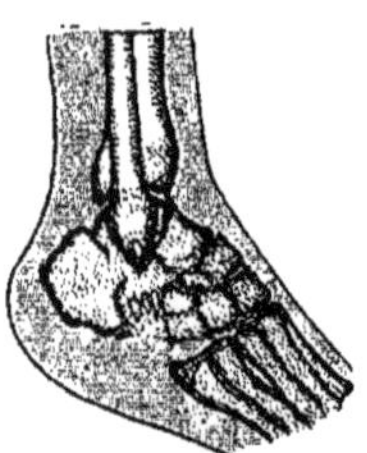

Radiographie 75.
Equinisme du pied.

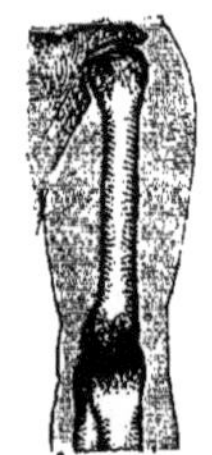

Radiographie 76.
Ankylose du coude en rectitude.

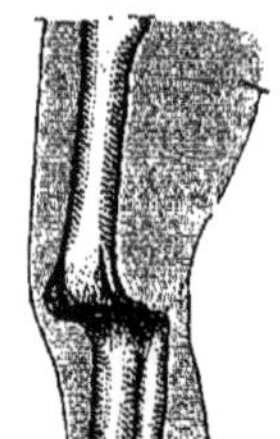

Radiographie 77.
Résection du coude avec subluxation tibiale postérieure.

Fig. 121. — Principaux cals difformes et principales ankyloses vicieuses absolument indésirables.

correct, la synostose des fractures de l'avant-bras ou de la jambe, le traitement de celle-ci, quelle qu'elle soit, sera toujours le même.

Il faudra *réséquer la synostose*, *interposer un fragment musculaire*, pour en éviter la récidive, et renouveler *les positions d'immobilisation correcte*, que nous avons montrés indispensables.

Pseudarthroses

Les pseudarthroses forment une dernière classe de complication orthopédique des fractures de guerre. Nous savons d'ailleurs que tant que le mouvement communiqué à la pression de celles-ci est douloureux, on ne doit conclure qu'*au retard de consolidation.*

L'on peut dire que ces pseudarthroses sont, en réalité, tantôt *primitives*, tantôt *secondaires.*

Quand, après un grand fracas osseux, ou après une résection opératoire, non sous-périostée et étendue, la consolidation semble de prime abord impossible, par suite de la perte considérable d'étoffe osseuse, l'on peut considérer que l'on a toutes les malchances d'avoir une *pseudarthrose primitive.* « Ce n'est pas impunément qu'on enlève de « grandes étendues d'os à des blessés qui n'ont pas tous vingt ans », dit le professeur Delorme.

A côté des cas précédents, il y a ceux, ou par suite d'une réduction imparfaite, d'une coaptation insuffisante, d'une immobilisation incomplète, l'on voit un retard de consolidation se produire, puis une interposition fibreuse ou musculaire ; il s'agit là de pseudarthroses pour ainsi dire secondaires.

Celles-ci doivent être évitées au Centre Spécial de Fractures. *Prévoir ces pseudarthroses secondaires, c'est les éviter.*

Pseudarthroses secondaires

Le traitement de ces pseudarthroses secondaires, hélas ! assez souvent fréquentes, devra consister, d'abord, en *un simple traitement correct de la fracture.*

L'on aura soin, par un appareillage adéquat, d'éviter la crosse humérale, sous-tubérositaire, tendant au retard de consolidation. Il en sera de même de l'angulation de la fracture suscondylienne transverse de l'humérus. Au membre inférieur l'on évitera de même la coxa-vara fémorale et la crosse fémorale sous-trochantérienne.

Enfin, ce seront les angulations suscondyliennes du fémur, celles du tibia et du péroné, qui sont si souvent associées à des pseudarthroses.

Nous avons, au cours de l'étude de toutes ces fractures, décrit minutieusement *l'appareillage classique et correct qui leur sied.*

Ces appareillages méthodiques seuls permettront une consolidation régulière et puissante. Au contraire, la moindre négligence ou la moindre faiblesse peuvent être suivis plus tard de pseudarthrose de ces différentes fractures.

L'on voit donc l'utilité considérable *d'une étude radiographique parfaite* de la variété des fractures, la nécessité absolue d'un appareillage immédiat correct en même temps que celle d'une surveillance et de soins orthopédiques très minutieux.

Le rôle spécial du Centre de Fractures est donc d'éviter l'existence de toutes ces variétés de pseudarthroses secondaires, qui ne sont en réalité que des séquelles orthopédiques, dues à un appareillage vicieux et défectueux.

L'on se souviendra également que le cal, surtout dans sa partie interfragmentaire reste souvent, pendant longtemps, transparent aux rayons X, alors que la solidité du membre est cliniquement parfaite.

Pseudarthroses primitives

Le traitement des pseudarthroses primitives, telles que nous les avons définies, relève encore du Centre Spécial de Fractures.

Pendant que la plaie molle ou cutanée se cicatrise, il faut consolider simultanément les plaies osseuses.

Nous ne devons en effet, en principe, ne remettre au Centre de Physiothérapie, que les fractures définitivement consolidées, au Centre d'appareillage que les pseudarthroses étendues, véritables désossements pour lesquelles toute ostéosynthèse ou tout accrochage reste absolument sans résultat d'amélioration.

C'est dire, qu'au *Centre de Fractures*, en présence d'une perte de substance étendue, nous devons faire l'impossible pour aboutir à *la cure de cette infirmité.*

Ce traitement est varié, suivant qu'il s'agit du *membre supérieur* ou du *membre inférieur*.

Il est *orthopédique* ou *chirurgical*.

Traitement orthopédique

Il doit d'abord *être orthopédique*.

Au membre supérieur, en présence d'une pseudarthrose de l'humérus ou des os de l'avant-bras, le premier traitement à instituer est l'immobilisation complète et correcte de la fracture.

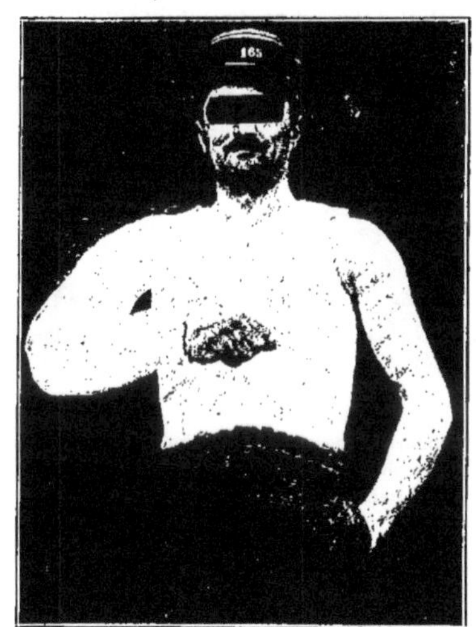

Fig. 122.
Pseudarthrose humérale. Calot moulé thoraco-brachio antibrachial en abduction (Obs. 13).

Tantôt, nous avons recours à l'*appareil plâtré thoraco-antibrachial*, que nous avons décrit au cours de l'étude *des fractures du bras*. Cet appareil fixe et immobilise dans l'axe normal les extrémités osseuses. Au niveau de l'interruption de l'appareillage, nous appliquons deux attelles ouatées américaines, interne et externe, qui immobilisent encore plus parfaitement la fracture. Cet appareillage interrompu est surtout indiqué, quand il existe une plaie incomplètement cicatrisée, qui doit être surveillée.

Si, au contraire, les plaies sont cicatrisées, qu'elles ne donnent aucune espèce d'inquiétude, nous recourrons au grand plâtre thoraco-brachio-antibrachial moulé et fermé. Celui-ci maintient juste à leurs dimensions les différentes parties du tronc et du membre supérieur. Nous laissons cet appareillage en place six semaines à deux mois. Fréquemment, au bout de ce laps de temps, la nouvelle plaque radiographique que nous faisons prendre de la lésion osseuse, diffère de celle que l'on a fournie avant l'appareillage. L'on aperçoit une ombre en virole, avec quelquefois, des saillies pointues, qui répondent d'ailleurs à une résistance plus grande de la région pseudarthrosique.

Nous préférons de beaucoup cette immobilisation à celle *de la méthode d'Hennequin*. Cet appareil, légèrement fenêtré, laisse pour ainsi dire le bras ballant et est tout à fait insuffisant pour la réparation de ces destructions osseuses étendues.

Dans certains cas de retard de consolidation, tendant nettement à la pseudarthrose, l'on peut avoir recours parfois à un procédé de *massage local de la fracture avec tapotement*. De cette manière, l'on a, pour ainsi dire, recours à la même méthode, qui, dans les appareillages de marche de Delbet, entretient une excitation des fragments osseux, et réveille leur vitalité.

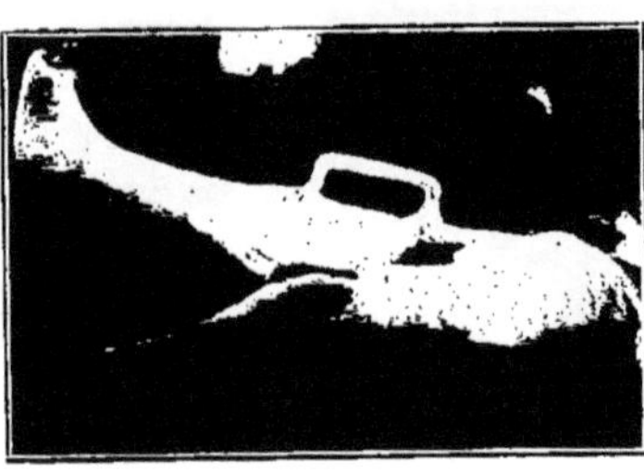

Fig. 123.
Pseudarthrose fémorale. Calot pelvien pédieux armé en abduction. Modelage du cal en rectitude par attelle ouatée externe américaine.

Ce procédé semble très en vogue, chez les chirurgiens américains, et le capitaine Meuble, de l'U. S. Base Hôpital 6, de Talence, nous a témoigné la plus grande satisfaction de cette manière de faire. Il nous a présenté, à ce sujet, une fracture fermée de l'avant-bras, chez un bûcheron, abandonné plusieurs semaines dans les bois sans traitement et arrivé à son hôpital avec une véritable pseudarthrose. En une quinzaine de jours, après des séances de tapotement local répété, la consolidation était obtenue. Dans certains cas, comme on l'a dit au dernier Congrès de Chirurgie, les stalactites et les stalagmites des extrémités osseuses, conservées, allant au-devant les unes des autres et ainsi irritées peuvent ainsi favoriser la consolidation.

D'autres fois, la perte de substance apparaît nettement considérable sur l'épreuve radiographique. La consolidation semblerait pouvoir se faire, si l'on pouvait mieux coapter les extrémités fragmentaires. C'est dans ces cas que l'on peut avoir recours à un procédé de tassement.

Ce *tassement* peut être produit de différentes façons.

Parfois, ce sera *manuellement*, par rapprochement forcé des extrémités osseuses, que l'on pourra arriver à ce résultat. Cette réduction forcée devra cependant être suivie de radiographie, car une immobilisation prolongée, faite dans de telles conditions, pourrait ne pas amener de résultat favorable. En tous cas, au cours de ce procédé, il n'y a pas à s'inquiéter du raccourcissement produit par le tassement. ***Au cours de la** pseudarthrose, le raccourcissement n'est rien, pourvu que la consolidation se produise.*

Le contact osseux, au cours des destructions étendues, peut encore s'obtenir d'*une façon automatique et élastique*. Deux bracelets de leuco-

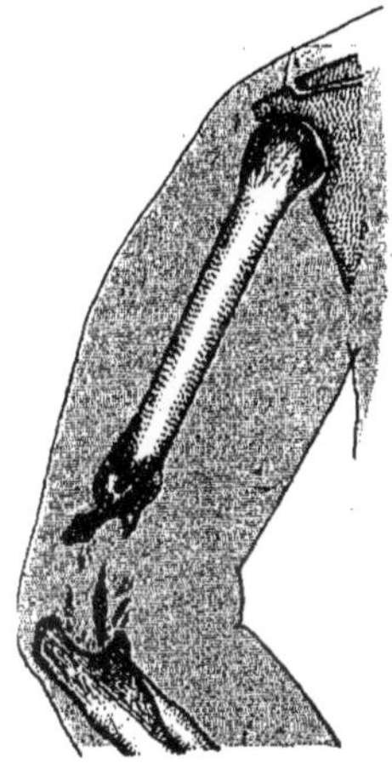

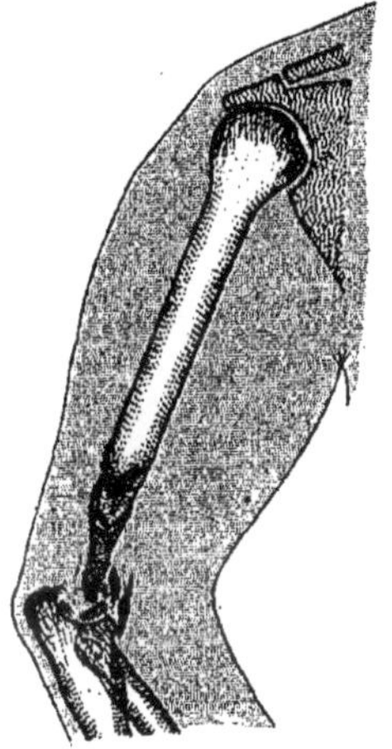

Fig. 124.

Radiographie 78.

Fracture de l'extrémité inférieure de l'humérus largement réséquée ; plaque radiographique prise le 7 juillet 1918,

Radiographie 79.

Même fracture ; plaque prise le 15 octobre 1918.

plaste sus et sous-jacents à la pseudarthrose et réunis, soit par des drains, des caoutchoucs ou des lance-pierres, peuvent à l'intérieur d'un plâtre immobilisant, fenêtré, permettre encore le tassement des fragments osseux. Cette tension automatique peut être facilement surveillée et entretenue régulièrement. Dans certains cas, elle conduit encore au résultat désiré.

Un appareil, qui peut encore donner d'excellents résultats consiste en celui préconisé par *l'appareil de Santa-Maria.*

Il s'agit ici de ressorts métalliques dont la contraction rapproche les extrémités des fragments. Ces ressorts sont attenants encore à deux bracelets situés au-dessus et au-dessous de la pseudarthrose. Cet appareil permet une mise parfaite au point, du tassement. C'est la méthode la plus perfectionnée pour obtenir ce résultat. Cet appareillage est particulièrement indiqué au cours des *pseudarthroses diaphysaires humérales.*

Au niveau du membre inférieur, les pseudarthroses dont l'écartement osseux est très peu étendu et ne forment que des variétés graves de retard de consolidation peuvent être traitées, quand la cicatrisation des

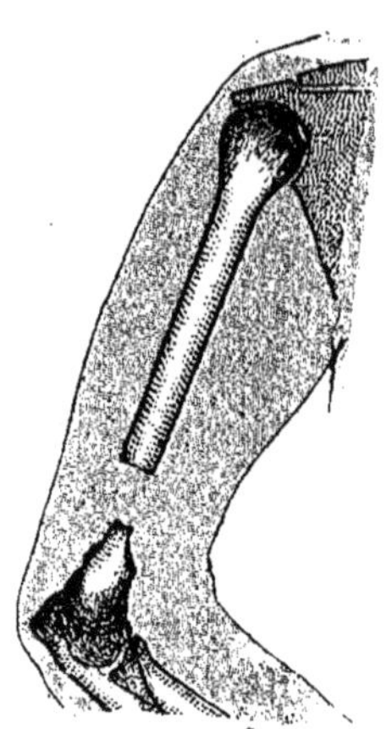

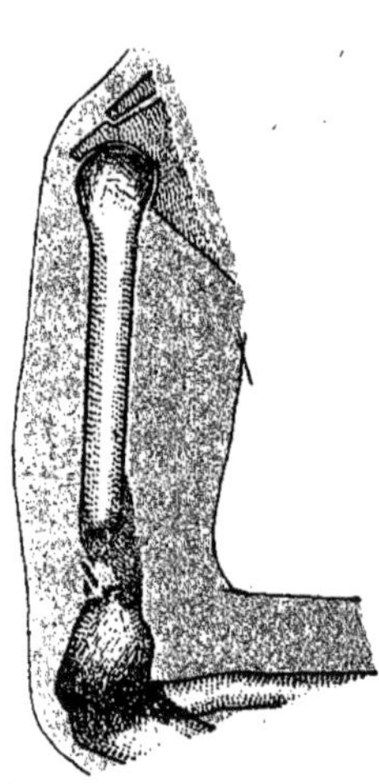

Fig. 125.

Radiographie 80.
Fracture de l'extrémité inférieure de l'humérus largement réséquée; radiographie du 6 septembre 1918.

Radiographie 81.
Vue de la même fracture prise le 30 octobre 1918.

plaies est très avancée, par *des appareils de marche*, de cuisse ou de jambe, suivant la lésion. Ils favorisent les mouvements légers des extrémités osseuses, excitent l'ostéogenèse et la production du cal progressif.

L'appareil de Reclus, qui permet la marche, le pied étant suspendu, peut certainement rendre de grands services, dans la mobilité articulaire, la rééducation a la marche, la reprise du mouvement.

Nous avons remarqué au Centre, au cours de ces mois d'hiver, l'avantage que celui-ci présente, du fait que par son extrémité métallique et imperméable en caoutchouc, il n'est pas ramolli par l'humidité possible de la route. Au contraire, un appareil qui serait uniformément plâtré présenterait à ce point de vue un gros désavantage. Au cours d'une seule et unique sortie, il pourrait devenir complètement inutilisable. Ce caoutchouc, que nous ajoutons au Centre, en plus qu'il permet d'éviter le dérapage de l'appareil, est un excellent isolant de toute la partie plâtrée, en face de l'humidité.

Cependant, cet appareil ne détermine pas comme, l'*appareil de Delbet*,

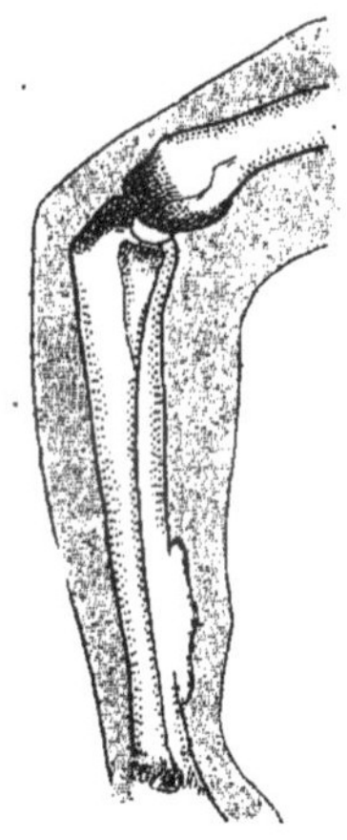

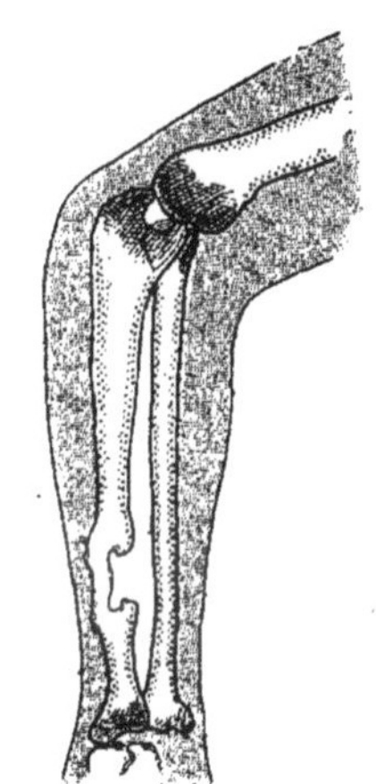

Fig. 126.

Radiographie 82.
Régénération osseuse spontanée.
Cal radial très puissant.

Radiographie 83.
Régénération osseuse spontanée.
L'espace interosseux est normalement conservé.

la mobilité de toutes les articulations et par conséquent l'irritation des deux fragments de la fracture. Nous avons vu au Centre une série de pseudarthroses légères du fémur et de la jambe, consolidées par les appareils de marche pour cuisse et jambe de Delbet. Le Reclus permet au blessé de sortir, mais il n'y a que le Delbet qui lui permette de se servir de sa jambe et de s'appuyer sur elle. Quand la lésion est grave, il faut appliquer un Delbet et lui interdire la sortie hors de l'hôpital (Obs. 55).

Les appareillages de marche sont parfaits pour les pseudarthroses récentes, cicatrisées en grande partie. Dans les cas où *les plaies demandent encore à être pansées* ou surveillées quotidiennement, il faut recourir, comme au cours des fractures du bras avec plaies étendues, *au grand plâtre moulé et armé*, au cours duquel on prendra à la fois le bassin et la jambe, avec feuillards extensibles, au niveau des plaies non cicatrisées de la cuisse. L'on pourra compléter cet appareil d'immobilisation, en y ajoutant, à la hauteur de la fracture, *deux attelles ouatées interne et externe*, qui activent la fixité et la réduction des fragments.

Enfin, dans les cas des plaies cicatrisées, avec perte de substance considérable, nous n'aurons plus recours au Delbet de marche, qui sera ici tout à fait inutile; nous appliquerons un grand appareil moulant le bassin, la cuisse, la jambe et parfois le pied, selon la méthode de Calot, pour le traitement des coxalgies. *Cette enveloppe plâtrée*, moulée, sera enlevée après deux ou trois mois, et l'on sera parfois surpris, comme nous, dans plusieurs cas, de constater les progrès marqués de la régénération osseuse. Parfois, l'on jugera nécessaire d'immobiliser de nouveau et de la même façon cette pseudarthrose.

Ce sont les pseudarthroses graves, appareillées ainsi, que l'on exposera, durant la belle saison et aux beaux jours pendant l'hiver, *aux rayons solaires* des galeries de la cour du Centre.

L'on sait, en effet, que l'emploi précoce et méthodique des agents physiques, tels que le soleil, l'air chaud, la mise à l'air libre, accélèrent non seulement d'une façon merveilleuse la désinfection, la réparation et la cicatrisation des plaies. D'après le professeur Leriche, l'héliothérapie agit d'une façon magique sur les plaies. Elle conserve aux muscles leur tonicité, et quand l'heure de la mobilisation active est arrivée, la fonction est reprise avec beaucoup moins d'efforts. L'on peut dire de même, qu'au cours du traitement des pseudarthroses, l'exposition du blessé et de sa fracture entraîne une meilleure vitalité générale et locale. Pendant les semaines et souvent les mois qui nécessitent la réparation osseuse, l'héliothérapie est absolument l'adjuvant indispensable du traitement orthopédique.

Telles sont les méthodes générales auxquelles nous avons l'habitude de recourir au début, pour le traitement des différentes pseudarthroses.

Ce n'est que quand *ces moyens orthopédiques prolongés et répétés* ont échoué, sans nous accorder aucune espèce d'espoir de succès, que nous abandonnons ces procédés spontanés de réparation et que nous recourons *aux traitements opératoires*.

Traitement chirurgical

Le traitement chirurgical des pseudarthroses est très varié. Il se rattache néanmoins, uniquement à deux procédés, *l'ostéosynthèse* ou la *greffe osseuse*.

Comme le dit Leriche, au point de vue de la réparation osseuse, ces deux procédés peuvent être utilisés. Ils ne doivent pas être opposés, mais *ont chacun leur indication.*

D'après cet auteur, *l'ostéosynthèse* paraît devoir être employée sur les segments des membres à un seul os et *la greffe*, quand il y a perte de substance d'un os couplé, c'est-à-dire à l'avant-bras ou à la jambe.

L'on peut dire, qu'en général, la plaque est applicable partout, et bien des auteurs y ont systématiquement recours.

Quoi qu'il en soit, que l'on fasse une ostéosynthèse ou une greffe, la *préparation de la région opératoire* est très minutieuse.

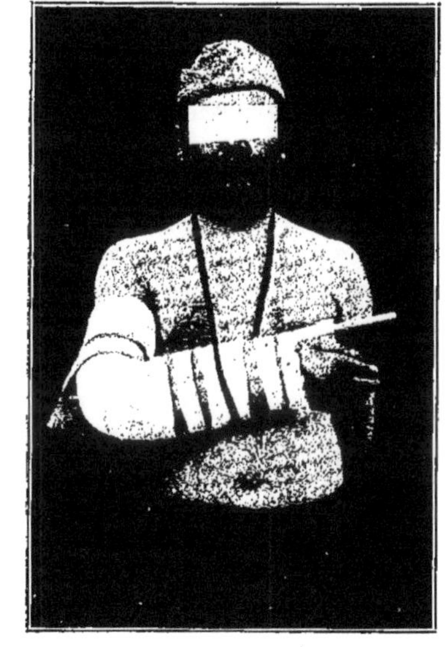

FIG. 127.
Ostéosynthèse à la plaque de Lambotte. Immobilisation provisoire du radius, en supination, à l'aide d'une attelle de Van de Velde (Obs. 56).

Il faut, en principe, n'opérer que très longtemps après la cicatrisation de la plaie. Il y aura intérêt à opposer chaque jour et pendant longtemps celle-ci aux rayons solaires. Il faudra également masser et immobiliser le tissu cicatriciel. En un mot, pour bien refaire l'os, il faut disposer de *beaucoup d'étoffe souple* pour en assurer de suite le riche revêtement. De cette façon, l'on opère dans un milieu aseptique, et l'on est certain de pouvoir habiller complètement et séance tenante ou la plaque ou le greffon. Au cours de l'intervention, pour appliquer la plaque ou la greffe, il faudra en faire la *loge d'habi-*

tation. L'on détruira pour cela, les interpositions musculaires, l'on réséquera les cals qui dévient ou bloquent les tendons. Parfois, l'on sera obligé de faire des ténotomies ou des myomectomies passagères, que l'on reconstituera séance tenante, après la pose de la plaque ou de la greffe. L'on peut dire qu'il s'agit souvent là d'une véritable opération orthopédique parfois aussi laborieuse que délicate.

Pour obtenir une bonne consolidation, il faut encore que les *deux extrémités des fragments osseux ne soient pas décalcifiés*.

La radiographie nous fera connaître exactement cet état de résistance, avant l'intervention, dans tous les cas. L'aération du membre, son usage quotidien, le massage local des fragments, l'ingestion de préparations ostéogéniques, pourront permettre une certaine reconstitution de ces os altérés.

Il faut, en un mot, que les vis de la plaque ou les fils de bronze d'aluminium de la greffe, pénètrent puissamment dans l'os ou puissent l'entourer avec résistance. A ce sujet, dans un chapitre suivant, nous verrons l'importance de *l'ostéotrophie* étudiée récemment par le *professeur Delorme*.

Au XXVIIe Congrès de l'Association Française de Chirurgie, au cours des différentes communications sur le traitement chirurgical des pseudarthroses, tous les auteurs se sont attachés à signaler l'importance des points très importants de technique générale consistant d'abord au *moment favorable pour pratiquer l'intervention*. Pour tous, il ne faut opérer qu'en foyer aseptique, donc longtemps après la fin de la suppuration. Tous, de même, insistent sur la *préparation du lit du greffon ou de la plaque*. Il faut, pendant l'opération, fixer le membre dans la position qu'il devra garder après. Enfin, il faut veiller à la *préparation de la couverture de la greffe* : bien matelasser le greffon ou la plaque avec une couche musculaire, réséquer les cicatrices adhérentes, recouvrir de tissus normaux et à l'occasion, faire des autoplasties préalables (Obs. 56).

Au cours de ces interventions, l'on s'abstiendra d'antiseptiques. Ils compromettent la vitalité des cellules. L'on fera une hémostase soignée; l'on réunira par première intention, sans drainage, et l'on lavera uniquement au sérum physiologique.

L'on immobilisera ensuite, soit à l'aide d'un *appareil plâtré*, moulé, fenêtré, au niveau de la suture osseuse. *L'attelle de Van de Velde* ou l'attelle ouatée angulaire américaine, pour l'avant-bras, celle de *Beckel* pour la jambe, peuvent fournir encore une immobilisation transitoire, parfois même suffisamment définitive.

Poupardin, assistant de Delagénière, dans sa communication au même dernier Congrès de l'Association Française de Chirurgie (octobre 1918), a montré l'utilité de maintenir les extrémités osseuses en position immuable, pendant la sécrétion du cal. On aura ainsi recours à des appareils plâtrés circulaires, avec fenêtres, grand plâtre de coxalgie prenant le pied, la jambe, la hanche, jusqu'à la base du thorax pour le fémur, grand plâtre prenant le pied, le genou jusqu'à la moitié de la cuisse pour les os de la jambe, enfin l'appareil plâtré thoraco-brachial pour l'humérus et plâtre prenant la main en supination et le coude pour l'avant-bras. Tels sont également nos principes au Centre de Fractures. Nous attachons *la plus grande importance à une bonne immobilisation, à la suite de l'intervention opératoire.*

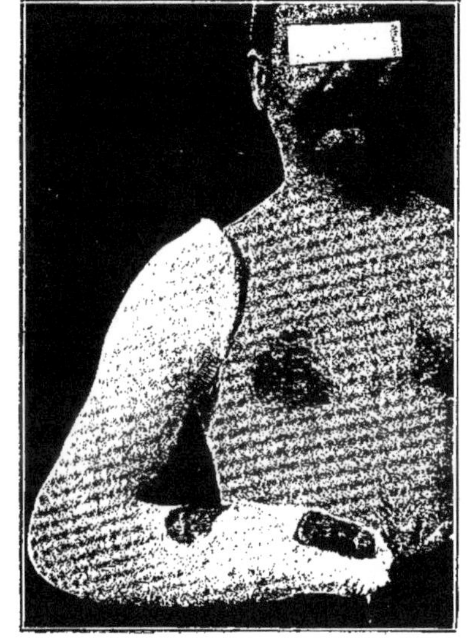

Fig. 128.
Immobilisation du malade opéré précédemment, à l'aide d'un plâtré moulé fenêtré et en supination (obs 56).

Dans les cas *d'ostéosynthèse*, nous recourrons parfois à la plaque de Lambotte mais, plus encore, aux plaques variées et malléables de Shermann modelées à l'aide de la pince de Gentile, aux agrafes de Dujarier, au cerclage de Parham, ou cerclage modifié de Tanton.

L'on prélèvera le greffon sur le tibia, dédoublé, en cas de greffe et on l'appliquera selon la méthode de Delagénière, copeaux d'ostéopériostes juxtaposés en lame de parquets ou empilés les uns sur les autres avec une plaie bien capitonnée.

Ce dernier pourra être découpé, soit à la scie de Gigli, soit à l'ostéostome et au maillet. Enfin, l'on pourra encore avoir recours au greffon latéral, par abaissement, selon la méthode de Walther. La greffe osseuse externe par glissement d'Albec, demande une instrumentation ordinairement trop dispendieuse.

Tel est le traitement des pseudarthroses vraies, *diaphysaires.*

Dans certains cas de pseudarthroses *juxta-articulaires*, avec grande perte de substance éphysaire, l'on pourra encore recourir à d'autres procédés orthopédiques spéciaux. *La pseudarthrose articulaire* est, en effet, une variété spéciale de pseudarthrose.

Dans les cas de résections hautes de l'humérus, avec épaule ballante consécutive, véritables pseudarthroses pour ainsi dire, l'on pourra pratiquer la *suture musculaire, trapézo-deltoïdienne.* Celle-ci peut permettre le contact osseux et une grande amélioration dans l'usage de cette articulation.

Quand il s'agira d'un coude ballant, consécutif à une résection osseuse non sous-périostée très étendue, l'on pourra encore tenter *l'accrochage huméro-cubital.* Celui-ci sera encore facilité par la création de deux bracelets plâtrés brachial et antibrachial, réunis angulairement par un ressort enroulé ou une articulation métallique (Obs. 57).

La pseudarthrose, après résection étendue du genou, sera ankylosée plus facilement, à l'aide d'application *d'agrafes de Jacoël* sur les extrémités osseuses, déjà maintenues par un grand plâtre à feuillards. Tels sont les derniers moyens opératoires, qui pourront encore amener fréquemment la guérison de ces pseudarthroses graves.

Dans tous ces cas, l'on ne manquera pas d'ailleurs d'inciter la réparation osseuse à l'aide de *l'ingestion de préparations reconstituantes comme celles de Delorme ou de Jouon.*

La *solution de Jouon* est la suivante :

Glycérophosphate de chaux	60
« de potasse	2.70
« de soude	35
» de magnésie	5
Acide phosphorique	5
Alcoolature de citrons	10
Glycérine neutre	100

Sirop, quantité suffisante pour 1 litre.

En donner une cuillerée à bouche matin et soir.

La composition de la *solution du professeur Delorme* est ainsi composée :

Chlorure de calcium cristallisé.........	4 à	6 gr.
Sirop d'opium............................		20 —
Eau distillée............................		1000 —

une ou deux cuillerées à soupe dans les 24 heures.

L'on ajoutera à l'une ou l'autre de ces deux solutions, suivant les cas, l'usage de la *glande thyroïde*, de *l'adrénaline*, de *l'opothérapie parathyroïdienne ou osseuse.*

La poudre desséchée de glande thyroïde représente une préparation quatre fois plus, active que la glande fraîche. Cette poudre sèche s'administre sous forme de tablettes de 0,10 centigrammes. Le blessé atteint de pseudarthrose en prendra une chaque jour, mais il suspendra ce traitement en cas de céphalée, de tachycardie ou de vomissements.

L'on aura recours *aux aliments riches en gélatine*, gelée de viande, volailles jeunes, pieds de porc, mouton, veau, tête de veau, sans négliger l'absorption *du sucre.*

Enfin, il existe encore un certain nombre de cas où la perte de substance est vraiment trop considérable, pour que l'on espère jamais obtenir une coaptation quelconque et par suite une consolidation.

Il s'agit d'un membre véritablement « désossé » pour lequel la plaque radiographique constate une *perte très étendue du squelette.* Dans ces cas, il ne faudra pas penser à obtenir une cure osseuse vraie. Il sera inutile de s'acharner à cette tâche vraiment pénible pour le blessé en même temps qu'ingrate pour le chirurgien.

Le meilleur parti pris sera de remettre cet infirme incurable, au *Centre d'appareillage de la région.*

Il faudra cependant se rappeler que *l'opiniâtreté chirurgicale devra être pour ainsi dire plus grande en face des pseudarthroses du membre inférieur, qu'en face de celles du membre supérieur.* Un appareil prothétique, permet de pallier à ces infirmités du membre supérieur, mais il ne le permet pas au membre inférieur.

L'on sera donc naturellement conservateur et pour ainsi dire « appareilleur » de l'intégralité du membre supérieur. Si, en revanche, l'on ne guérit pas la pseudarthrose du membre inférieur, il faudra être interventionniste et mutilateur.

L'on dirigera toujours sur le Centre d'appareillage *la pseudarthrose du membre supérieur*. Quelquefois, malheureusement, il s'agira d'amputés *du membre inférieur*, car toutes les opérations réparatrices ayant été insuffisantes, il a fallu mutiler.

Le bracelet ou le gantelet de cuir ou de celluloïd armé, maintiendront le bras, le coude ou le poignet. La genouillère lacée pourra soutenir le genou. Les chaussures à contrefort pourront caler le pied. Mais, parfois, les pseudarthroses de cuisse, de jambe, auront nécessité l'amputation et l'appareillage sera ainsi le pilon.

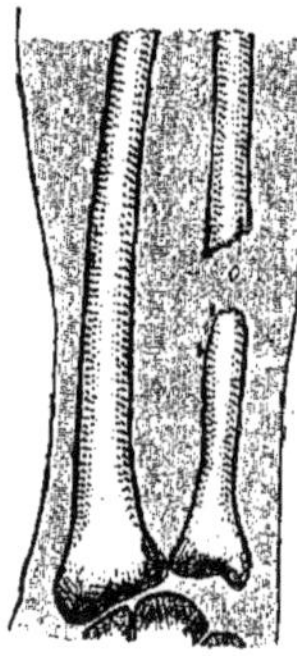

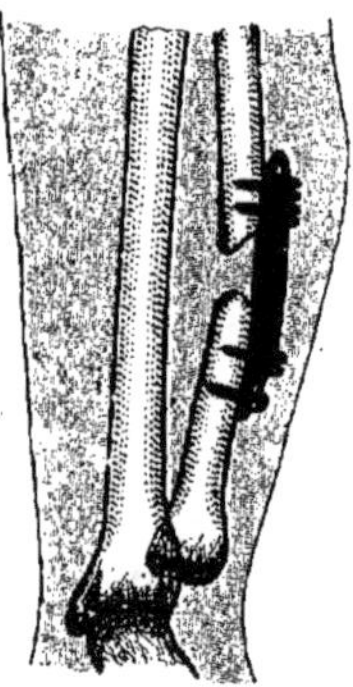

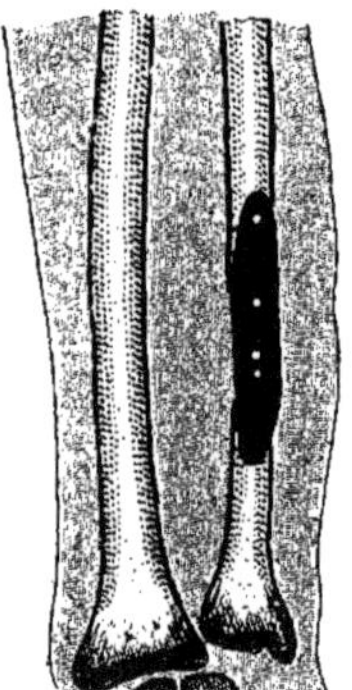

Fig. 129.

Radiographie 84. Pseudarthrose.

Radiographie 85. Plaque vue de profil.

Radiographie 86. Plaque vue de face.

L'on voit donc combien complexe est le traitement et l'avenir du fracturé, atteint de pseudarthrose.

Il s'agit souvent là d'une infirmité, dont la cure est des plus minutieuses et des plus longues. Parfois, ces traitements exigent non seulement des mois, mais *encore des années*, en même temps que de la patience et de la confiance de la part du blessé. Il faut aussi au Chirurgien, en présence de ces lésions, la plus grande conscience et le plus grand dévouement.

OBSERVATION N° 53. — E. R. — 5e Cuirassier, 2e Bataillon. — Blessé le 3 avril 1918 à Moreuil.

Diagnostic de la blessure : Fracture de l'avant-bras droit, par éclat d'obus.

Entre au *Centre Fractures* le 30 juillet 1918.

L'avant-bras est immobilisé dans un appareil plâtré formé de deux bracelets plâtrés, l'un au-devant du coude, l'autre au niveau de l'avant-bras. Sous le bracelet supérieur existe un bracelet de leucoplaste fixant trois bandes, prolongées par trois drains de caoutchouc et amarrées, à leur partie inférieure, par trois cordes attenant au bracelet antibrachial. Au Centre, nous nous rendons compte que notre confrère le Chirurgien belge François, de la Place d'Orléans, a voulu pratiquer un tassement des fragments osseux distants, étant donné leur tendance à la pseudarthrose.

Pendant trois semaines, nous faisons régulièrement la mise au point de ce « tassement ».

A ce moment, un examen radiographique montre qu'il se forme un cal angu-

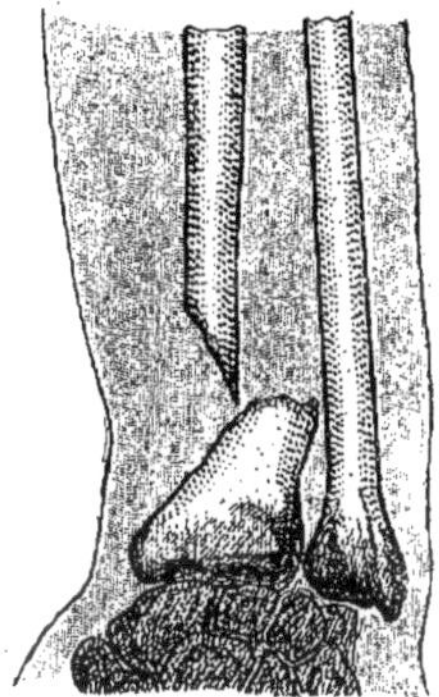

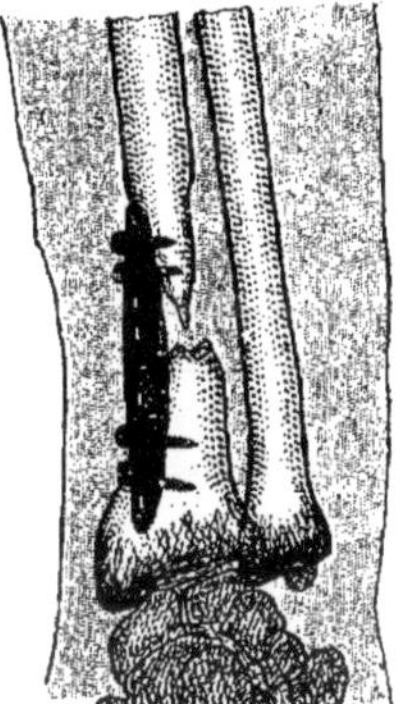

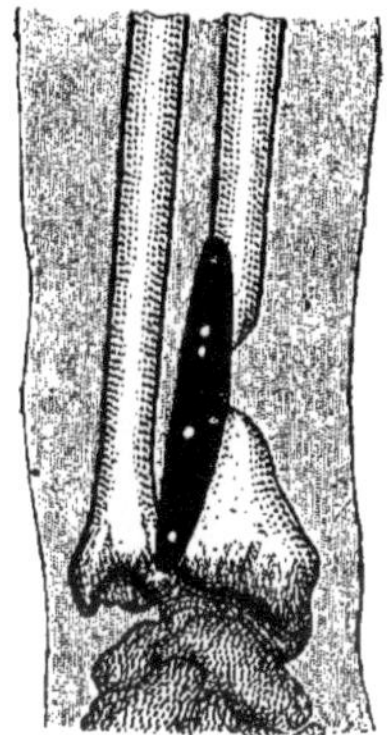

FIG. 130.

Radiographie 87. Pseudarthrose vue de face, décalage de l'extrémité radiale. La synastose va se produire.

Radiographie 88. Plaque vue de profil. Le fragment inférieur radial est bien réduit et l'espace interosseux bien dégagé.

Radiographie 89. Plaque vue de face.

laire antibrachial, le bras est difforme et très raccourci, mais le cal est pris.

Aussi, LE 10 OCTOBRE, l'on rompt le cal angulaire, par ostéoclasie manuelle.

L'on redresse l'axe général du membre et l'on immobilise avec un appareil plâtré moulé, type Calot, en rectitude antibrachiale (Radios 60 et 61).

OBSERVATION N° 54. — R. J. — 120e BATAILLON CHASSEURS A PIED. — Blessé le 11 Juin 1918 près Montdidier.

Diagnostic de la blessure : Fracture comminutive du fémur droit au tiers moyen par balle.

Le blessé arrive au *Centre* LE 17 JUIN 1918, avec une large plaie déclive de la face postérieure de la cuisse. Excellent drainage avec l'installation d'une série de tubes de Carrel. Extension avec attelle de Thomas.

La radiographie du 19 JUIN montre une perte de substance osseuse de 7 centimètres sans esquilles.

LE 20 JUIN, on installe un appareil de Blake à extension avec une abduction à 45°.

LE 19 SEPTEMBRE, à l'examen radiographique, on constate une prolifération osseuse à l'extrémité des fragments et une déviation angulaire externe.

LE 5 OCTOBRE, on cesse l'extension et on fait un appareil plâtré à anses, prenant le bassin et toute la jambe. On applique latéralement une attelle ouatée américaine.

LE 2 NOVEMBRE, la radiographie relève que la perte de substance est à peu près comblée, les fragments sont légèrement désaxés, le supérieur étant en dehors.

Dans le courant d'octobre, on avait, à un moment donné, pensé appliquer une plaque de Lambotte pour amener une consolidation plus rapide. Mais on constata, après l'examen clinique, que le cal était en voie de formation. On abandonna donc l'idée d'intervenir et, pour lutter contre le désaxage, on décida d'appliquer une compression ouatée progressivement croissante à la face externe des deux fragments (*fig.* 123).

LE 15 DÉCEMBRE, la reconstitution osseuse est très nette et permet d'espérer un excellent résultat.

OBSERVATION N° 55. — CAPITAINE G. P. — 20e COMPAGNIE D'AÉROSTIERS. — Blessé le 29 mai 1918 à Armentières.

Diagnostic de la blessure : Fracture fermée de la cuisse gauche au tiers moyen par chute.

Le blessé arrive au *Centre de Fractures*, LE 23 JUILLET 1918, après avoir été soigné à l'H. C. 49 d'Orléans.

A la radiographie, on constate un chevauchement considérable des deux fragments. Ceux-ci présentent une section nette, longitudinale, et sont loin d'être coaptés, ils sont nettement juxtaposés. On applique aussitôt un appareil à extension continue classique d'Hennequin On surveille spécialement ce blessé, homme grand, lourd, qui est arrivé sans aucune apparence de tendance à la consolidation.

AU BOUT D'UN MOIS, on fait une nouvelle radiographie, il n'y a pas de progrès, l'on applique de nouveau un Hennequin POUR DEUX MOIS.

Une plaque nouvelle montre la formation du cal de contour ovalaire et oblique, qui proliférant des deux extrémités osseuses, est venu, latéralement à chacune, les englober.

Étant donné qu'à la palpation la cuisse présente à ce moment une résistance très nette, on estime que ce blessé qui est arrivé très schoké a intérêt à être muni d'un appareil de marche de cuisse de Delbet. Pendant son traitement, le blessé prend régulièrement de la potion de Jouon.

Au début de novembre, pendant quelques jours, le blessé marche, avec le segment fémoral seul de son appareil de marche réséqué, et comme sa sûreté de la marche est de plus en plus grande, il est autorisé à rentrer au Centre d'Appareillage et de Mécanothérapie de Saint-Maurice, dans le but d'assouplir sa raideur du genou et de redévelopper son quadriceps crural.

En janvier 1919, excellentes nouvelles.

OBSERVATION N° 56. — M. B. — 311e Régiment d'Infanterie. — Blessé le 18 avril 1918 à Moreuil.

Diagnostic de la blessure : Séton avant-bras droit avec fracture du radius au tiers inférieur par balle.

Le blessé rentre au *Centre* le 24 avril 1918.

La radio montre une perte de substance du radius de 2 ou 3 centimètres, pas de déviation des fragments.

Une esquillectomie a été pratiquée à l'Ambulance 7/13.

Le 30 avril, on fait un appareil plâtré à anses brachio-antibrachial. A l'examen radiographique du 31 juillet, on ne constate aucune diminution de la perte de substance osseuse.

Le fragment inférieur semble raréfié.

Le 18 août, la plaie s'est cicatrisée. Il y a pseudarthrose. Le fragment inférieur est désaxé et décallé. On tente l'ostéosynthèse. On applique une plaque de Lambotte, après avoir ruginé et réséqué un cal du fragment inférieur qui déplaçait l'abducteur, et après avoir sectionné, puis reconstitué l'extenseur du pouce. Serum-application d'une attelle de Van de Velde, avec avant-bras en supination. Le 13 novembre 1918, la cicatrisation étant complète, on applique un Calot fenêtré avec avant-bras en supination (Radios 87, 88, 89).

En janvier 1919, l'ancien opéré est dirigé sur le Centre d'héliothérapie.

OBSERVATION N° 57. — M. A. — 28e Régiment d'Infanterie. — Blessé le 29 juillet 1918, à Gournay.

Diagnostic de la blessure : Plaie pénétrante du coude droit, avec fracas de l'extrémité inférieure de l'humérus par éclat d'obus.

Le blessé arrive au *Centre* le 19 juillet 1918, on constate l'existence d'une résection de l'extrémité inférieure de l'humérus et de l'olécrane. Une gouttière de Delorme immobilise simplement le coude à l'arrivée.

Le 3 juillet, on applique au Centre un appareil plâtré brachio-antibrachial armé d'un feuillard. Le coude est à angle aigu, et il permet très facilement le drainage du coude, de la plaie opératoire, et le pansement de celle-ci.

Le 5 septembre, comme le bras est très dégonflé, on renouvelle l'appareil.

Le 15 octobre, la plaie est cicatrisée, on fait enlever le plâtre et on fait une radiographie. Celle-ci montre qu'il n'y a aucune espèce de tendance à la consolidation des tissus réséqués. Il existe un vrai coude de polichinelle.

Le 18 novembre, à l'aide d'un gros fil de bronze d'aluminium, on fait un accrochage huméro-cubital. L'extrémité inférieure de l'humérus est facilement perforée. L'os n'y paraît pas aussi sain et aussi résistant qu'au niveau de l'extrémité supérieure cubitale où le perforateur à manivelle rencontre un tissu osseux de consistance très normale.

On refait, pour recouvrir l'accrochage, un plan tendineux à l'aide des insertions olécraniennes du triceps et l'on applique une attelle ouatée angulaire américaine, pour immobiliser temporairement cet accrochage. Sitôt la cicatrisation de la plaie opératoire, on moulera un bracelet plâtré brachial et un autre antibrachial que l'on réunira par deux feuillards articulés eux-mêmes en face des surfaces osseuses en contact (Radios 90).

En décembre, il faut enlever l'agrafage par suite de l'ostéoporose humérale (voir plus loin au chapitre des ostéoporoses).

OBSERVATION N° 58. — D. J. — 132e Régiment d'Infanterie Territoriale. — Blessé le 16 novembre 1917 aux Portes de l'Aisne (Argonne).

Diagnostic de la blessure : Séton de la jambe droite au tiers inférieur avec fracture du tibia par balle.

A la rentrée au *Centre* le 10 janvier 1918, les symptômes précédents existent toujours et l'on constate l'existence d'une suppuration particulièrement marquée au niveau de la plaie antéro-interne.

Le 4 février, l'on enlève l'appareil plâtré et l'on constate qu'il n'y a pas encore de consolidation.

Le 28 février, on applique un appareil de Store à la place de l'appareil plâtré.

Le 13 mars, une esquille s'élimine d'elle-même de la grosseur d'un pois.

Le 26 mars, application d'un appareil de marche de Reclus.

Le 17 août, l'on renouvelle l'appareil de marche de Reclus, car l'on constate l'existence d'une pseudarthrose du tibia droit.

Le 10 novembre, l'on enlève cet appareil et l'on prie la Dame Infirmière de la salle de masser et de décoller la cicatrice encore adhérente aux fragments de la fracture pour préparer le lit de la fracture à opérer, pour y apposer une agrafe, une plaque ou un greffon

OBSERVATION N° 59. — T. C. — 365e Régiment d'Infanterie. — Blessé le 16 décembre 1917 au Ravin de Fer.

Diagnostic de la blessure : Fracture ouverte de la jambe gauche au tiers inférieur par éclat d'obus.

Rentre au *Centre* le 10 janvier 1918, muni d'un appareil plâtré immobilisant la jambe gauche. Le tibia est dénudé à la face interne.

Le 21 janvier, appareil à extension continue.

Le 8 mai, gouttière plâtrée, il existe une pseudarthrose.

Le 15 juin, appareil de marche de Reclus.

Le 9 août, pseudarthrose du tibia et du péroné.

Le 17 août, confection d'un nouveau Reclus.

Le 25 août, perte de substance du tibia, non-consolidation du péroné présentant un ergot périostique.

Le 20 octobre, l'on enlève tout appareillage, l'on maintient le blessé au lit, et l'on prie la Dame Infirmière, de masser et de mobiliser la cicatrice pour préparer la loge devant recevoir une agrafe, une plaque ou un greffon et obtenir une étoffe cutanée large pour refaire une bonne ouverture.

Le 1er novembre, l'on fait *une greffe osseuse ostéopériostique* prise sur le tibia opposé. L'on soigne la loge et la couverture. L'on a pris deux greffons que l'on superpose selon le procédé de Delagénière.

Le 15 décembre, la consolidation du tibia est nette. Il existe cependant un certain suintement aseptique, qui tend de plus en plus à se tarir et par la cure duquel il semble qu'aucune intervention nouvelle ne sera nécessaire.

En janvier, l'on applique un Calot fenêtré terminal pour quelques mois.

Ostéoporoses

A côté des séquelles osseuses orthopédiques précédentes, il faut signaler une autre séquelle des fractures de guerre, d'ailleurs commune à toutes les fractures en général. C'est *l'ostéoporose.*

Les récents travaux de *M. le professeur Delorme* l'ont bien mise en lumière et ont permis d'en étudier le caractère, la pathogénie et toute l'importance pratique. Nous nous permettrons donc de lui emprunter toutes les notions intéressantes suivantes, dont nous avons eu l'occasion au Centre de reconnaître toute la véracité (Radios 90, 91, 92 et 93).

La caractéristique radiologique de l'ostéotrophie est *la plus grande transparence de l'os.* Le canal médullaire, au cours de celle-ci, est élargi. L'épaisseur du tissu compact est diminué. Dans le cas de fractures des mains ou des pieds, les lésions osseuses des métacarpiens ou des métatarsiens donnent une épreuve radiographique « d'aspect sale, endeuillé ».

A côté de ces lésions osseuses il faut noter *la conservation des interlignes articulaires* et, en revanche, la propagation à distance de l'uniformité de la raréfaction osseuse. Celle-ci ne fait pas disparaître la constitution architecturale, elle rend seulement l'os plus transparent, c'est-à-dire de fond plus noir sur la plaque, et plus blanc sur la photographie.

Au contraire, dit le professeur Delorme : « *L'ostéite* frappe l'os sur

« place et ne respecte pas les interlignes, elle n'est pas uniforme et elle « brouille la constitution architecturale. »

Elle crée des vacuoles, des cavités et des condensations.

Il faut donc savoir distinguer, dans une radiographie, *l'ostéite et l'atrophie calcaire* d'ailleurs parfois concomitantes. A l'aide de ces différents caractères, l'on aura ainsi soin d'éviter la destruction de l'ostéoporose, qui, comme l'ostéite, se laisse facilement entamer à la curette et

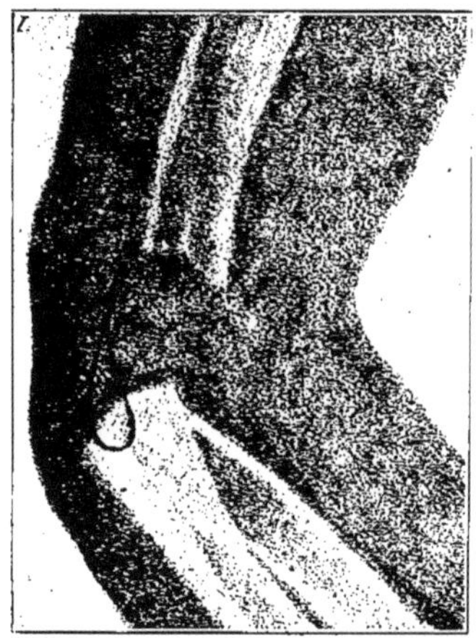

Fig. 131.
Radiographie 90.
Résection du coude. Agrafage huméro-cubital ayant coupé l'os par suite de l'ostéoporose humérale.

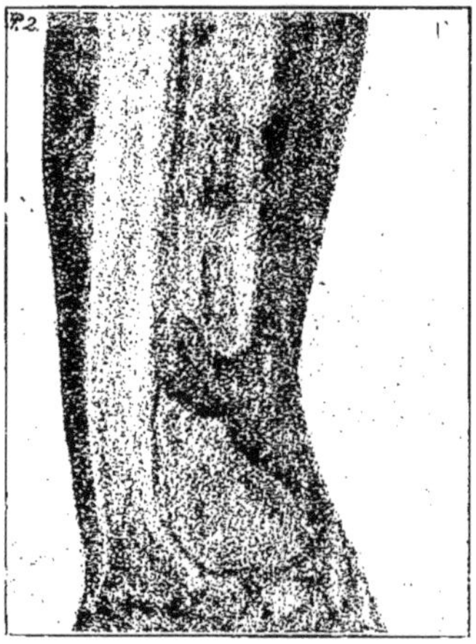

Fig. 132.
Radiographie 91.
Pseudarthrose cubitale avec ostéoporose des deux fragments contre-indiquant l'ostéosynthèse ou la greffe.

laisse cet os, mou, mal disposé pour amener une réparation. Cette ostéotrophie apparaît en effet très tôt, et l'on pourrait s'exposer à détruire tout un carpe ou tout un tarse, qu'on eût dû et pu ménager.

Pour le professeur Delorme, cette ostéotrophie n'est pas due, ni à l'infection, ni à aucun trouble circulatoire, puisque au cours des ligatures vasculaires on ne la rencontre pas. Elle serait due, pour lui, à des troubles *du système nerveux périphérique* et particulièrement à ceux *des petites branches nerveuses*. Cette ostéoporose peut se rencontrer, en effet, non seulement au cours des fractures compliquées, mais au cours des fractures fermées et même des simples lésions des parties molles. *La suppuration de l'os n'y est donc pour rien.*

Pour *le traitement* de ce trouble trophique, malgré la genèse nerveuse, le traitement électrique est sans effet.

Plus heureux sont au contraire la cure solaire, le chlorure de calcium pur (1 à 6 gr.) ou gélatiné, le sucre, la médication thyroïdienne, l'adrénaline, l'opothérapie parathyroïdienne ou osseuse.

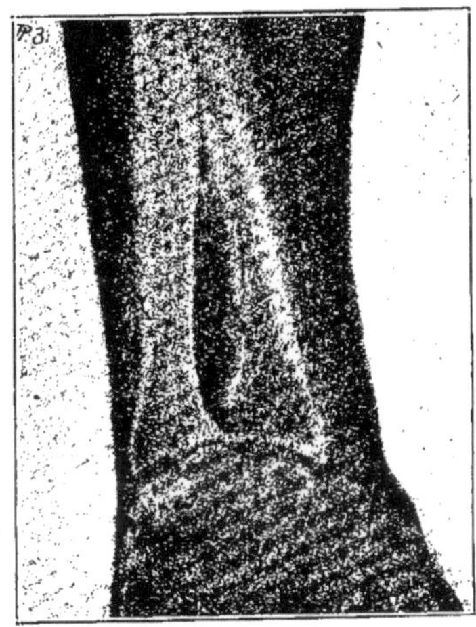

Fig. 133.
Radiographie 92.
Fracture du radius compliquée d'ostéoporose radiale et carpienne.

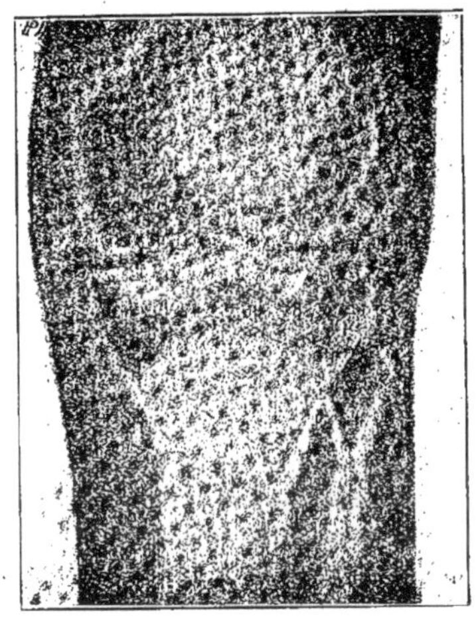

Fig. 134.
Radiographie 93.
Fracture compliquée de la cuisse, suivie d'ostéoporose des surfaces articulaires du genou.

Les conséquences de cette ostéotrophie sont variables.

Pour *la solidité* de l'os, elle n'est pas nuisible. Le professeur Delorme a déraidi, à la suite de fractures des divers os longs, les différentes articulations voisines. Malgré des mouvements nécessitant de la force et de la résistance, ces os ostéoporosés ne se sont jamais fracturés.

L'os ainsi altéré a, en effet, à une période rapprochée ou même éloignée du trauma, une force de résistance qui n'est pas notablement amoindrie. Il n'y aurait pas, d'après cet auteur, « de rapprochement étroit à « faire au point de vue de ses conséquences pratiques entre l'ostéoporose « des tabétiques et celle des blessés de guerre. Cette dernière ostéoporose

« calcaire ne s'oppose nullement à la mobilisation orthopédique des join-« tures ».

En revanche, la fréquence presque constante de l'ostéoporose dans les cas de *pseudarthrose* avec perte de substance osseuse un peu importante, en particulier dans les pseudarthroses radiocubitales doit contribuer à imposer au chirurgien d'éviter dans toute la limite du possible le sacrifice des esquilles adhérentes et même des esquilles libres quand une suppuration abondante ne l'impose pas absolument.

L'opinion du professeur Delorme à ce sujet est la suivante : « Jusqu'à plus ample informé, je conseille d'opérer les pseudarthroses, *soit tardivement* après la disparition ou avec modification nette de l'ostéotrophie, *ou plus tôt*, car celles-ci peuvent être tardives, avant l'apparition d'une ostéotrophie marquée, dès la cessation de la suppuration. »

Une autre conclusion pratique et très importante est encore celle de savoir quels sont les *résultats orthopédiques des sutures, plaques ou greffes* appliquées au niveau de tels os ostéoporosés dans le cas de pseudarthroses.

Pour ce qui est de nous, nous avons remarqué, en effet, que l'importance de l'ostéotrophie est considérable pour le traitement des pseudarthroses. Quand nous avons eu l'occasion de pratiquer *une ostéosynthèse* au niveau d'un os apparaissant ostéoporosé à la radiographie, nous avons constaté avec quelle facilité l'introduction des corps métalliques se faisait au niveau de celui-ci. Le perforateur précédant le fil de bronze ou les vis devant fixer la plaque y pénètrent pour ainsi dire tous seuls. Au contraire, dans l'os de trame calcaire, d'apparence radiologique normale, la résistance de pénétration est parfaite. Il en résulte donc qu'il nous semble qu'au cours du traitement des pseudarthroses il y a grand intérêt à faire prendre *une image radiographique des fragments* qui permette de se rendre un compte exact de l'étoffe osseuse dont l'on peut disposer pour l'ostéosynthèse. De même, il y aura intérêt préventivement à connaître qu'elle semble être *la vitalité calcaire de la loge* dans laquelle l'on logera le greffon. Au cas où les fragments osseux semblent altérés, il y aura intérêt à perforer les trous du fil, à enfoncer l'agrafe ou les vis de la plaque dans une zone osseuse plus distante de la pseudarthrose, si son aspect semble préférable. L'on taillera de même une loge plus résistante pour la greffe. Faute de ces précautions, l'on pourrait, comme dans l'observation n° 22 et la radio n° 90 concernant un cas d'accrochage huméro-cubital, pour coude de polichinelle, voir le fil métallique couper rapidement le tissu osseux altéré. Et dans les cas d'ostéoporose très étendue, comme dans celles relatées par la radiographie n° 91, il semble, que faute de bonne étoffe, il y ait avantage à s'abstenir de toute tentative d'ostéosynthèse.

Nous avons fait représenter ci-joint une série de cas d'ostéotrophies accompagnant les fractures les plus variables. Le Centre contient une série de porteurs de telles lésions. Ces différentes fractures, sitôt cicatrisées, seront dirigées sur *le Centre de Mécanothérapie* et y seront certainement traitées sans accident (radio n° 93), mais dans certains cas de pseudarthroses comme celles de la radio n° 91, avant d'entreprendre la réparation de la solution de continuité osseuse, il y aura grand intérêt à observer attentivement le pourcentage possible de succès. Dans des cas comme ceux de cette dernière radio, il semble bien que le parti le meilleur soit l'abstention chirurgicale.

CHAPITRE X

SÉQUELLES OSSEUSES INFECTIEUSES LES OSTÉOMYÉLITES TRAUMATIQUES PROLONGÉES

A côté de toutes les séquelles orthopédiques précédentes, nous devons étudier le traitement des séquelles infectieuses, c'est-à-dire celui des *ostéites vraies* et celui de *la cicatrisation des anciennes cavités osseuses infectées et devenues aseptiques.*

Au point de vue des ostéites, nous ne comprenons pas sous ce nom les suppurations osseuses entretenues par l'existence d'un projectile, d'un fragment osseux, voir d'un débris vestimentaire. L'extraction de ceux-ci, après examen radioscopique, positif ou négatif, aura raison de cette suppuration.

Nous n'avons en vue, ici, que les cas de suppurations dues à des lésions *d'ostéomyélites subaiguës ou chroniques.*

Avant d'entreprendre la cure de celles-ci, nous faisons naturellement exécuter une plaque des lésions, avec stylet enfoncé au fond de la cavité.

Il est certain que parfois, en plus des lésions d'ostéomyélites de la cavité osseuse, il existe *de petits séquestres invisibles* et confondus sur la plaque radiographique avec le tissu osseux voisin.

Notre ancien collègue et ami, Kuss, Médecin Chef du Centre de Fractures de la XVIIe Région, nous a donné le conseil de pratiquer systématiquement, après *un savonnage soigneux de la plaie, des petits lavages répétés à l'éther de la cavité osseuse.*

Parfois, sous l'influence de ceux-ci, l'on aura la grande surprise de voir s'éliminer, au milieu du tourbillon liquide et gazeux, de *ces petits séquestres minuscules et imprévus.*

C'est certes là un traitement désinfectant et mécanique, auquel l'on pourra recourir, avant l'intervention véritable.

Si cependant, malgré ce procédé, il ne s'élimine pas de fragments osseux, et si la suppuration reste la même, il faudra pratiquer une exploration et une intervention osseuse.

Nous avons coutume, au Centre, de traiter systématiquement des deux façons suivantes : *et l'ostéomyélite chronique et la cicatrisation de la cavité osseuse aseptique.*

Traitement des ostéites par l'ostéotomie avec conservation intégrale des tissus cutanés et leur version temporaire

Le traitement logique de toute ostéite doit comprendre la phase de *désinfection de l'os et celle de la cicatrisation de la plaie.*

Il est donc nécessaire d'enlever tout le tissu osseux apparemment malade et de s'efforcer de conserver toute l'étoffe cutanée nécessaire à la cicatrisation.

Lorsque l'on opère une ostéite, l'on se rend d'ailleurs compte qu'il n'y a pas que *l'os seul* à être infecté. *Les tissus* mous avoisinant le sont également, d'une façon chronique, et leur infection, plus ou moins latente, peut être spontanément le point de départ d'une dermite, d'une lymphangite ou même d'un érysipèle.

Étant donné ces lésions, il faut donc réséquer l'intégralité de l'os malade, car cela est la seule façon d'y détruire l'infection, mais il faut au contraire, si on le peut, conserver l'intégralité des tissus mous. La désinfection de ceux-ci ne doit pas se faire par l'extirpation, mais par un traitement désinfectant proprement dit, faute de quoi, l'on peut avoir de grandes difficultés dans la suite pour ouater et matelasser de tissus mous le tissu osseux et finalement l'épidermiser.

Si, à notre sens, il est regrettable d'extirper tout ce futur couvercle de la plaie, il est d'autre part illogique de voir refermer, séance tenante, par une réunion parfaite en une plaie infectée d'aussi longue date.

Aussi, nous n'avons pas recours à *la méthode de Jayle*, qui fait suivre l'ostéotomie, d'une *stomatoplastie*, dont l'entropionnement amène de suite le contact de la peau et de l'os; le procédé ne permet ni un matelassage régulier des fonds de la fistule à l'aide des tissus mous, ni l'usage de toute l'élasticité cutanée pour l'épidermisation, comme dans le procédé que nous employons couramment au Centre.

D'autre part, *le procédé de Thévenard*, qui fait une autoplastie cutanée par glissement, en fixant immédiatement avec des tubes de Galli les tissus mous au fond de la plaie osseuse, ne semble pas nous assurer une désinfection aussi complète et à « livre ouvert » que dans celui que nous suivons habituellement. Il semble s'agir là d'un procédé trop compliqué et *trop radical immédiat*, en présence de tissus depuis longtemps infectés.

Notre manière de faire se rattache beaucoup plus, au point de vue général, *aux méthodes de Chaput et de Bonneau*, qui insistent particulièrement, au cours de la cure des plaies, sur *le temps de fixation en éversion des lèvres de la plaie.*

Nous avons, en effet, l'habitude en même temps que nous enlevons toutes les parties osseuses malades, de conserver tous ces tissus mous, pour reconstituer une rapide et forte cicatrice (Obs. 61).

Cette cicatrisation ne s'achève, cependant, qu'au bout d'un certain temps de désinfection, *variant de six semaines à deux mois.*

Quand la désinfection de tous les tissus nous apparaît réelle, sans point douteux profond, sans tâche grisâtre, sans petites gouttelettes jaunâtres, toujours identique, nous laissons la plaie se refermer et même nous lui aidons à le faire, s'il le faut, à l'aide des larges lambeaux que nous avions simplement relevés et que maintenant nous abaissons et dirigeons chaque jour *vers le fond de la plaie.*

Nous n'appliquons jamais de bande d'Esmarch pour pratiquer cette cure chirurgicale.

L'intervention d'une ostéite ainsi conduite comprend donc, d'abord, une large découverte de la lésion.

Toujours, naturellement, elle a été précédée par une *radiographie prise avec un stylet au fond de la fistule.*

Cet orifice fistulaire reste le centre de la région opératoire. L'incision de découverte revêt la forme d'un H horizontal : ⌶. La branche verticale est parallèle au grand axe du membre. Les deux branches horizontales, perpendiculaires à la première, passent nettement au-dessus et au-dessous de la lésion fistulaire. Nous traçons ainsi deux lambeaux latéraux quadrangulaires à grand axe horizontal, qui sont complètement rabattus de chaque côté.

L'on décolle de suite la face profonde de ceux-ci, inclinant ainsi de chaque côté tous les tissus superficiels.

Sans aucune espèce de résection des tissus, nous faisons donc une *éversion complète de ces deux lambeaux*.

La fistule apparaît alors isolée, centrale à la région osseuse dénudée. En la prenant toujours comme axe, l'on fait un carré d'attaque comparable, mais beaucoup plus large que dans la trépanation de la mastoïdite.

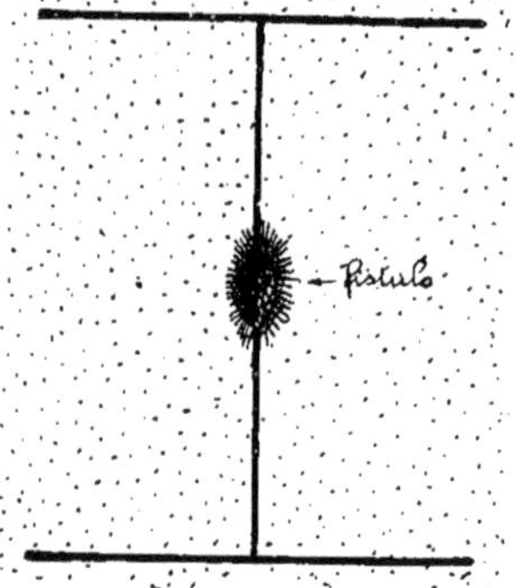

Fig. 135.
Orifice de la fistule.

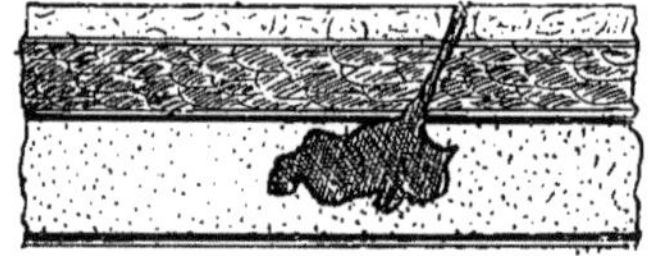

Fig. 136.
Trajet et cavité de la fistule (coupe).

L'on recherche de tous côtés *le tissu osseux sain* et, finalement, l'on curette les bourgeons médullaires infectés, en se servant du *miroir de Clar*, quand son éclairage précis est nécessaire.

Quand toute la cavité osseuse présente un évidement qui semble satisfaisant, l'on attouche celle-ci au chlorure de zinc au dixième et l'on tamponne minutieusement à la gaze iodoformée. *Ce tamponnement* doit être tout particulièrement soigné, si l'on ne veut pas avoir d'hémorragie consécutive.

Reste *le traitement des deux volets cutanés rabattus* au niveau des angles, à l'aide de deux fils de bronze d'aluminium. Leur face profonde et surtout leurs lèvres attenantes à l'orifice fistulaire nécessitent également une désinfection complète. Pour cela, l'on fixe à chacun des deux angles libres du lambeau externe un fil simple de bronze d'aluminium. Après avoir tordu chacun de ceux-ci, on les fait passer ensuite en dessous de la face inférieure du membre opéré. A l'aide de chacune de leurs autres extrémités libres, l'on fixe les deux angles du lambeau interne et on les fixe *en éversion molle.*

De cette façon, ces deux volets de tissus mous sont largement étalés. Ils ne subiront pas ni la rétraction naturelle de leurs fibres constitutives élastiques, ni la rétraction cicatricielle des plaies infectées abandonnées à elles-mêmes.

L'on pourra ainsi les désinfecter dans toute leur étendue et cela *aussi longtemps que cela sera nécessaire.* On les verra d'abord, épaissis et grisonnants, présenter des petits points légèrement roses

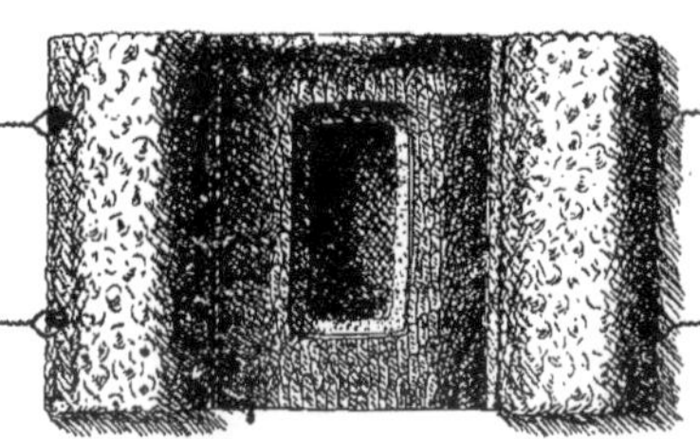

FIG. 137.

Conservation intégrale des lèvres. Eversion des deux lambeaux. Trépanation typique de la cavité médullaire.

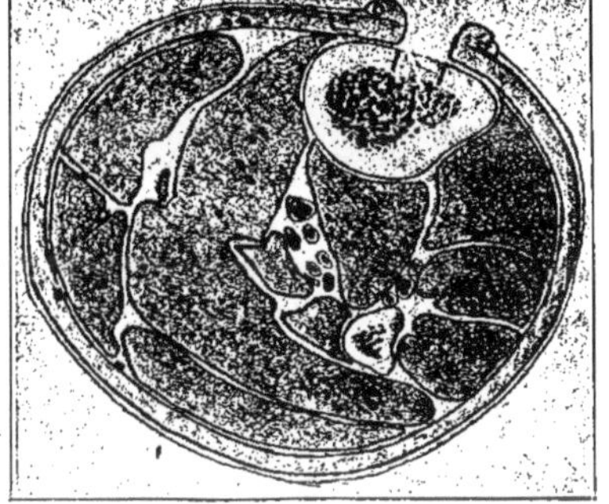

FIG. 138.

Trajet des fils métalliques qui éversent les lambeaux et entourent le membre.

puis franchement cruentés et rouge vif. Cette modification atteindra toute leur étendue. En même temps l'épaisseur de toute la tranche s'amincira. Ces transformations aseptiques sont obtenues, en général, au Centre, à l'aide de la *méthode de Carrel.* Au début, l'on aura recours au goutte à goutte, toutes les deux heures, puis l'on ralentira le débit pour le remplacer plus tard par de simples compresses, imbibées de Carrel. Pendant *une quinzaine de jours*, l'on modifiera ainsi chaque jour la plaie. Il faudra tout particulièrement veiller à l'état de la peau et surtout à celle des angles des lambeaux qui servent à l'éversement de celle-ci. L'action du bistouri chimique du Carrel rongerait rapidement ces points cutanés fixateurs si l'on n'avait pas soin de les oindre copieusement de *pommade à l'oxyde de zinc.* Faute de cette précaution, la traction du fil métallique, jointe à l'action rongeante du Carrel, ferait cette petite étendue de tissu mou, couper très rapidement.

En général, au cours de ce laps de temps, la désinfection complète est accomplie. Il n'y a plus qu'à laisser se refaire la *phase de réparation terminale*, la cicatrisation définitive. Celle-ci a été préparée dès la première heure au cours même de l'intervention première.

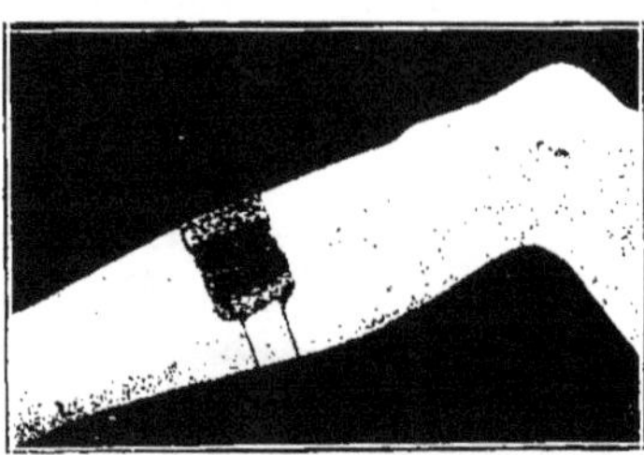

Fig. 139.
Plaie opératoire béante avec ostéotomie profonde (Tibia).

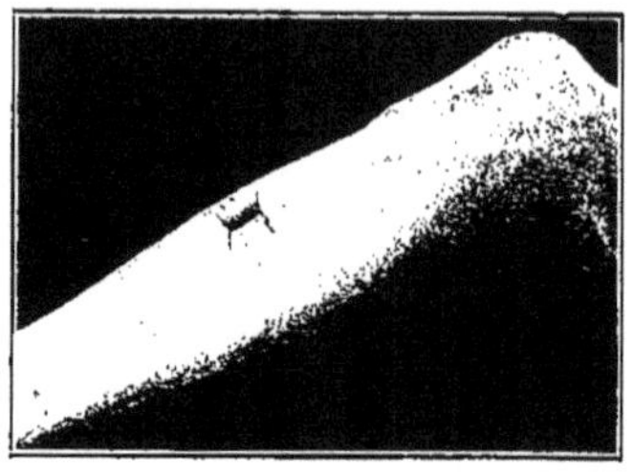

Fig. 140.
Cicatrice opératoire (Tibia).

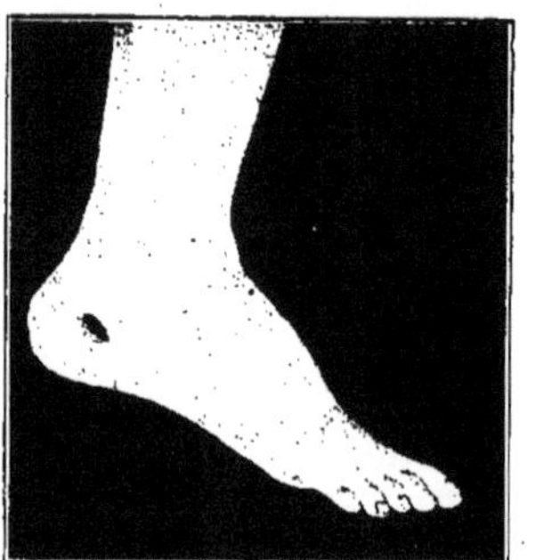

Fig. 141.
Fistule osseuse (calcanéum).

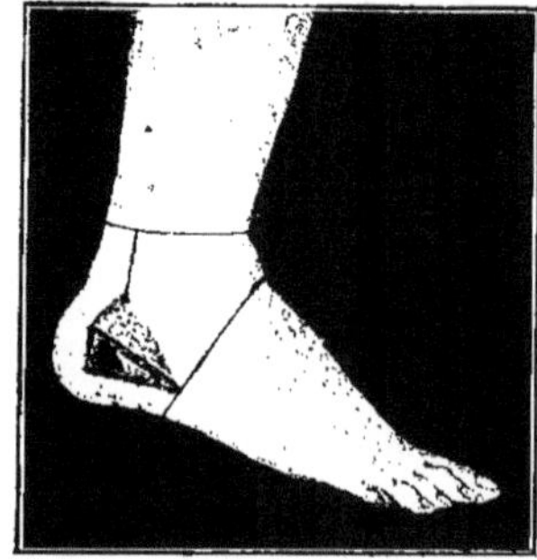

Fig. 142.
Plaie opératoire béante avec ostéotomie profonde (calcanéum).

Les lambeaux sont abandonnés à eux-mêmes. Ils retombent tout naturellement au contact des lèvres de la plaie osseuse. On pourra les y aider à l'aide de compresses revêtues *d'onguent styrax* que l'on applique de plus en plus dans la profondeur, tout en surveillant cet accolement. Chaque jour, à cette phase du traitement, pendant une ou deux heures, l'on expose la plaie recouverte d'une simple gaze aseptique, soit à *la lumière et à la chaleur solaire*, soit à *l'action de la lampe électrique* suivant la saison.

Sous l'influence de celles-ci, la cavité médullaire et les tissus superficiels laissent suinter *une véritable pluie de sérosité*. Puis, l'on tamponne

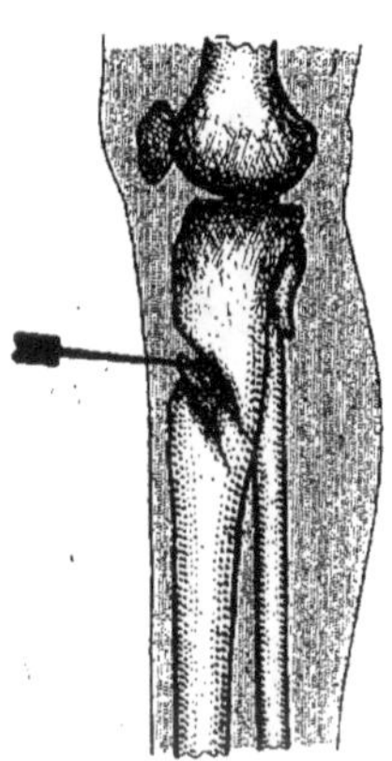

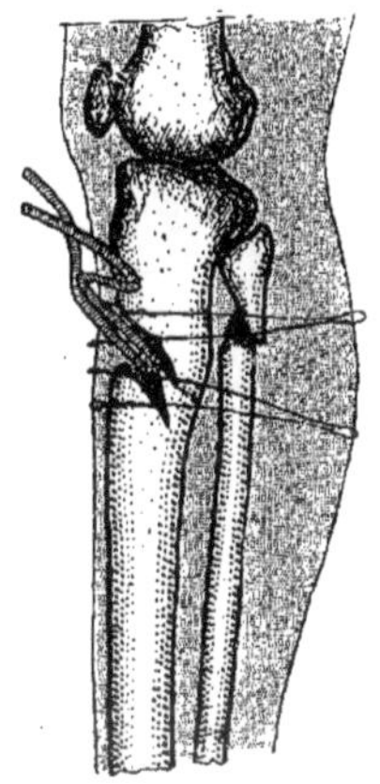

Fig. 143.

Radiographie 94.

Épreuve radiographique de la fistule cathétérisée à l'aide d'un stylet avant l'intervention.

Radiographie 95.

Ostéotomie avec drains de Carrel pour désinfection, deux fils de bronze d'aluminium pour éversion des tissus superficiels.

de nouveau chaque jour. La cavité se comble de plus en plus toujours « à livre ouvert » du fond vers l'extérieur.

Nous appliquons systématiquement ce procédé opératoire à toutes les fistules osseuses *du Centre* et il nous donne jusqu'à maintenant les meilleurs résultats.

Le blessé ne souffre pas, il ne résorbe plus de produits septiques. L'Infirmière voit chaque jour le fond de la plaie se modifier, se désinfecter, puis se cicatriser. Cela nous semble être là un procédé logique et excellent pour la cure radicale de cette véritable infirmité qu'est la fistule osseuse.

Notre manière de faire dans ces cas d'ostéites anciennes répond d'ailleurs bien aux idées émises encore au *dernier Congrès de Chirurgie.*

Tous les auteurs ont été d'accord pour admettre que le meilleur mode de traitement des fistules osseuses est l'*évidement large avec résection franche de la paroi osseuse,* afin de permettre l'obturation de la cavité par les muscles environnants et les couches superficielles.

Même, en présence de cavité aseptique comme nous le verrons plus

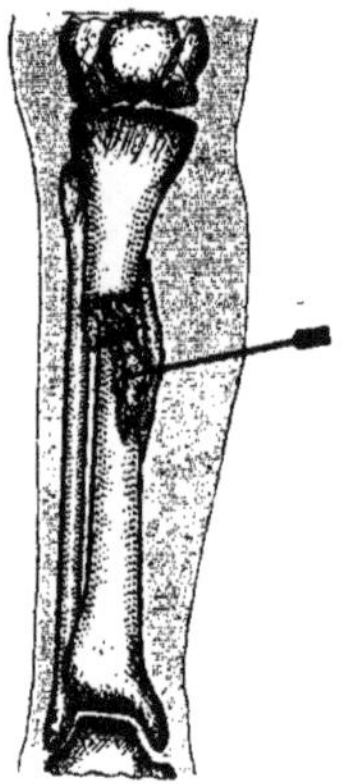

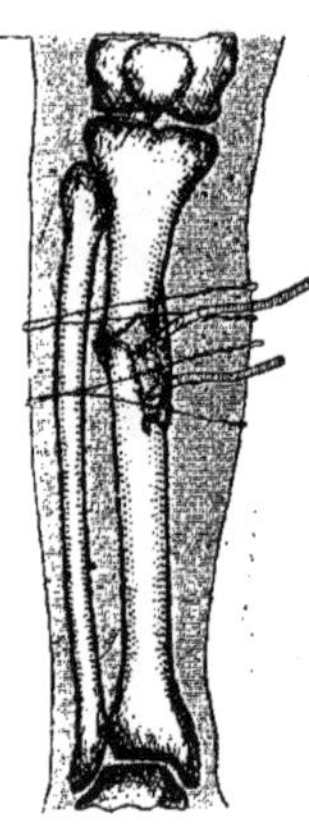

Fig. 144.

Radiographie 96.
Autre fistule radiographiée avec stylet.

Radiographie 97.
Ostéotomie Carrel, éversion des tissus superficiels.

loin, nous recourons nous-mêmes aux plasties les plus larges, aux dépens des lèvres de la fistule.

D'autre part, d'autres communications sont venues rappeler que *le soleil* est un tonique général, antiseptique et ostéogénésique, qu'il détermine un bourgeonnement actif, de sorte que la cicatrisation et la guérison définitives sont obtenues beaucoup plus rapidement. A ce point de vue encore, le Docteur Olivier, Médecin Chef du Mont des Oiseaux est venu affirmer que la cure solaire dans le traitement post-opératoire des fistules osseuses, ne donne de bons résultats, que si l'on attend 15 *à* 20 *jours après l'opération* pour la commencer. Sans cela le bourgeonnement est tel que les plans superficiels se cicatrisent avec les plans profonds et qu'il faut tout recommencer. *Pendant l'ensoleillement,* l'opéré sera couvert d'un large chapeau de paille, il portera des lunettes noires ou jaunes. L'action du soleil sera vérifiée par l'héliothermomètre de Fallot qui doit marquer entre 35 et 45° pour que la cure soit efficace. On commencera par une exposition de quinze minutes en augmentant chaque jour de cinq minutes, jusqu'à une durée totale de une heure. Tous les auteurs qui ont communiqué à ce sujet ont constaté que le soleil est un excellent adjuvant de *la réparation*

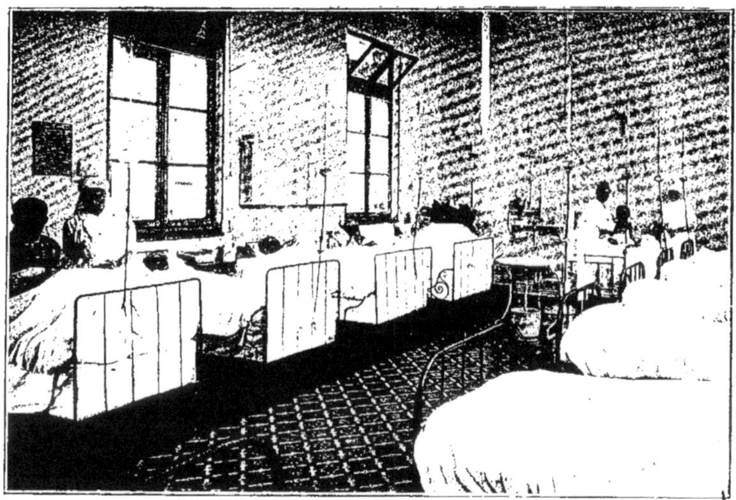

Fig. 145.
Traitement à la Carrel pendant 15 jours.

des pertes de la substance osseuse et quoique à Leysin, le soleil ne soit pas le même qu'à Nice, ce grand principe reste toujours vrai.

Ci-dessous au milieu d'une série d'autres cas, une observation de ce genre.

OBSERVATION N° 61. — F. H. — 10e Bataillon d'Afrique. — Blessé le 5 avril 1918 à Montdidier.

Diagnostic de la blessure : Plaie pénétrante de la jambe gauche au tiers supérieur fracture du tibia par balle.

Le blessé arrive au *Centre* le 24 avril 1918.

La radiographie faite le 25 avril, relève une fracture en biseau du tibia à l'extrémité supérieure de la diaphyse.

Le 30 avril, on fait un appareil plâtré à anses.

Le 16 août 1918, la fracture est en voie de consolidation. Il paraît cependant y avoir quelques esquilles au niveau du foyer de fracture, aussi, le 30 août, on enlève le plâtre, le 3 septembre, il existe une fistule osseuse.

L'on pratique deux lambeaux après incision en H, on les éverse, on trépane à la gouge et au maillet, on fixe les volets cutanés à l'aide de deux fils de bronze d'aluminium, entourant le membre inférieur. Pansements à l'onguent styrax, et gaze stérilisée. Pendant quinze jours Carrel, puis héliothérapie.

Le 1er novembre, la plaie est cicatrisée.

Plastie par glissement en tiroir pour la cicatrisation des cavités osseuses aseptiques

Si, nous sommes partisans de l'éversion temporaire des volets cutanés, au cours de l'ostéotomie, pour fistule osseuse, nous recourrons volontiers à la plastie immédiate d'une cavité osseuse désinfectée, à l'aide du décollement et du glissement de ces mêmes lambeaux (Obs. 62), suivant *la méthode générale de Morestin.*

Nous pratiquons ici la même incision en H horizontale, que précédemment. Les branches horizontales d'incision ont ici une longueur beaucoup plus étendue de chaque côté de la cavité.

Quand ces lambeaux latéraux ont été largement décollés, *on les amarre à l'aide de pinces de Kocher.* Il faut faire en sorte que la *moitié externe* de leur bord libre, puisse être fixé jusqu'à la berge de la cavité osseuse. *La moitié interne* libre de chacun de ces deux lambeaux est déprimée, puis enfoncée, pour recouvrir chacune, la paroi latérale profonde de la cavité.

En un mot, à l'aide de *ce procédé à double tiroir*, l'on attire vers le fond de la cavité, une étendue aussi grande que possible de chacun de ces deux volets.

L'on affronte, par une série de crins, les tissus cutanés, déjà juxtaposés par deux fils métalliques, et l'on dirige minutieusement par le pansement cet accolement profond.

Cette adhésion avec le tissu osseux se fait d'une façon progressive. On la facilite jusqu'à terminaison complète, à l'aide de pansements compressifs.

Cette cicatrisation est encore accélérée par *l'exposition au soleil*, par l'application *d'onguent styrax* sur la compresse du pansement. Parfois encore, quelques gouttes *de teinture d'iode*, plus rarement de *chlorure de zinc* ou de quelque autre liquide modificateur, activent cette cicatrisation, par leur action astringente ou scléro-cicatrisante.

Pendant quelque temps, il s'écoule quelques gouttes de sérosité

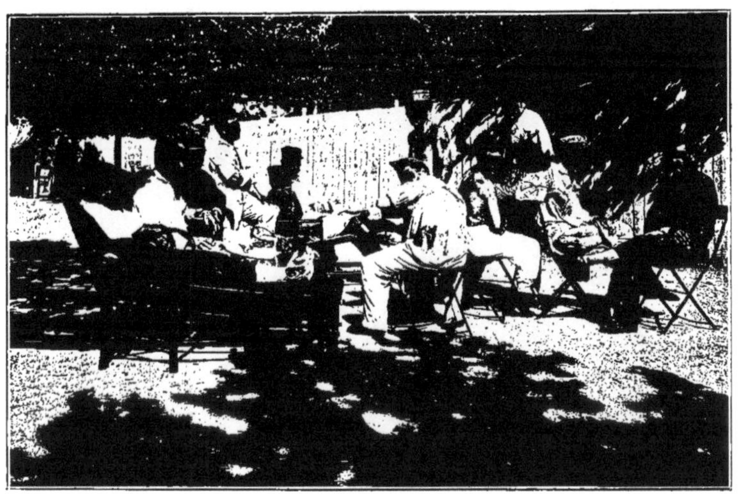

Fig. 146.
L'été : Solarium jusqu'à cicatrisation définitive.

quand on enlève le pansement. Malgré tout, l'envahissement cicatriciel se complète de jour en jour.

Finalement, les bords libres des deux lambeaux finissent par s'accoler. *Quand cet accolement linéaire est parfait*, si l'on prend une *plaque radiographique*, l'on voit que la cavité osseuse est restée aussi large et aussi profonde, mais l'épidermisation de ce puits est maintenant parfaite et toute nouvelle infection ou toute nouvelle ostéite est maintenant impossible (Radio 98).

Ce procédé de plastie par double lambeau à tiroir, avec glissement à la Morestin, nous semble donc excellent pour une cavité osseuse étendue, et devenue aseptique.

L'un de nous, au début des hostilités, a eu recours, en présence de cavités osseuses étendues de ce genre, *aux greffes graisseuses*, aux *plombages de Moselig Moorhof*, à *celui de Delbet*, aux *pâtes de Beck ou goménolées*. Nous estimons, comme le *professeur Broca*, que *l'affaissement des parties molles* est le meilleur procédé pour la cure de ces lésions parfois très difficiles à cicatriser.

Au récent Congrès de Chirurgie, les Auteurs ont de même condamné *les plombages*, quelle que soit la *masse employée*, car ils s'éliminent à la

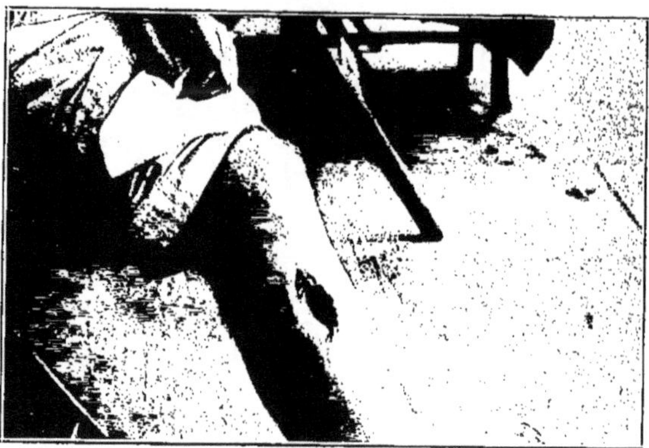

FIG. 147.
La cavité (Obs. 62).

longue. L'on y a même signalé l'observation d'un malade chez lequel deux plombages successifs, pratiqués à six mois d'intervalle, ont provoqué des accidents locaux et généraux si graves, qu'ils ont failli amener l'amputation du membre et ont nécessité deux opérations supplémentaires pour les extraire. Le malade a du reste guéri très simplement après leur ablation par un évidement large suivi d'héliothérapie.

L'observation suivante est un type de ce genre.

OBSERVATION N° 62. — H. A. — SERGENT 1er RÉGIMENT ÉTRANGER. — Blessé le 26 avril 1918.

Diagnostic de la blessure : Séton pénétrant du genou gauche avec lésions osseuses par balle.

Le blessé arrive au *Centre* LE 6 MAI 1918.

Il présente, au niveau de la partie supérieure du tibia gauche, une cavité large et profonde d'aspect aseptique sans aucune tendance à la réparation. (Radio 98).

Le 14 juin 1918, évidement d'un foyer d'ostéite du tibia gauche.

Chlorure de Liné, mèche au Mencière.

Le 2 août, après une quinzaine de jours de désinfection préalable au Carrel,

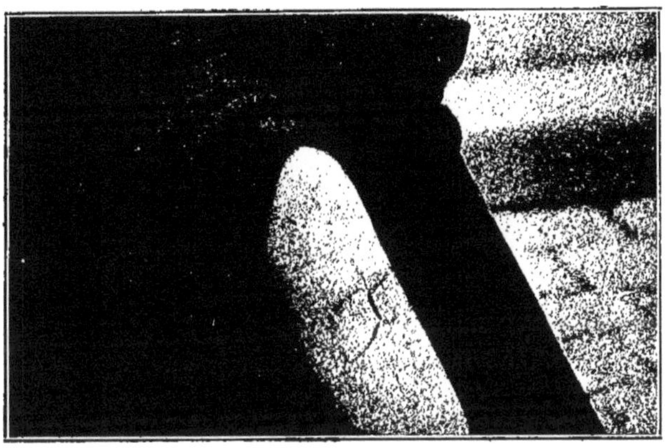

Fig. 148.
Cicatrice définitive avec obturation de la cavité par deux plasties latérales en tiroir (Obs. 62).

autoplastie à la française par deux lambeaux en tiroir, amenés par glissement *à la Morestin.*

Éversement aux fils de bronze d'aluminium, traitement consécutif à la

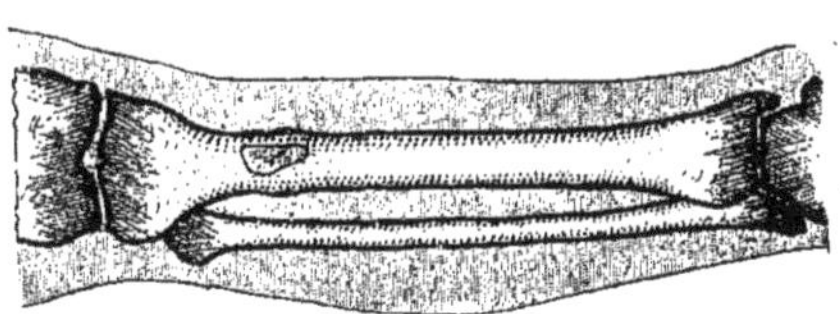

Fig. 149.
Radio 98. — Radiographie de la cavité (toujours aussi considérable quoique cicatrisée) faite le même jour que la photographie de la cicatrice ci-dessus.

Carrel, pendant quinze jours, puis pansements à l'onguent styrax, et héliothérapie.

Le 1er novembre, cicatrisation complète (*fig.* 147 et 148).

CHAPITRE XI

SÉQUELLES NERVEUSES

PROTHÈSE PROVISOIRE DES PARALYSIES PAR FRACTURES

Nous arrivons maintenant à l'étude de la deuxième classe des séquelles des fractures ; après les *séquelles osseuses* ce sont : *les séquelles nerveuses.*

Ces séquelles nerveuses comprennent *les paralysies primitives* et les *paralysies secondaires.*

Sur *ces dernières*, nous n'insisterons pas. En principe, nous ne devons pas plus en rencontrer au Centre, que nous ne devons y rencontrer des pseudarthroses secondaires.

Si l'appareillage des fractures du bras ou de l'avant-bras fracturés, si celui des fractures de la cuisse ou de la jambe sont correctes, nous ne verrons pas survenir la *compression* due à l'englobement ou à l'enserrement progressifs, par le cal néoformé.

Nous ne rappellerons pas le diagnostic entre *la section et la compression par le cal.* La paralysie est immédiate et brusquement totale dans le premier cas. Elle est secondaire, progressive, accompagnée d'irradiation névralgique dans le second et souvent avec conservation au moins partielle de la sensibilité.

Le traitement des paralysies secondaires doit donc être *un traitement orthopédique préventif et de surveillance.*

De cette façon, ni le radial ni le sciatique poplité externe n'entraîneront par leurs lésions de chute de poignet ou du pied.

En effet, parmi les 30 malades du Centre de Fractures atteints de paralysies, tous en étaient porteurs à l'arrivée. Depuis ce moment aucune nouvelle paralysie n'est survenue chez aucun de nos autres fracturés du bras ou de la jambe.

C'est dire la fréquence *des paralysies primitives* par destruction nerveuse originelle.

Or, le rôle du Centre de Fractures n'est pas d'entreprendre la cure de ces séquelles nerveuses. La libération du nerf, sa suture ne sont exécutées qu'au *Centre Spécial de Chirurgie Neurologique*. Aussi, notre devoir au Centre est-il, en attendant la consolidation de la fracture et le passage du blessé au Centre de Neurologie, de faciliter la conservation fonctionnelle musculaire. Il faut, ici, même *éviter les phénomènes de rétraction secondaire* et appareiller de suite ces paralysies primitives.

Aussi, en principe, nous avons l'habitude, en présence *des fractures du bras, avec paralysie radiale*, d'allonger le bracelet antibrachial, de façon à ce qu'il assure la résistance normale nécessaire au jeu des fléchisseurs.

De même, au cours *des fractures du péroné*, nous moulons le pied à angle droit, pour éviter la rétraction des péroniers latéraux et la position d'équinisme, et nous prolongeons cette correction plâtrée jusqu'à l'extrémité du gros orteil, pour éviter l'englobement des tendons dans le cal néoformé.

Plus tard, quand les fractures tendent à la consolidation, qu'elles sont déjà désapparcillées, mais présentent cependant quelques raisons pour être encore hospitalisées au Centre, nous avons coutume d'appliquer à la main et au pied *les appareils prothétiques suivants*. Malgré l'impuissance des extenseurs, consécutive à la paralysie, ces appareils permettent l'intégrité fonctionnelle des fléchisseurs de la main et du pied. Ce sont ces *appareils automatiques*, que nous avons eu précédemment l'occasion d'inaugurer, l'un de nous, avec M. l'adjudant Caulet, que nous allons décrire.

Traitement de la chute du poignet et de l'équinisme du pied au cours des lésions primitives du radial ou du sciatique poplité externe par les appareils prothétiques automatiques à ressorts d'horlogerie.

Étant donné le nombre considérable de paralysies radiales primitives par fractures diaphysaires de l'humérus, nous avons voulu *immédiatement prévoir les rétractions musculaires et tendineuses*, et nous leur avons appliqué de suite un appareil de prothèse automatique, dont nous signalons ci-joint le principe et la disposition.

Il est bien certain que, normalement, *le squelette et ses attaches*, les tendons et les aponévroses, forment l'ensemble des organes passifs de la locomotion. Mais, qu'est-ce que tout ceci, *sans les muscles vraiment actifs?* Aussi, tout appareil qui ne tend pas également à remplacer ces derniers en cas d'insuffisance fonctionnelle est-il, de ce fait, physiologiquement incomplet. Le vrai but à atteindre est donc de remplacer l'action motrice du muscle elle-même.

La comparaison du muscle et du ressort est en effet des plus naturelles. Pour l'un comme pour l'autre la force dépend de leur épaisseur et de leur diamètre. La longueur est en rapport avec le degré de déplacement de ses extrémités. Le muscle, comme le ressort élastique, est contractile. L'action de l'un comme celle de l'autre confirment *la loi de l'harmonie des antagonistes de Duchêne de Boulogne :* « Tout mouvement volontaire n'est exé- « cuté avec précision, que si les antagonistes des muscles qui agissent « dans la production de ce mouvement interviennent pour le modérer et « en quelque sorte pour le régler. »

Dans le cas de blessures de guerre, en effet, cela est si vrai, qu'à la suite des paralysies des extenseurs de la main, par lésion du radial, *les fléchisseurs s'atrophient.* Mais quand un ressort a remplacé ces extenseurs, les fléchisseurs récupèrent alors leur développement normal.

Normalement, les aponévroses de contention ou d'enveloppe des muscles permettent le déplacement de ceux-ci, quand ils se contractent.

Elles affectent la forme de cylindres creux ou de manchon, enveloppant dans toute leur étendue les masses musculaires. Souvent, au cours des fonctions qui leur sont dévolues, ces aponévroses d'enveloppement, ordinairement très souples, sont parfois très résistantes et à peu près inextensibles. D'ailleurs, comme le fait remarquer Cruveiller, les aponévroses ont une épaisseur et une force rigoureusement proportionnées à la puissance et à la résistance des muscles qu'elles engainent. Cette étude anatomique fait donc comprendre qu'il est indispensable, dans les appareils orthopédiques, d'envelopper les ressorts à l'aide d'aponévroses de

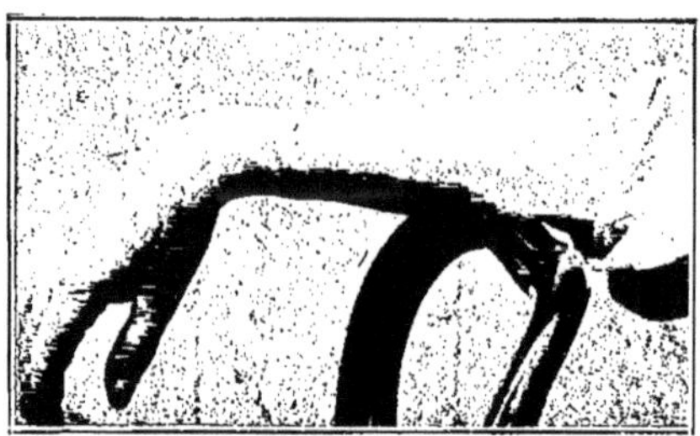

Fig. 150.
Chute du poignet par paralysie radiale.

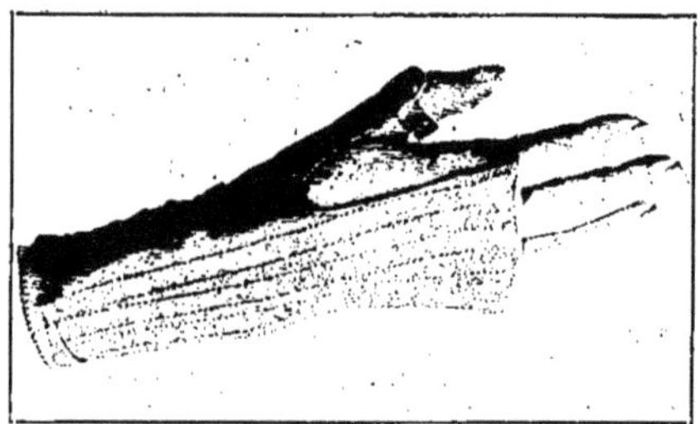

Fig. 151.
Mitaine automatique corrigeant la paralysie.

contention qui seront ici par exemple *des gaines de cuir ou d'étoffe*. Celles-ci dirigent et maintiennent le ressort dans son action. Elles laissent plus ou moins, à leurs extrémités, des espaces vides qui peuvent permettre le libre jeu des parties extrêmes du ressort.

Dans ces paralysies radiales primitives dues à une lésion traumatique du nerf, quelle qu'en soit la hauteur, gouttière de torsion humérale, ou téteratiale, nous avons trouvé que la *mitaine automatique à ressorts d'horlogerie* nous a donné les meilleurs résultats fonctionnels.

* * *

La prothèse par ressorts d'horlogerie peut de la même façon s'appliquer *aux infirmités du pied.*

Si, *au niveau du poignet*, la difformité courante est la chute de celui-ci, *au niveau*

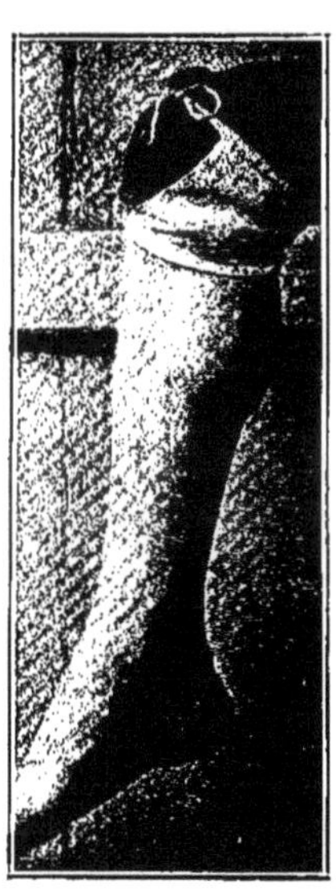

Équinisme du pied par paralysie du sciatique poplité externe.

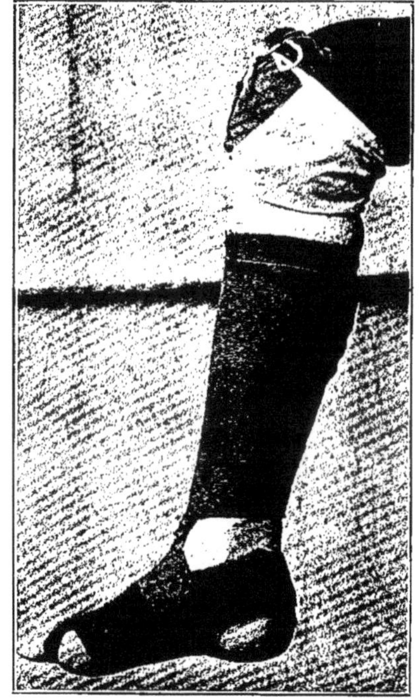

Fig. 152.

Équinisme précédent corrigé par la guêtre automatique.

du cou-de-pied, le grand danger c'est la chute *de la pointe du pied.*

Les fractures compliquées de la diaphyse tibiale, les blessures des muscles gastro-énémiens laissent à leur suite des rétractions du triceps, avec équinisme. Après les *traumatismes articulaires, tibio-tarsiens*, après les *arthrites propres* de cette articulation, après même simplement une *immo-*

bilisation passagère et en *position vicieuse*, par le poids des couvertures, l'on peut voir survenir *un certain degré d'équinisme* qui pourra rester désormais une infirmité très regrettable pour le sujet. Au cours de tous ces cas, la guêtre automatique, permet à l'avant-pied de se relever, grâce à l'élasticité de ses ressorts. Elle rend à l'ensemble du pied, au cours de la

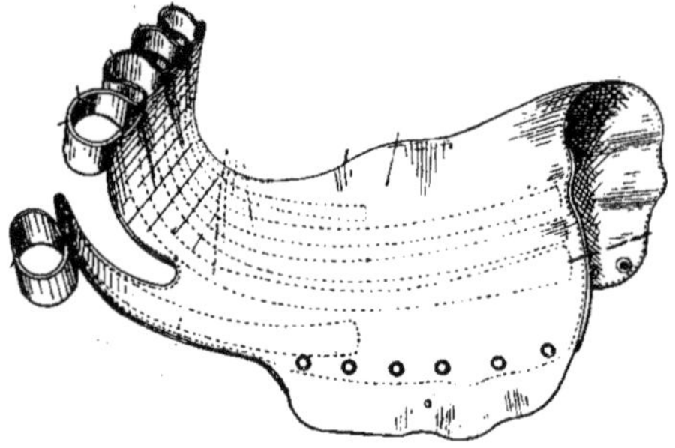

FIG. 153.
Mitaine en cuir, armée de 5 ressorts de montre remplaçant les 5 tendons paralysés.

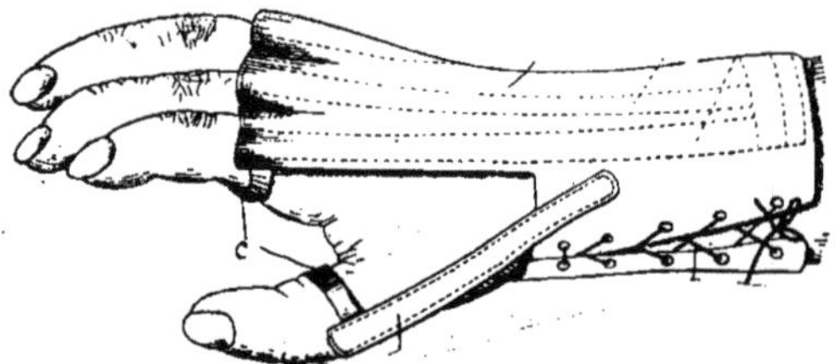

FIG. 154.
Chute du poignet redressée par application de la mitaine précédente.

marche, une véritable souplesse en retour, qui arrête immédiatement la rétraction et l'atrophie des muscles fléchisseurs.

*
* *

A l'aide de ces petits appareils, copiant aussi exactement que possible la disposition des tendons dans leurs gaines, *mains et pieds infirmes*, pourront ainsi récupérer, l'un la fonction délicate de saisir, l'autre l'exercice normal de la marche.

L'exécution sur mesure, pour ainsi dire, et moulée de l'appareil, la dissimulation des fins ressorts dans leur gaine, créeront un appareil à la fois *orthopédique* et *sans aspect inesthétique.*

La nature de la gaine pourra être, soit en drap, soit en cuir, voire en peau de Suède. *Son coloris* pourra varier de la couleur chair à l'une des

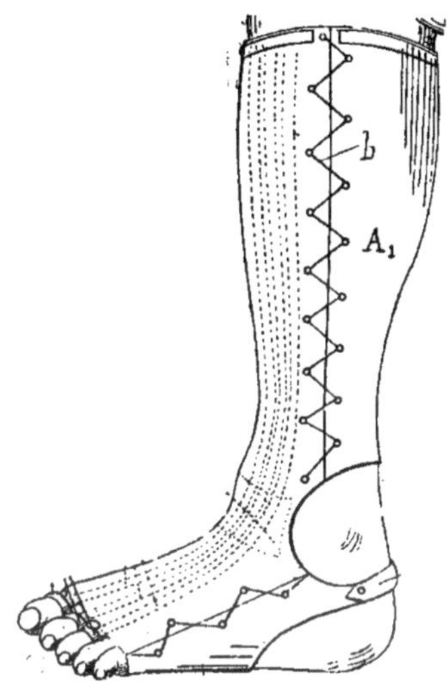

FIG. 155.
Guêtre de drap, armée de 3 ressorts de montre qui luttent contre l'équinisme.

teintes neutres non salissantes. Enfin, le petit volume de la mitaine ou de la guêtre permettra même de les engainer en totalité, ainsi que la main ou le pied, dans l'un *des gants* ou l'*une des bottines.* C'est ainsi que le blessé pourra dissimuler, s'il le veut, et *son infirmité et sa difformité.*

Ces deux petits appareils ont fait chacun *l'objet d'un brevet* (12 avril 1916).

CHAPITRE XII

SÉQUELLES MUSCULAIRES ET ARTICULAIRES

Les *Centres Neurologique et Physiothérapique* de la XIIe Région sont en relation directe avec le *Centre de Fractures.*

M. le Médecin Major de 1re classe Carrière, Chef du Centre Neurologique, vient régulièrement, au cours de ses visites régionales, examiner les blessés nerveux de notre Hôpital.

Aussi, sitôt la fracture consolidée et cicatrisée, suivant notre appréciation, le blessé après autorisation spéciale du Directeur du Service de Santé de la Région et celle du Médecin Chef des deux Centres, est dirigé soit sur le Centre de Neurologie, soit sur celui de Physiothérapie.

En nous quittant, *le degré exact d'incapacité fonctionnelle* est minutieusement enregistré. Sans retard, le *neurologiste* ou le *physiothérapeute* peuvent alors conseiller un traitement soit chirurgical ou électrothérapique de la paralysie ou de la parésie, soit orthopédique ou surtout mécanothérapique de la raideur ou de l'atrophie musculaire.

Toutes ces impotences fonctionnelles nerveuses musculaires ou articulaires relèvent de ces Centres spéciaux. Nous n'avons, au Centre, ni qualité ni organisation permettant de nous intéresser à ce genre de séquelles.

A côté de ces infirmes temporaires précédents, un grand nombre de fracturés en quittant le *Centre de Fractures* rejoignent leurs dépôts, d'autres au contraire rentrent directement au Centre de Réforme.

IV. — TROIS GRANDES MÉTHODES ADJUVANTES ET SOUVENT INDISPENSABLES DU TRAITEMENT DES FRACTURES COMPLIQUÉES DE GUERRE ET DE LEURS SÉQUELLES

Les fractures compliquées de guerre esquillectomisées, drainées et appareillées, de même que les *ostéites* récemment opérées, exigent souvent encore, pour leur guérison complète, le concours de trois moyens thérapeutiques, que nous employons constamment au Centre pour le plus grand bien de nos blessés.

Ce sont : *le Carrel* au cours des infections osseuses aiguës, *l'héliothérapie* ou l'action *des rayons de la lampe à arc* et la cure des *Eaux minérales*, dans les cas d'infections osseuses subaiguës ou chroniques.

Nous allons étudier leurs indications et leurs effets. Ces divers traitements sont employés parfois isolément, parfois successivement.

CHAPITRE XIII

MÉTHODES ADJUVANTES DES TRAITEMENTS

Utilité de la méthode de Carrel pour le traitement des fractures compliquées et celui des Ostéomyélites traumatiques de guerre

La méthode de Carrel est très en honneur au Centre de Fractures.

Quatre de nos salles ont été spécialisées dans ce but. Deux de celles-ci sont destinées au traitement *des fractures*, dont une pour le membre supérieur et l'autre pour le membre inférieur. Deux autres sont de même réservées, l'une à la préparation des autres plaies des fracturés, qui méritent *une suture secondaire*, l'autre à la cure *des ostéites opérées.*

L'usage du Carrel est spécial, d'ailleurs, dans chacun de ces cas.

En principe, le liquide doit toujours irriguer régulièrement dans toute la surface de la plaie. Il ne doit pas exister un diverticule qui échappe à l'irrigation, pas un bas-fond où le liquide séjourne sans se renouveler, pas un clapier au fond duquel le pus ne séjourne, sans être entièrement balayé par le liquide.

Le Chirurgien et l'Infirmière doivent donc placer de nombreux tubes dans la plaie. Pour vérifier *la bonne situation de ceux-ci*, il faut y injecter du liquide et voir immédiatement si toute la surface de la plaie est arrosée par l'antiseptique et si pas un coin de celle-ci n'échappe à l'irrigation.

Quand l'on a vérifié la parfaite répartition du liquide par les tubes raccordés à l'irrigateur, l'on maintient avec des compresses ces tubes en bonne place. L'on dispose avec une pince ces compresses mollement chiffonées sur la plaie et sur la plaie simplement, sans que celles-ci empiètent sur la peau.

Telle est, dans son ensemble, la manière habituelle d'appliquer correctement cette excellente méthode. Ce qu'il faut encore savoir, c'est que souvent l'Infirmière ou le Chirurgien seront obligés *de façonner eux-mêmes le système irrigateur.* La longueur du segment, du *tube perforé de ses trous ponctiformes* est d'une longueur dont l'importance est capitale. Trop court, il est insuffisant, laissant le plafond ou le bas-fond de la cavité non irrigués. Trop long, il permet l'écoulement du liquide en dehors de la plaie. Celui-ci est non seulement inutile mais nuisible, car il va irriter les tissus cutanés et les ronger progressivement.

1° Au point de vue spécial, pour le traitement des *fractures*, à cavités anfractueuses, *avec plaies grisâtres*, *couenneuses*, *sphaceliques*, l'irrigation continue au Carrel fait merveille.

Nous avons vu, à ce propos, arriver au Centre des fractures associées à des plaies absolument d'aspect cadavérique. Les tissus en étaient stupéfiés, mortifiés, macérés, sans vie. Nos assistants et nous nous attendions à être amenés à voir survenir sans retard une gangrène gazeuse diffuse, voire même à pratiquer le soir même une amputation circulaire économique à la racine du membre. Miraculeusement, grâce à l'initiative de nos distinguées Infirmières, jouant admirablement de la méthode de Carrel, nous avons vu peu à peu ces tissus épouvantables, reprendre la vie. Le sphacèle s'élimine, laisse place à des points roses, puis rouges vifs. Les bords de la plaie s'amincissent et s'assouplissent et, au bout de peu de jours, grâce au Carrel, tout danger pour l'existence du blessé s'évanouit, toute crainte de mutilation parfois salutaire s'efface complètement.

2° Et c'est de la même façon qu'avant de nous remettre les plaies larges, étendues et infectées pour que nous en pratiquions *la suture*, nos Infirmières des salles de Carrel ont soin de nous les préparer. Les blessés séjournent ici, en moyenne, une quinzaine de jours après leur arrivée et nous pouvons alors entreprendre la suture secondaire de celles-ci.

Au cours de l'intervention, après incision circonscrivant la plaie, nous excisons les bords infectés de celle-ci et nous libérons par décollement les lèvres que nous avons nouvellement tracées au bistouri. A l'aide de crins très fins, nous suturons celle-ci, après avoir enfoui un très petit drain, fixé à son extrémité extériorisée.

Au cours *des suites opératoires de cette suture*, il faut, en revanche, se servir du traitement à la Carrel, *avec une véritable parcimonie.*

Une injection à la simple seringue, tous les deux jours et cela seulement deux ou trois fois, est amplement suffisante. Encore, faudra-t-il prendre soin de préserver minutieusement la peau, à l'aide de vaseline, ou mieux de pommade à l'oxyde de zinc; sans cela, le *bistouri chimique* qu'est l'hypochlorite de soude, va s'infiltrer insidieusement cette fois, dans les trajets qu'ont suivis chacun des crins. Rongeant progressivement la peau, étreinte par le nœud des sutures, le liquide fera très rapidement chacun des fils couper celle-ci. La suture aura désormais échoué. Il n'en résultera plus qu'une réunion par seconde intention. La cicatrice consécutive sera élargie, épaissie, parfois chéloïdienne. Aussi, après que l'on a fait une suture secondaire, faut-il peu de Carrel et une grande protection de la peau voisine, par un corps gras quelconque, réfractaire lui-même à l'action rongeante de l'hypochlorite.

3° Restent enfin *les ostéites.*

Pour la cure de celles-ci, l'usage des *lavages quotidiens au Carrel* est des plus précieux, sitôt l'intervention terminée.

Cependant, pour éviter un suintement sanguin médullaire trop abondant, l'on ne détamponnera la cavité osseuse que deux ou trois jours après l'intervention. Ce délai hémostatique passé, chaque jour l'on procédera au pansement et au lavage continu de tout l'ancien champ opératoire.

Au Centre, où nous recourons systématiquement à l'éversion et à la conservation intégrale des tissus mous, nous nous appliquons à faire revêtir toute l'étendue de ceux-ci de compresses imbibées de cette solution véritablement courante.

Sous l'influence de ce traitement, l'on verra rapidement la moelle osseuse se désinfecter, en même temps que tous les tissus superficiels infiltrés et épaissis, s'assouplir et s'amincir.

Cette méthode sera continuée systématiquement pendant une *quinzaine de jours*, puis l'on soumettra la plaie à *la cure héliothérapique* et aux pansements à *l'onguent styrax* ou à la lumière électrique.

L'on se méfiera encore tout spécialement, au cours de ce traitement des ostéites, de l'action rongeante de la solution hypochloritée.

Cette surveillance devra surtout redoubler au niveau des orifices cutanés où sont attachés les fils métalliques circulaires nécessaires à un bon éversement.

L'on aura soin de ne mettre de compresses qu'au contact unique des surfaces cruentées, et l'on oindra minutieusement de pommade et à distance les tissus voisins de ces lèvres cutanées rabattues.

Hormis ces quelques ennuis et ces précautions indispensables, il nous semble que cette méthode désinfectante est indispensable pour mener à bien la cure radicale d'une ostéite souvent ancienne et profondément infectée.

L'on voit donc combien la *spécialisation de plusieurs salles de ce genre* est grandement utile à un hôpital chirurgical important, tel qu'un Centre de Fractures.

L'application courante de cette méthode permet, l'on peut le dire, la conservation de beaucoup de membres cependant profondément lésés et certainement aussi celle d'un grand nombre d'existences.

Elle fait partie d'un grand groupe de méthodes, que nous considérons absolument indispensables pour assurer à nos fracturés et à nos fistuleux le traitement le plus favorable de leurs graves ou opiniâtres lésions.

Heureuse influence de l'héliothérapie et de la lampe à arc pour le traitement des fractures et celui de leurs séquelles

Nous avons, chemin faisant, dans maintes parties de ce travail, insisté sur l'utilité du *traitement héliothérapique*, au cours du traitement des fractures ou de leurs séquelles.

Au point de vue général, nous avons, en effet, la plus grande tendance à rendre à tous les fracturés du membre supérieur et à ceux du membre inférieur, qui peuvent en profiter, l'usage de la marche et la vie au grand air.

Nous avons, en effet, la plus grande confiance en l'action bactéricide bien connue du soleil, en l'influence de l'air et de la lumière sur l'état général du blessé.

Il en résulte que, dès que l'appareillage des fracturés le permet, ceux-ci vivent pendant *l'été*, la plus grande partie de la journée, en plein air et au soleil. C'est là qu'ils prennent leur repas, font avant et après de la chaise longue, et sortent dans la ville, les jours de permission régulière.

C'est ainsi que la ville de Cognac, avec ses rues et ses jardins publics, peut être comparée très aisément à la plage ou aux dunes de Berck. A Cognac, ce ne sont pas des coxalgies ou des minerves allongées dans les voitures à ânes, qu'elles guident par la vision, dans les glaces. Ce sont des béquillons d'Alquier, des appareils thoraco-antibrachiaux, des antibrachiaux en même temps que des Delbet de cuisse de marche, des Delbet et des Reclus de jambe.

Tous ces gros blessés, présentent *le même aspect floride.* L'on ne supposerait jamais à les voir, qu'ils sont souvent porteurs d'aussi graves lésions. C'est que chez eux la fracture si douloureuse est bien immobilisée. Le drainage est aussi bien assuré. Il ne se produit plus de résorption sep-

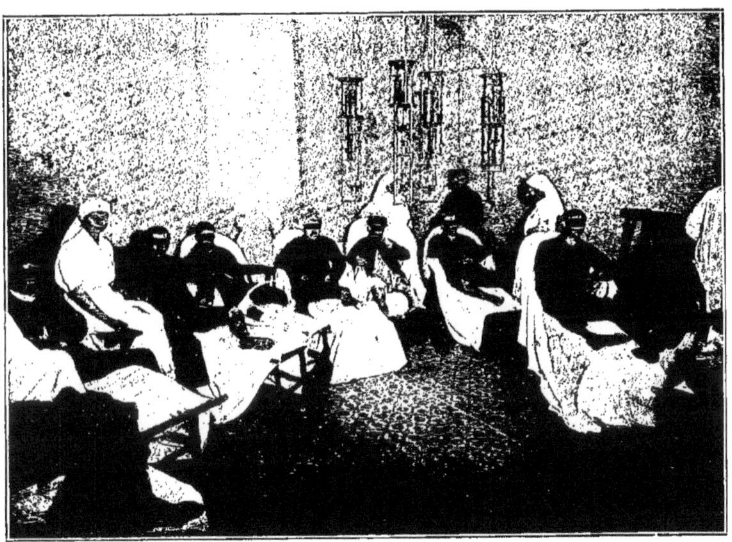

FIG. 156.

L'hiver : Luminium (Lampes à arc de 4.000 bougies). Les opérés sont munis de lunettes jaunes.

tique. L'on dirait de vrais fracturés fermés bien appareillés. L'embonpoint et le rosé de leurs visages indiquent même souvent qu'il y a une active multiplication de leurs globules rouges, en même temps que leur hémoglobine. Chez eux, l'accroissement des échanges devient intense. Et, si l'on vient à découvrir la fracture de ces blessés, d'aspect si floride, l'on voit qu'au contraire le volume des membres fracturés a considérablement diminué. L'appareil qui avait cependant été moulé est devenu bien trop large et par là même inutile. Il y a là deux faits dont la comparaison peut sembler tout à fait paradoxale et qui est cependant la signature et de l'excellent état général du blessé et de l'excellent état de sa fracture.

Et, c'est ainsi que ces blessés, travaillent tout naturellement et spontanément à l'amélioration de leur récupération fonctionnelle. Mêlés aux civils de la ville, ils se servent d'abord un jour ou l'autre puis bientôt constamment de toutes leurs articulations disponibles. En même temps, leur capacité musculaire se récupère elle-même.

Nous ne pratiquons pas au Centre de Fractures l'insolation totale, c'est-à-dire celle étendue au corps tout entier, selon la technique du docteur Rollier. En revanche, dès qu'une *fracture*, quel qu'en soit le siège tend nettement à sa phase de répération et de cicatrisation, nous faisons exposer immédiatement les lésions au soleil. Nous sommes donc loin de la *séquelle ostéomyélitique* et nous allons de très loin, en avant d'elle, pour mieux la prévoir et l'éviter.

L'exposition des plaies à la lumière peut encore se faire dans la salle même. Mais là, il y a un véritable danger de réinfection par les poussières. Le professeur Pierre Delbet a cherché à éviter ce danger, tout en laissant les plaies exposées à la lumière. Il a reconnu scientifiquement que les plaies exposées à l'air et à la lumière doivent être recouvertes de quatre épaisseurs de gaze tendues à distance par des armatures en fil de fer.

Une preuve qui démontre que le soleil agit en augmentant les défenses organiques, c'est que la suppuration devient moindre dans ces plaies, même si elle a été très abondante au début. En effet, les leucocytes polynucléaires possèdent un phototropisme négatif.

La plaie recouverte de gaze aseptique, sous l'action solaire, se recouvre rapidement d'une abondante lympherrée. Celle-ci facilite l'expulsion des produits septiques, des petits séquestres. En même temps que la désinfection s'accélère, la cicatrisation et l'épidermisation se précipitent.

Nous avons déjà signalé, à propos *des ostéites opérées*, comment après une quinzaine de désinfection au Carrel, nous recherchons la cicatrisation définitive, à l'aide de l'héliothérapie quotidienne associée aux pansements à l'onguent styrax.

C'est pourquoi, le matin dès neuf heures, quand on traverse la cour du Centre, on voit *les fracturés* en voie de cicatrisation et les fistules opérées, groupés par petits paquets sympathiques. Ceux-ci exposent en même temps que leurs impressions sur les événements nouveaux, leurs plaies variées aux rayons solaires.

A côté d'une sous-tubérositaire humérale, vous voyez une fistule tibiale opérée. Là, près d'une ostéite iliaque, s'entretiennent un avant-bras, puis un amputé.

Malheureusement, cette cure solaire se fait malaisément dès l'apparition des brouillards matinaux d'octobre. Les matins sans soleil se font de plus en plus nombreux. « Mettez-donc cette fracture au soleil, madame, répétons-nous aux Infirmières », voulant nous-mêmes accélérer encore plus la guérison de nos opérés. Et les dames de sourire malicieusement et de nous dire : « Où voulez-vous que nous le prenions, docteur ?» en même temps qu'elles embrassent d'un coup d'œil l'ensemble de la cour, uniformément obscurcie.

Cette *pénurie héliothérapique hivernale* nous a incité à rechercher par quels moyens artificiels nous pourrions retrouver les mêmes bienfaits thérapeutiques. Naturellement cela n'a pas été en notre pouvoir de résoudre nous-mêmes cette question hautement et purement scientifique. Après un voyage d'études de notre dévoué et distingué radiographe, *M. Boraud*, et après avoir reçu les conseils de *M. le docteur Alquier, médecin bénévole du Grand-Palais*, nous avons entrepris, grâce encore à la générosité inlassable et sans limites de notre Comité de la Croix-Rouge, un traitement similaire de celui de la lumière solaire.

Après les beaux résultats obtenus par le docteur Alquier, à l'aide de l'action de *la lumière froide*, nous nous sommes rangés à ce dernier choix. Les blessés en voie de cicatrisation et ceux encore porteurs de fistules osseuses sont soumis à l'action d'une *lampe à arc de 240 volts et de 4.000 bougies*. Entre la lampe et la plaie est interposé un écran de verre, légèrement bleuté et le blessé reste à une distance de deux mètres de cet appareillage.

C'est ainsi qu'à côté du pavillon opératoire et du service radiologique, nous avons fait installer une salle où nos blessés peuvent profiter par les plus mauvais jours d'un traitement dont les heureux effets sont comparables à ceux de l'action de la lumière solaire, par les plus beaux jours d'été.

L'action de la lampe à arc est tellement identique à celle du soleil, que l'on voit apparaître progressivement, au cours du traitement, la même pigmentation de la peau. Aussi la surveillance du Chirurgien et du Physiothérapeute doit-elle être ici très assidue près de la Dame Infirmière chargée d'exécuter les traitements et de tenir au courant des différentes observations.

C'est ainsi que *l'héliothérapie et la lampe à arc* sont les deux sources lumineuses et caloriques, qui permettent de parachever sans interruption, la cure des suppurations osseuses. L'on peut de cette façon abréger considérablement la durée du traitement de ces lésions si souvent chroniques. Elles diminuent ainsi le nombre des inaptes et des infirmes.

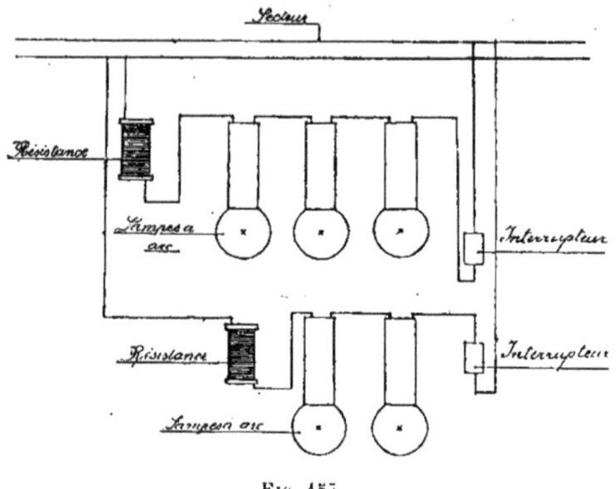

Fig. 157.
Schéma de montage des lampes à arc.

L'héliothérapie et la lampe à arc ne doivent donc pas, si possible, ne faire défaut à aucun Centre Spécial pour le traitement des fractures ni à celui pour la cure des ostéites.

Du traitement hydrominéral et de ses effets sur les ostéomyélites traumatiques de guerre

La circulaire n° 477 C/7 du Sous-Secrétaire au Service de Santé, mentionne parmi les stations thermales celles qui peuvent être favorables à la cure des séquelles osseuses et des ostéites.

Cela va sans dire que le *Centre de Fractures de Cognac est un pourvoyeur assidu* pour les stations thermales de ce genre.

Nous estimons cependant, en principe, que la question du traitement des ostéites par les eaux minérales ne peut se poser que lorsqu'on *a épuisé toutes les ressources de la Chirurgie.*

Ce n'est que si après des moyens d'investigation complets et des procédés opératoires corrects, l'on n'a pas obtenu un résultat définitif, que l'on songera à offrir aux blessés, pour les laisser prendre haleine, une cure à l'une de ces stations thermales, qui peut d'ailleurs être curative.

En effet, il s'agit dans certains cas de lésions anciennes, notamment d'ostéites du tissu spongieux, telles que celles du calcanéum, des tibias, de l'os iliaque ou de l'omoplate par exemple, qui traînant en longueur peuvent présenter, à la suite *d'une saison thermale*, une cicatrisation définitive de ces lésions encore traînantes.

Les médecins qui ont rapporté des observations de blessés atteints d'ostéomyélite chronique, soignée aux Eaux, reconnaissent à celles-ci

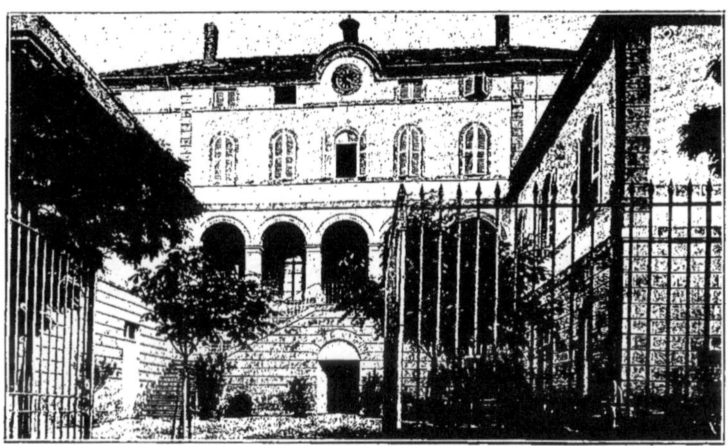

Fig. 158.
Hôpital militaire de Bourbon-l'Archambault.

d'abord une *valeur expultrice* des séquestres, puis une *valeur cicatrisante* des plaies atones sus-jacentes à des ostéites fongueuses, enfin une *valeur décongestionnante* amenant la résolution des œdèmes, des infiltrations périarticulaires et l'amélioration très nette des troubles vasomoteurs et de la cyanose.

Ces stations hydrominérales sont donc favorables aux ostéites et aux fractures fermées avec troubles trophiques. Du Centre de Fractures nous ne dirigeons, d'ailleurs, que des fractures compliquées avec ostéites.

Nous avons ainsi envoyé, pendant un laps de temps d'environ huit mois (15 juin à 15 décembre), onze fistuleux.

Huit furent dirigés sur *Bourbon-l'Archambault*. De ceux-ci, deux sont revenus guéris et des six non améliorés, trois ont été réopérés avec deux guérisons et trois restent à opérer.

Celui de *Salies-de-Béarn*, à son retour des Eaux, a été réopéré et il n'est pas encore guéri. Il repart pour une nouvelle saison.

Des deux de *Bourbonne-les-Bains*, un est resté à Bourbonne non guéri, l'autre est rentré à Cognac, également non guéri.

L'on peut donc conclure de cette petite statistique, que la cure des

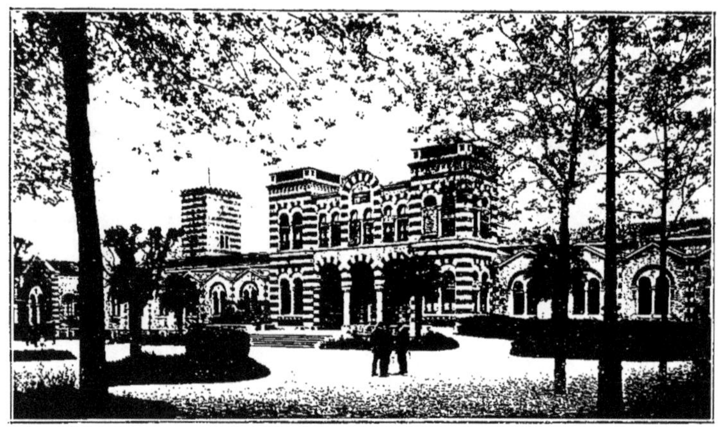

Fig. 159.

Établissement de Salies-de-Béarn.

Eaux minérales peut, dans certains cas, amener la guérison de l'ostéite ou la préparer à une intervention curative. Chez d'autres blessés, elle reste sans effets.

C'est pourquoi nous n'avons l'habitude de n'envoyer d'ailleurs aux Eaux que les *ostéites opérées de multiples fois :* 5, 6 fois et même plus. De vieux fistuleux ont entendu parler des stations minérales, ils ont à leur tour le désir d'y séjourner. Aussi les y envoyons-nous volontiers avant de tenter une « enième » intervention. Dans d'autres cas, il s'agit d'ostéites pour lesquelles la lésion osseuse mérite une discussion d'une intervention, telles : diaphyse déjà très réséquée, ostéite voisine d'un gros rapport vasculaire, ostéite épiphysaire ou spongieuse plus ou moins diffuse.

Nous avons pour principe de demander à nos blessés, retour des Eaux, *quel a été leur genre de traitement et les divers effets de leur cure.* C'est ainsi que sans avoir pu entreprendre personnellement un voyage d'études à ces différentes stations, nous avons appris de ceux-ci les renseignements suivants :

* * *

Bourbon-l'Archambault, comprend une centaine de lits et est ouvert

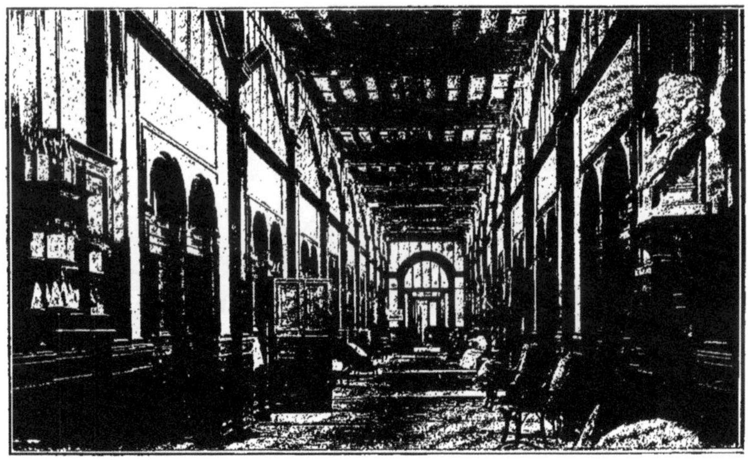

Fig. 160.
Établissement de Salies-de-Béarn.

toute l'année. Les fistuleux y restent vingt et un jours, les dimanches en plus. Ils y prennent leur bain général quotidien de six à sept heures du matin. Chacun d'eux a sa cabine particulière et c'est dans une eau claire, aux environs de 38°, qu'ils y plongent leur corps en entier. Cette eau sort naturellement à 57°, mais elle est ramenée artificiellement à la température précédente. Sitôt le bain pris, la plaie est lavée à l'éther et recouverte d'un pansement sec.

Pendant le séjour au bain, le blessé présente une sudation générale intense. Au début de la cure, d'après certains blessés, la plaie s'entr'ouvre et suppure abondamment. Les jours suivants, il se produit parfois une élimination de petits séquestres.

A la longue, ce traitement quotidien devient très fatigant. Certains blessés doivent souvent interrompre pendant deux ou trois jours.

*
* *

A Salies-de-Béarn, nous n'avons envoyé qu'un seul de nos fistuleux. Il s'agit d'ailleurs d'une ostéite fémorale très opiniâtre atteignant la

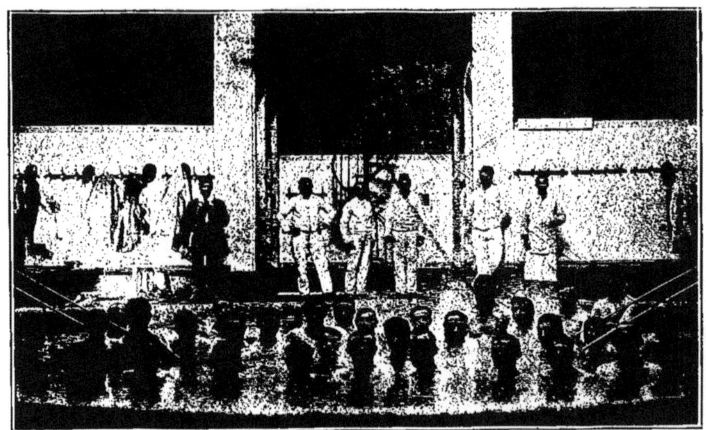

Fig. 161.
Bourbonne-les-Bains. — La piscine commune.

région trochantérienne fémorale, avec envahissement ostéomyélitique des deux trochanters.

D'après ce blessé, la saison dans cette station des Basses-Pyrénées est également de vingt et un jours, non compris les dimanches.

Le bain général y est pris le matin de huit heures à neuf heures, durant vingt minutes et à une température de 28 à 30°.

Ici, l'eau est naturellement trouble et l'activité du bain est graduée d'après le degré du sel de celui-ci. De deux jours en deux jours, l'on augmente la quantité de la saturation. Durant les deux premiers jours, la solution naturelle du bain est de 4°, puis l'on passe de deux jours en deux jours à une solution de plus en plus forte, pour atteindre finalement 18°. Le dernier jour de la cure, l'on se borne à prendre un bain d'eau douce.

Au cours de ce traitement, la sudation est encore profuse. La plaie suinte et peut éliminer des petits séquestres. Cependant, aux dires comparatifs des baigneurs, la fatigue de la saison serait moindre, à Salies-de-Béarn, qu'à Bourbon-l'Archambault et il serait rare que le fistuleux soit dans l'obligation d'interrompre son traitement.

Cette cure, comme celle de Bourbon-l'Archambault, entraîne cepen-

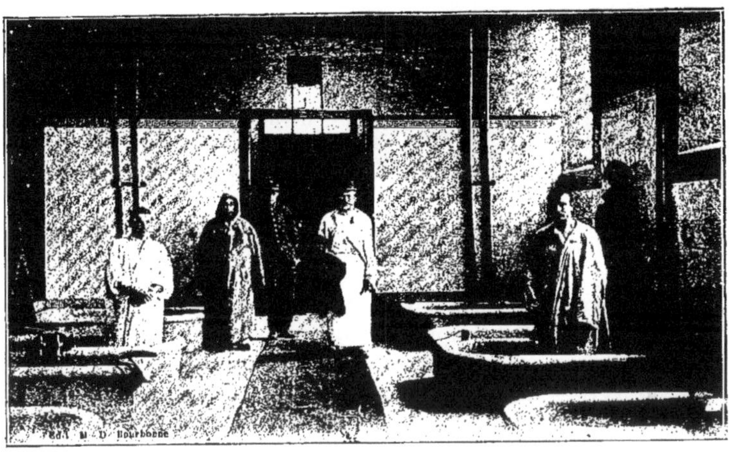

FIG. 162.
Bourbonne-les-Bains. — La piscine individuelle.

dant un échange considérable des tissus et les blessés sont pris pendant tout le traitement d'une véritable fringale.

* * *

Bourbonne-les-Bains, la dernière des stations où vont nos opérés, est voisine de Chaumont (Haute-Marne).

Il existe ici une formation militaire permanente, très importante, de quatre à cinq cents lits.

La saison y est encore de vingt et un jours, ou plus exactement de vingt-cinq à vingt-six jours, les dimanches n'étant pas comptés.

Le bain matinal y est pris à sept heures et demie, pendant vingt minutes. Le bain est général et pris par chaque fistuleux, dans une baignoire individuelle aux environs de 37 à 38°. L'eau y est claire, arrive à la station à 60° et est encore artificiellement ramenée à la température précédente. La sudation est considérable à chaque séance, et l'on peut voir des éliminations de séquestres. Au dire de nos malades, ces eaux fortifient tout particulièrement les os et les muscles, assouplissent les articulations et atténuent beaucoup l'endolorissement des tissus.

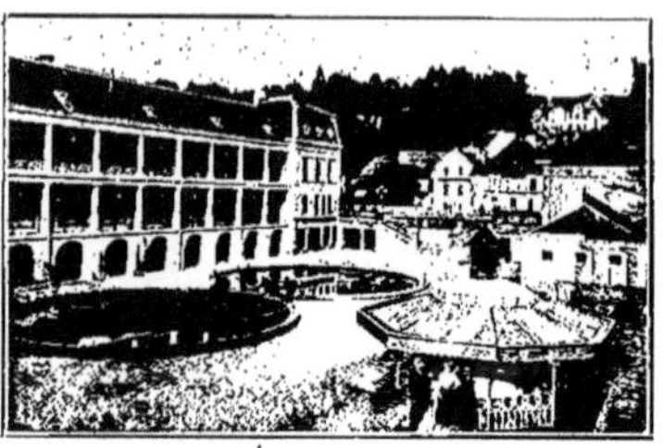

Fig. 163.
Établissement thermal de Bourbon-Lancy et ses sources.

Le fait particulier de cette dernière station est son importance considérable, par suite de nombreux lits permanents qu'elle offre constamment au Service de Santé de l'Armée.

Les blessés que l'on y envoie actuellement restent en moyenne trois mois. S'ils sont guéris pendant leur séjour à l'Hôpital thermal, ils passent devant une Commission de Réforme. Dans le cas contraire, ou ils rentrent dans l'Hôpital d'où ils viennent, si tel est leur désir, sinon ils rentrent au Service chirurgical de l'Hôpital de Bourbonne-les-Bains, et ils sont réopérés, après examen clinique approfondi.

L'Hôpital thermal possède encore, auprès de son service chirurgical, des installations physiothérapiques, mécanothérapiques, électrothérapiques et héliothérapiques.

Tels sont les effets produits par l'action des Eaux minérales, en face des ostéites chroniques, par blessures de guerre.

Chacune de ces trois stations comprend d'ailleurs, à côté des piscines individuelles pour *fractures avec suppuration*, de grandes piscines communes où séjournent côte à côte *les rhumatisants, les cicatriciels douloureux* et les blessés atteints *de fractures fermées*. Nous avons également pour le moment un fracturé en traitement *à Bourbon-Lancy*.

Pour toute cette dernière variété de blessés, l'effet des Eaux est des plus merveilleux. Les fractures de cicatrisation ralentie se reminéralisent, les articulations enraidissent, s'assouplissent, les muscles récupèrent leur puissance. C'est là un effet merveilleux de ces eaux de haute minéralisation et de calorique élevé. Nous n'avons d'ailleurs pas l'occasion, au Centre de Fractures, de profiter de ces puissantes qualités reconstitutrices. Dans ce dernier cas, nous nous adressons uniquement *au Centre de Physiothérapie de la Région.*

Nous nous bornons à demander à ces stations, ainsi que nous l'avons dit, la cicatrisation ou la préparation à la guérison de suppuration, dont l'ancienneté tend à l'incurabilité.

« Quand il y a fistule persistante, dit le professeur Broca, *les eaux* « *sulfureuses sont seules indiquées.* » Pour lui, les résultats enregistrés sont les mêmes à Amélie-les-Bains, ou à Bourbon-l'Archambault, à Barèges ou à Bourbonne. En revanche, *les eaux chlorurées sodiques sont dangereuses.*

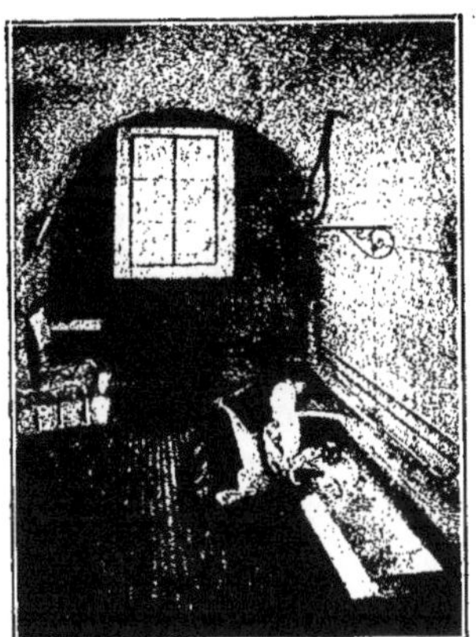

Fig. 164.
Cabine de bains avec douche sous marine.
Bourbon-Lancy.

Ce traitement hydrominéral est susceptible de provoquer des réveils, des suppurations secondaires et de réchauffer gravement une vieille fistule torpide et faire survenir une poussée grave, d'ostéomyélite. Au contraire, l'immersion dans les eaux sulfureuses, d'après le professeur Broca, peut avoir pour effet de tarir la suppuration.

En terminant ce chapitre, nous devons remercier nos excellents confrères de toutes ces stations qui ont eu l'obligeance de nous communiquer ces différentes vues photographiques de leurs établissements.

L'érysipèle curateur

A côté de toutes ces cures adjuvantes du traitement chirurgical : *cure héliothérapique, luminothérapique* et *hydrothérapique,* nous devons insister tout particulièrement sur *un incident vraiment curateur* qui a de multiples fois réussi à nos blessés d'une façon vraiment surprenante :

16

c'est la guérison de ces vieilles fistules osseuses, au cours de l'évolution *d'une poussée érysipélateuse.*

Nous avons vu maintes fois de ces ostéites du bras, de la région du coude, de l'avant-bras, de la cuisse et de la jambe dont la suppuration avait été réfractaire à de multiples interventions chirurgicales, à des modifications par les antiseptiques et des méthodes très variées, à l'exposition régulière au soleil puis à la lumière, et ne guérir d'une façon définitive qu'à la fin d'une violente poussée érysipélateuse.

Pendant leur isolement, une grande étendue du membre est largement iodée, au moins une fois par jour. La plaie, d'abord très congestionnée et infiltrée, devient ensuite, elle-même, atone, puis elle se sèche, se dessèche, et enfin s'épidermise dans toute sa profondeur.

Nous sommes obligés d'avouer, en toute sincérité, que, tenant compte de la *bénignité de ces érysipèles*, puisque sur une vingtaine de nos blessés atteints d'une pareille complication, nous n'avons eu aucun décès, nous en arrivons à souhaiter ardemment *un tel incident, parfois curateur*, pour maints de ces vieux incurables osseux.

CONCLUSION

La destination relativement récente (mars 1918) de l'Hôpital auxiliaire nº 5 de Cognac, en *Centre de Fractures de la XIIe Région*, semble donc avoir été une heureuse adaptation de cette importante et confortable formation.

L'Hôpital de 250 lits, ainsi spécialisé, a reçu jusqu'au 31 octobre, 315 *fractures*. De celles-ci cinquante sont sorties guéries par permission de convalescence. Cinquante ont été dirigées sur le Centre de Physiothérapie et neuf ont été remises au Centre de Neurologie. Quarante ont été évacuées sur un autre Hôpital et six seulement sur le Centre de Réforme. Finalement, 162 restent encore en traitement, ce qui fait que l'on peut dire, qu'en l'espace de plus de huit mois, la moitié du nombre total des fracturés hospitalisés a quitté le Centre.

La durée du traitement des fractures, est d'ailleurs très variable. Il est certain que de toutes les fractures, celles par séton par balle sont consolidées le plus rapidement. L'on peut compter en moyenne pour une fracture de ce type, soit diaphysaire, soit articulaire, une durée d'hospitalisation variant de un mois à six semaines. Après ce laps de temps, les unes comme les autres sont dirigées hâtivement sur le Centre de Physiothérapie, pour être mobilisées. Leur pronostic fonctionnel est le plus favorable.

ÉTAT NUMÉRIQUE DES FRACTURES EN TRAITEMENT A L'HOPITAL AUXILIAIRE N° 5

Le 25 Octobre 1918

Cuisses	29
Jambes	52
Avant-bras	23
Bras	45
Coudes	13
Cous-de-pied et pieds	9
Épaules	8
Poignets et mains	4
Colonnes vertébrales et bassins	4
Genoux	7
Total	194

DISTRIBUTION DES SERVICES

Carrel (Membre supérieur)	Salle	1	11 lits
Carrel (Membre inférieur)	—	2	12 —
Bras	—	3	12 —
Cuisses et bassins	—	4	12 —
Cuisses et bassins	—	5	12 —
Sous-Officiers	—	7	10 —
Chirurgie générale aseptique	—	8	12 —
Jambes	—	9	12 —
Jambes et pieds	—	10	12 —
Garnison et Tchèques	—	11	12 —
Jambes	—	13	13 —
Avant-bras	—	14	13 —
Carrel	—	15	12 —
Ostéites et triage	—	16	12 —
Chirurgie générale septique	—	17	16 —
Bras et avant-bras	—	18	15 —
Plaies parties molles et ostéites	—	19	13 —
Isolés			4 —
Officiers « Jeanne-d'Arc »			6 —
Officiers Pavillon			14 —
« Annexe Martell » Sous-Officiers			20 —
Total			255 lits

Les fractures avec larges plaies et grande destruction osseuse demandent, au cours de leur traitement, souvent une complexité d'appareils en rapport avec la lenteur et la difficulté de leur traitement. C'est ainsi que pour certains cas de ce genre, il nous arriva fréquemment d'appareiller successivement une fracture compliquée de la cuisse d'abord avec un Blake en suspension pour le drainage, puis avec un grand appareil plâtré moulé, pelvien-fémoral, pour obtenir une meilleure coaptation et immobilisation. Parfois, enfin, s'il semble que le retard de consolidation se prolonge, l'on termine par l'application d'un appareil de marche de Delbet. Il s'agit là, comme on le voit, *d'un perfectionnement dans l'appareillage et le traitement qui répond bien, en propre, à la thérapeutique d'un Centre de Fractures* et qui, par conséquent, nécessite dans les cas de ce genre, un très long séjour hospitalier. Ces gros fracturés demandent une durée de traitement pouvant varier de trois à cinq mois et plus, et encore présentent-ils souvent, à la fin de leur hospitalisation, *certaines séquelles osseuses*. La cure d'une fistule ainsi opérée, selon le procédé du Centre, demande en moyenne de six semaines à deux mois.

Entre les fractures par séton par balle de cure rapide, et les gros dégâts à longue durée thérapeutique, il faut placer les fractures fréquentes du membre supérieur frappant par exemple la région diaphysaire de l'humérus qui, correctement appareillées, permettent rapidement les sorties du blessé et pour lesquelles la guérison est encore assez rapprochée et demande une moyenne de deux à trois mois.

Ce sont ces dernières fractures, comme nous l'avons vu, qui forment surtout notre gros contingent destiné ensuite au Centre de Physiothérapie.

Nous pouvons, enfin, revenir spécialement *sur le petit nombre relatif de réformés* qui quittent le Centre de Fractures, puisque, sur 120 sortants, 6 seulement sont passés, pendant notre séjour à l'Hôpital, au Centre de Réforme.

Au point de vue *mutilation*, nous n'avons dû, pendant ces six mois, au cours du traitement de ces 315 fracturés, pratiquer que deux amputations d'urgence et toutes deux avec succès, pour infection diffuse avec hémorragies secondaires répétées.

Nous n'avons eu à déplorer *qu'un seul décès*. Il s'agissait d'une fracture de la clavicule et de l'omoplate par éclat d'obus et suturée primitivement au front. La blessure de guerre désunie et soumise au Carrel continu, prit une marche favorable, mais il survint des foyers broncho-pneumoniques du poumon qui minèrent les forces du blessé et déterminèrent sa mort.

Depuis l'armistice du 11 novembre, la cessation des combats a permis la fermeture d'une série d'Hôpitaux de l'avant et la concentration dans les différentes régions de l'intérieur de leurs différents blessés.

C'est ainsi que *l'évacuation du Centre de Fractures de Troyes*, dans le courant de décembre, a donné lieu à une série d'arrivages de ces fracturés encore en traitement à l'hôpital de Cognac.

Actuellement, le *Centre de Fractures de la XIIe Région* a succédé en grande partie à ce *Centre de Fractures de la XXe Région*, maintenant complètement évacué.

L'Hôpital Auxiliaire n° 5, à côté de son Centre de Fractures, est encore placé parmi les *Services chirurgicaux généraux A*. Aussi, l'Hôpital contient-il deux salles de chirurgie générale, l'une aseptique, l'autre septique, destinées au traitement des autres affections chirurgicales évacuées directement du front. D'autre part, c'est également ici où se tient *le Service chirurgical de la Place*, qui doit satisfaire aux besoins du 33e d'Infanterie, et des Régiments tchéco-slovaques. Les autres Hôpitaux médicaux de la Place y dirigent également leurs cas chirurgicaux. Avant la destination spéciale de l'Hôpital en Centre de Fractures, le recrutement chirurgical était composé de blessés de tous genres et de toute gravité, venant directement du front. L'on comprend donc que le total des blessés hospitalisés à ce jour à l'Hôpital 5 est considérable, il était de 5.670 *à la date du* 31 *octobre* 1918.

BIBLIOGRAPHIE DES OUVRAGES CITÉS

— **L'appareillage dans les Fractures de guerre**, par Paul Alquier, ancien interne des Hôpitaux de Paris et J. Tanton, médecin principal, professeur agrégé au Val-de-Grâce.

— **La Suspension avec extension dans le traitement des Fractures des membres** (Planches I à III), par J. Blake, chirurgien chef de l'Hôpital complémentaire 76 à Ris-Orangis. — **Archives de Médecine et Pharmacie militaires**. Septembre 1916.

— **Les Séquelles ostéo-articulaires des plaies de guerre**, par le professeur A. Broca. Collection Horizon.

— **Fistules osseuses**, par le Dr Raymond Bonneau, ancien interne des Hôpitaux de Paris. Réunion chirurgicale Ve Région, 1917.

— **Le Traitement hydrominéral des ostéites et arthrites**, par le professeur Broca, *Journal des Praticiens*, 1917.

— **Incision intégrale. — Fixation en éversion des lèvres de la plaie et suture secondaire**, par le Dr Raymond Bonneau, ancien interne des Hôpitaux de Paris, *Journal des Praticiens*, 13 juillet 1918.

— **Les Appareils plâtrés**, par Jacques Calvé et Marcel Galland, anciens internes des Hôpitaux de Paris.

— **Traitement des plaies infectées**, par Carrel et Dehelly. Collection Horizon.

— **L'Orthopédie indispensable** de CALOT, chirurgien en chef de l'Hôpital Rotschild, de Berck-sur-Mer.

— **Notes cliniques et thérapeutiques de Chirurgie de guerre**, par MAURICE CAZIN, chirurgien de l'Hôpital annexe du Val-de-Grâce N° 3.

— **Association française de Chirurgie, XVII° Congrès 1918. — Communication au sujet de la 3e question. — Réparation de perte de substance osseuse. — Communications des docteurs Duvergey, Delagénière, Poupardin, Dujarier. — Les Fistules osseuses**, Communications des docteurs OLIVIER et CAZIN.

— **Chirurgie de guerre : Les Fractures**, par le professeur EDMOND DELORME, médecin inspecteur général de l'armée, ancien président du Comité technique de santé, président de l'Académie de Médecine.

— **Notes sur les Fractures de l'avant-bras par projectiles de guerre**, par DESTOT, *Paris Médical*, 17 août 1918.

— **La Suspension dans le traitement des Fractures**, par DESFOSSES et CHARLES ROBERT, anciens internes des Hôpitaux de Paris.

— **Le Traitement des plaies articulaires**, par le Dr J. FIOLLE, *Journal des Praticiens*, 2 novembre 1918.

— **Notice sur les appareils pour Fractures de guerre du Comité franco-américain.** Directrice technique, Miss GRACE GASSETTE, par G. HOUZEL, ancien interne des Hôpitaux de Paris. Imprimerie typographique, 3, rue de Pondichéry.

— **Traitement et appareillage des Fractures. — Appareils à extension et à suspension**, par le Dr GUÉNARD, ancien interne en Chirurgie des Hôpitaux de Paris.

— **Les Plaies articulaires de guerre**, par le professeur HARTMANN, *Journal des Praticiens*, 2 novembre 1918.

— **Traité des Fractures des membres**, par H. JUDET, docteur ès sciences, ancien interne des Hôpitaux de Paris.

— **Traitement des fistules osseuses par l'ostéotomie suivie de stomatoplastie**, par JAYLE, *Presse Médicale*, 23 août 1917.

— **Les Éléments de la lecture radiographique dans les Fractures du tarse**, par le Dr JAPIOT, chef du Service radiographique de l'Hôtel-Dieu de Dijon, *Journal des Praticiens*, 1918.

— **Le Col fémoral et ses différents aspects**, par le Dr JAPIOT, chef du Service radiographique de l'Hôtel-Dieu de Dijon, *Journal des Praticiens*, 1918.

— **Traitement des Fractures**, par Leriche, professeur agrégé à la Faculté de Médecine de Lyon. Collection Horizon.

— **Lésions ostéo-articulaires du genou et leur traitement**, par le Dr Le Moine, de Brive, ancien interne des Hôpitaux de Paris, 1915. Vigot frères, éditeurs, Paris. (A obtenu la mention du Prix Godard de Chirurgie, Académie de Médecine, 1917.)

— **Traitement de la chute du poignet et de l'équinisme du pied au cours des lésions primitives du radial ou du sciatique poplité externe par les appareils prothétiques automatiques à ressorts d'horlogerie**, par le Dr Le Moine, de Brive, ancien interne des Hôpitaux de Paris et M. l'adjudant Caulet. Réunion Médico-Chirurgicale de la XIIe Région, 15 avril 1916.

— **L'extension continue dans le traitement des Fractures des phalanges et métacarpiens**, par Lance, ancien interne des Hôpitaux de Paris, *Presse Médicale*, 1918.

— **Notes sur un stage d'instruction à l'ambulance de l'Océan du professeur Depage**, par le Dr Georges Louvard, *Monde Médical*, 1917.

— **La Coxalgie**, par V. Ménard, chirurgien en chef de l'Hôpital maritime de Berck-sur-Mer.

— **Le Décallage du cubitus**, par Fernand Masmonteil, interne des Hôpitaux de Paris, *Presse Médicale*, 1918.

— **Chirurgie d'urgence. — Chirurgie réparatrice et orthopédique**, par le Dr Mauclaire, chirurgien de la Charité, professeur agrégé à la Faculté de Médecine de Paris, chirurgien chef de plusieurs ambulances.

— **Sous-secrétariat du Service de santé militaire : Notice sur les appareils divers pour la thérapeutique des Fractures de guerre**, Paris, Imprimerie typographique, 3, rue de Pondichéry.

— **Traité des Fractures**, par J. Tanton, médecin principal, agrégé au Val-de-Grâce.

— **Procédé d'obturation par autoplastie cutanée des larges pertes de substance osseuse consécutives au traitement par l'évidement des foyers d'ostéite**, par le Dr Thévenard, aide-major de 1re classe, *Presse Médicale*, 1918.

TABLE DES MATIÈRES

II. — MEMBRE INFÉRIEUR

II. — AUTRES VARIÉTÉS DES FRACTURES OUVERTES AVEC PLAIES ÉTENDUES

CHAPITRE III

FRACTURES EN SÉTON PAR BALLE

CHAPITRE IV

FRACTURES SUTURÉES PRIMITIVEMENT

Pages.

CHAPITRE V

POLYFRACTURES DES MEMBRES

CHAPITRE VI

FRACTURES DE LA COLONNE VERTÉBRALE

CHAPITRE VII

FRACTURES DU BASSIN

CHAPITRE VIII

FRACTURES AVEC COMPLICATIONS HÉMORRAGIQUES ET INFECTIEUSES NÉCESSITANT L'AMPUTATION CIRCULAIRE PLANE ÉCONOMIQUE

III. — SÉQUELLES VARIÉES DES FRACTURES DE GUERRE

CHAPITRE IX

SÉQUELLES OSSEUSES ORTHOPÉDIQUES

CHAPITRE X

SÉQUELLES OSSEUSES INFECTIEUSES
LES OSTÉOMYÉLITES TRAUMATIQUES PROLONGÉES

CHAPITRE XI

SÉQUELLES NERVEUSES

CHAPITRE XII

SÉQUELLES MUSCULAIRES ET ARTICULAIRES

IV. — TROIS GRANDES MÉTHODES ADJUVANTES ET SOUVENT INDISPENSABLES DU TRAITEMENT DES FRACTURES COMPLIQUÉES DE GUERRE ET DE LEURS SÉQUELLES

CHAPITRE XIII

MÉTHODES ADJUVANTES DES TRAITEMENTS

CONCLUSIONS

BIBLIOGRAPHIE DES OUVRAGES CITÉS

TOURS. — IMPRIMERIE DESLIS FRÈRES ET Cie.

www.ingramcontent.com/pod-product-compliance
Ingram Content Group UK Ltd.
Pitfield, Milton Keynes, MK11 3LW, UK
UKHW020314230726
13925UKWH00002B/405

9 782013 667289